SILKE KAYADELEN

Die Abnehmexpertin und Trainerin,
bekannt aus *The Biggest Loser*

MIT HEINER ROMBERG

DAS BIKINI BOOTCAMP

riva

Bibliografische Information der Deutschen Nationalbibliothek:
Die Deutsche Nationalbibliothek verzeichnet diese Publikation in der Deutschen Nationalbibliografie; detaillierte bibliografische Daten sind im Internet über http://d-nb.de abrufbar.

Wichtiger Hinweis
Sämtliche Inhalte dieses Buchs wurden – auf Basis von Quellen, die die Autoren und der Verlag für vertrauenswürdig erachten – nach bestem Wissen und Gewissen recherchiert und sorgfältig geprüft. Trotzdem stellt dieses Buch keinen Ersatz für eine individuelle Fitnessberatung und medizinische Beratung dar. Wenn Sie medizinischen Rat einholen wollen, konsultieren Sie bitte einen qualifizierten Arzt.
Der Verlag und die Autoren haften für keine nachteiligen Auswirkungen, die in einem direkten oder indirekten Zusammenhang mit den Informationen stehen, die in diesem Buch enthalten sind.

Für Fragen und Anregungen:
info@rivaverlag.de

Originalausgabe
5. Auflage 2017

Nymphenburger Straße 86
D-80636 München
Tel.: 089 651285-0
Fax: 089 652096

Umschlaggestaltung: Christoph Dirkes · mediathletic bild + design · www.mediathletic.com
Umschlagabbildung vorne: Silvio de Negri; *Illustration:* © Happy Art – Fotolia.com; *Hintergrundgrafik:* © Eky Chan – Fotolia.com
Umschlagabbildungen hinten: Silvio de Negri (Übungen), Stefania Lettini (Food)
Model (Übungen): Alessa Stempel
Lektorat: Renate Weinberger
Layout und Satz: Christoph Dirkes · mediathletic bild + design · www.mediathletic.com
Bildbearbeitung: Yorck Schultz · mediathletic bild + design · www.mediathletic.com
Druck: Firmengruppe APPL, aprinta Druck, Wemding
Printed in Germany

ISBN Print 978-3-86883-760-5
ISBN E-Book (PDF) 978-3-95971-011-4
ISBN E-Book (EPUB, Mobi) 978-3-95971-012-1
ISBN enhanced E-Book (EPUB 3) 978-3-95971-291-0

Weitere Informationen zum Verlag finden Sie unter
www.rivaverlag.de
Beachten Sie auch unsere weiteren Verlage unter www.m-vg.de

FÜR DICH!

VON HEINER UND SILKE – DEINEN ABNEHMCOACHES, DIE DICH JETZT MIT RAT UND TAT UNTERSTÜTZEN

INHALT

EINLEITUNG

WIR AUTOREN UND UNSERE METHODE

Willst du mehr über uns erfahren, was uns beide bewegt und uns miteinander – und mit dir – verbindet? Neugierig?

In dem Interview auf Seite 10 bis 11 erzählen wir dir einiges Persönliches über uns.

DIE AUTOREN

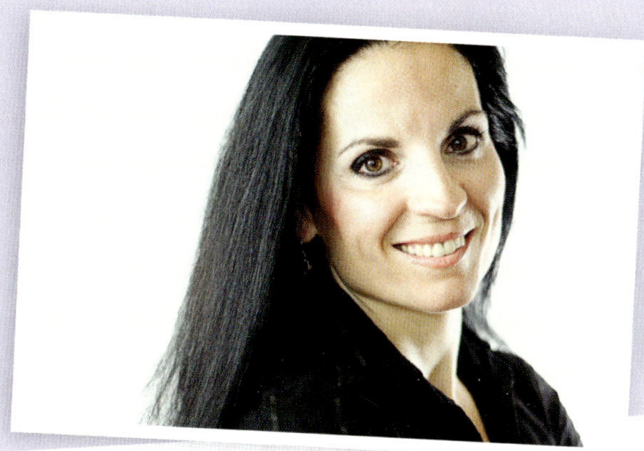

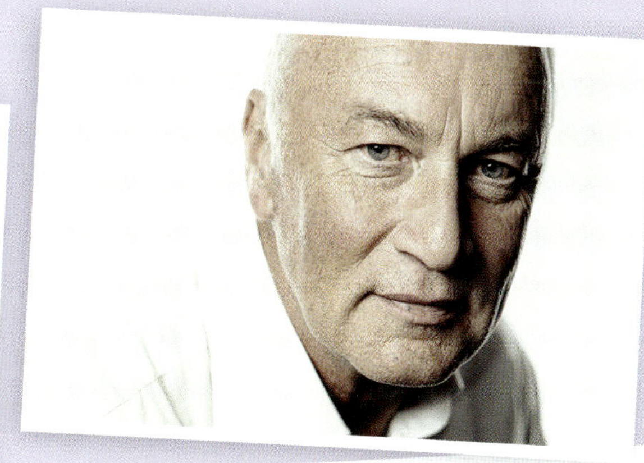

Silke Kayadelen, ehemaliges Mitglied der Taekwondo-Nationalmannschaft, studierte Sport und Biologie. Seit zehn Jahren ist sie erfolgreich als Personal Trainer tätig und betreibt seit sechs Jahren das Abnehmzentrum active-4fun in Essen. Mit ihrer Hilfe und ihrem Konzept haben bereits viele Menschen dauerhaft abgenommen. In den vergangenen Jahren war Silke häufig als Ernährungs- und Fitnesscoach im Fernsehen zu sehen, u. a. in den Formaten *Secret Eaters*, *Besser Essen – Leben leicht gemacht* und der erfolgreichen Abnehmshow *The Biggest Loser*. Auch als Autorin ist Silke aktiv – von ihr erschienen sind *Besser Essen – Leben leicht gemacht 2*, *Ich coach dich schlank* und *Abnehmen mit Spaß*. 2015 wurde sie mit dem NEOS AWARD ausgezeichnet, der wichtigsten Auszeichnung für Personal Trainer.

Dr. med. Heiner Romberg studierte Pharmazie und Medizin und ist seit über 30 Jahren als niedergelassener Allgemeinmediziner mit den Schwerpunkten Ernährungslehre und Sportmedizin tätig. Der ehemalige deutsche Meister im Zehnkampf und erfolgreiche Kugelstoßer verfügt über eine lange Erfahrung in der Betreuung von Breiten- und Leistungssportlern. Seit einigen Jahren erarbeitet er gemeinsam mit Silke Kayadelen Konzepte zur langfristigen und nachhaltigen Therapie der Adipositas (Fettleibigkeit).

SILKE UND HEINER – DEINE COACHES

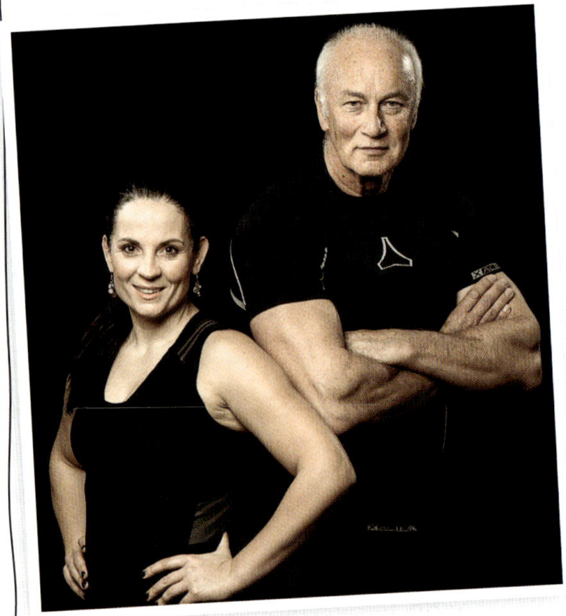

Es gibt viele Bücher zum Thema Abnehmen – was ist bei euch anders oder neu?
Ja, zu diesem Thema gibt es wirklich viele Bücher. Im Lauf der Jahre haben wir viele davon gelesen. Im Grunde geht es immer um das Gleiche: Man will abnehmen, fitter werden, eine bessere Figur bekommen, einfach nur toll aussehen. Manche der Bücher propagieren eine ganz bestimmte Methode als eine Art Allheilmittel, um dieses Ziel zu erreichen. Wir halten das für problematisch, denn gerade bei sehr dogmatischen Methoden entstehen häufig Frustrationen, die letztlich im Jo-Jo-Effekt enden. Menschen sind jedoch nun mal Individuen, und es gibt eben viele Wege, die nach Rom führen. Wir versuchen, für jeden seinen individuellen Weg zu finden – mit Spaß und Freude am Leben und nicht dogmatisch. Unser Buch reiht sich nicht in die Kette der »Fitness- und Ernährungsratgeber mit Tunnelblick« ein, sondern kann sehr viel mehr. Wir haben all unsere Erfahrung und all das, was uns wichtig ist, in diesem Buch vereint – leicht verständlich und sehr ausführlich zugleich. Und wir als Team – ein sportbegeisterter Arzt und eine nicht minder sportbegeisterte Ernährungsexpertin – ergänzen uns da sehr gut.

Wie lange kennt ihr euch eigentlich?
Wir kennen uns seit circa fünf Jahren.

Ihr arbeitet zusammen, ihr schreibt zusammen ein Buch, ihr seid privat auch ein Paar?
Ja, wir sind auch privat ein sehr glückliches Paar, das sich sehr gut ergänzt.

Wirkt sich das auf die Zusammenarbeit aus?
Da wir uns natürlich sehr gut kennen, arbeiten wir Hand in Hand. Wir haben ganz unterschiedliche Stärken und decken somit ein breites Spektrum ab. So haben unsere Kunden mit Recht das Gefühl, dass sie angekommen sind.

DAS SAGT SILKE ÜBER HEINER

An Heiner schätze ich ganz besonders, dass er mich so unterstützt. Er ist großartig. Er hilft mir wirklich sehr, und das bereits seit Beginn unserer Beziehung. Durch ihn habe ich viel dazugelernt. Gerade beim Thema Abnehmen wurde ich oft mit komplexen Krankheitsbildern konfrontiert und musste meine Kunden zum nächsten Arzt schicken. Jetzt habe ich meinen eigenen, der mir und meinen Kunden mit Rat und Tat zur Seite steht. Außerdem ist Heiner für mich auch ein Vorbild – ganz besonders durch seine Einstellung zum Leben, zum Sport, zur Ernährung und durch seine Art, mit Problemen umzugehen. Er ist unbeschreiblich fit und stark, nie krank. Ein Training lässt er nur ausfallen, wenn er im sprichwörtlichen Sinn seinen Kopf unterm Arm trägt. Ein klassischer Heiner-Spruch lautet: »Wenn etwas passiert, einfach aufstehen, Mund abputzen und weitermachen!«
Mit Heiner zusammenzuarbeiten ist einfach unbeschreiblich toll und macht mir sehr viel Spaß. Wir sind nicht nur privat, sondern auch beruflich ein gut eingespieltes Team. Wir kennen und ergänzen uns sehr gut. Und auch wenn wir viel zusammenarbeiten – wir streiten nie! Eine Freundin sagte mal: »Wenn ihr gemeinsam ein Buch schreibt, wisst ihr danach, ob ihr auseinandergeht oder für ewig zusammenbleibt.« Was soll ich sagen – wir sind immer noch ein Paar!

Darauf kann Heiner nicht gut verzichten: Rindersteak, Austern, Schokoladeneis oder Schokoladenpudding mit Eierlikör, sein Sonntagscroissant, sein morgendliches Müsli, den Nachtisch (die Zabaione), der bei einem Besuch beim Italiener nie fehlen darf, und ein gutes Glas Wein.
Sport ist für Heiner – seine Luft zum Atmen. Ich bin für Heiner – seine ideale Partnerin, die er gerne verwöhnt.
Auf eine einsame Insel nimmt Heiner zwei Kurzhanteln, seinen Grill, seine Tageszeitung, seinen Mixer für Eiweißshakes und natürlich mich mit.

DAS SAGT HEINER ÜBER SILKE

An Silke schätze ich besonders ihre große Spontanität und soziale Kompetenz. Sie ist nicht nur eine sehr attraktive, sondern auch eine sehr sportliche Frau – mithin meine ideale Partnerin!
Mit Silke zusammenzuarbeiten ist die reine Freude. Ich habe von ihr viel gelernt, besonders Menschen zuzuhören und mich einzulassen. Wir ergänzen uns in optimaler Weise, weil jeder große Erfahrung auf seinem Gebiet mitbringt.
Darauf kann Silke nicht gut verzichten: ihre Familie, Sport, Thai-Massagen, Freunde, ihren morgendlichen Kaffee, Knoblauch, Ingwer und hoffentlich mich.
Sport ist für Silke – ihr Lebensmittelpunkt, sowohl beruflich als auch privat. Ich bin für Silke – ein zuverlässiger Partner, der sie durchs Leben begleitet. Auf eine einsame Insel nimmt Silke ihr Handy, Sportbekleidung und mich mit. Und zusammen sind wir ein unschlagbares Team!

EINFACH UND NACHHALTIG: **UNSERE NATURAL-WEIGHTLOSS-METHODE**

Unsere Natural-Weightloss-Methode (NWM) ist eine unkomplizierte und zuverlässige Möglichkeit, nachhaltig abzunehmen und dabei ein hohes Maß an Fitness zu erlangen. Grundlage ist der Energieerhaltungssatz der Thermodynamik. Klingt kompliziert, ist aber ganz einfach zu erklären, wenn es um den Körper von uns Menschen geht:

> WER SEINEM KÖRPER MEHR ENERGIE ZUFÜHRT, ALS DIESER VERBRAUCHT, NIMMT ZU.

Eigentlich ganz einfach und doch so schwer umzusetzen. Deshalb lassen sich so viele Menschen immer wieder von allen möglichen, vermeintlich vielversprechenden Konzepten zur Gewichtsabnahme begeistern. Etliche davon suggerieren, man könne die natürlichen Vorgänge in unserem Körper aushebeln. Doch genau das funktioniert nicht, und genau an dieser Tatsache setzt die Natural-Weightloss-Methode an, indem sie dich zu einem gut informierten Menschen macht, der bereit ist, einen neuen und soliden Weg mitzugehen. Sie fordert von dir die Bereitschaft, körperliche Grenzen zu überschreiten, überholte Mythen hinter dir zu lassen und dich unserer Methode anzuvertrauen – mit uns beiden an deiner Seite.

SO ENTSTAND **UNSERE METHODE**

Wir kennen das alle, irgendwann sagt der Spiegel etwas anderes, als wir uns wünschen. Hier wölbt sich was, da kneift es, und die Treppe kommt man auch nicht mehr so flott hoch. Was ist passiert? Nun, der letzte Winter, die zahllosen Feiern, unsere Bequemlichkeit und noch so manch anderes zeigen ihre Folgen: Wir werden langsam dicker und – nach und nach – nicht gerade gesünder. Für Frauen ist das besonders ärgerlich, Männer sind da deutlich anspruchsloser.
Also, gute Vorsätze fassen und ran an den Speck. Aber wie? Fitnessstudio? Gute Idee, wenn da bloß der Zeitaufwand nicht wäre. Diät? Auch nicht schlecht, aber welche? Da stand doch was in der Zeitung, tolles Mittel aus Amerika und auch noch wissenschaftlich getestet. Im Fernsehen verspricht dir ein durchtrainierter Mann einen sexy Body in xy Wochen, vorausge-

setzt, du kaufst sein teures Abnehmprogramm. Was tun? Eine schwere Entscheidung, aber lass uns jetzt einfach gemeinsam betrachten, wie du überschüssige Pfunde wieder loswerden und deine Fitness steigern kannst. Wer dauerhaft abnehmen will, muss sich mit diesen vier »Grausamkeiten« abfinden. Entscheidend für den Erfolg ist ausschließlich die negative Energiebilanz (siehe Seite 14) und sonst gar nichts. Diese Tatsache berücksichtigen wir seit Jahren in unserer täglichen Arbeit mit Menschen, die mit ihrer Figur und ihrer Fitness unzufrieden sind. Geholfen haben uns zudem die Erkenntnisse aus Fernsehformaten wie zum Beispiel *The Biggest Loser*, *Secret Eaters* oder *Besser Essen – Leben leicht gemacht*. Vor allem in der Sendung *The Biggest Loser* zeigt sich, dass es möglich ist, auch in kurzer Zeit deutliche und dauerhafte Verbesserungen bei Gewicht und Fitness zu erzielen.
Auf dieser Basis entwickelten wir unsere ganz individuelle Methode, die auch dir in kurzer Zeit zu einem aktiveren und gesünderen Leben verhelfen wird.

HAND IN HAND **ZUM ERFOLG**

Was du machst, muss zu dir passen – das ist Grundgedanke unserer Methode. Das heißt, der Sport soll dir Spaß machen und die Ernährung dich nicht einengen. Deshalb bietet dir unsere Methode eine vielseitige Ernährung, die sich auch über lange Zeit durchhalten lässt, ohne langweilig zu werden, und der Sport ist überall und ohne großen Zeitaufwand durchführbar. Nur so gelingt dir eine längerfristige Änderung deines Lebensstils. Als erster Schritt muss dein Kopf dir sagen: »Mach es, lass dich darauf ein!« Doch der Verstand alleine genügt nicht, auch dein Gefühl muss dir grünes Licht geben. Beide zusammen sagen dir: »Probiere es aus!« All diese und viele weitere Vorgänge, die in deinem Inneren ablaufen, begleiten wir von Anfang an. So lassen sich Rückfälle und Zweifel, die gerade am Anfang auftreten, gemeinsam überwinden. Wir begleiten dich so lange, bis sich dein neues, aktives Verhalten stabilisiert hat, und sind auch danach noch für dich da. Mithilfe unserer Natural-Weightloss-Methode haben in den letzten Jahren Hunderte Menschen abgenommen. Sowohl stark Übergewichtige als auch viele, deren Winterspeck in kurzer Zeit verschwinden sollte. Alle waren erleichtert, nicht in ein von Vorschriften und Verboten bestimmtes Konzept gepresst zu werden. Auch du wirst in kurzer Zeit die Vorteile unserer Methode schätzen lernen.

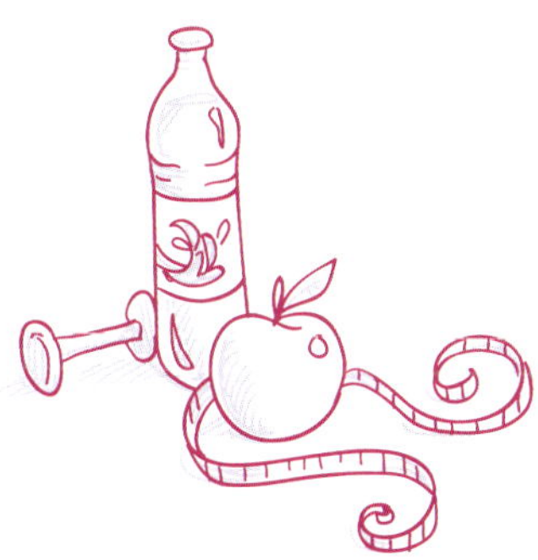

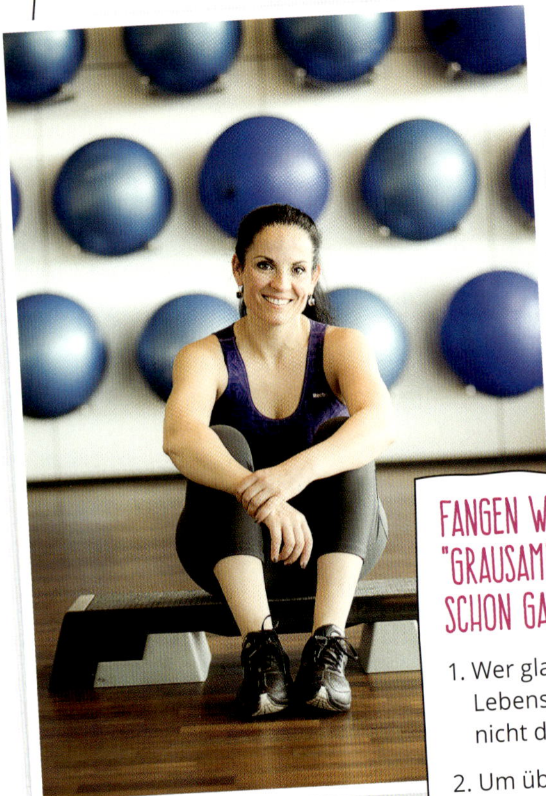

FANGEN WIR EHRLICHERWEISE BEI DEN VIER "GRAUSAMKEITEN" AN, OHNE DIE ES LEIDER NICHT GEHT, SCHON GAR NICHT MIT DEN PFUNDEN ABWÄRTS:

1. Wer glaubt, ohne eine dauerhafte Änderung seines Lebensstils abnehmen zu können, sollte erst gar nicht darüber nachdenken.
2. Um überschüssige Pfunde dauerhaft loszuwerden, ist ausschließlich eine negative Energiebilanz entscheidend, sprich: mehr Energie verbrauchen als zuführen.
3. Dein Gewicht ist wie ein Bankkonto. Damit der Kontostand sinkt, musst du nicht nur weniger einzahlen (weniger Kalorien zu dir nehmen), sondern auch etwas abheben (Sport treiben).
4. Vertraue keinen »Heilsversprechungen«. So manchem selbst ernannten »Abnehmguru« geht es hauptsächlich ums Geld. Um sich voneinander abzugrenzen, wird mal mehr und mal weniger an den Makronährstoffen, Kohlenhydraten, Fetten und Proteinen geschraubt. In der Hoffnung auf eine Gewichtsreduktion lassen sich Abnehmwillige nur allzu leicht verführen, elementare Zusammenhänge von Gewicht, Ernährung und Bewegung über Bord zu werfen.

ERFOLGSSTORYS

HIER STELLEN WIR DIR ZWEI FRAUEN VOR, DIE MIT UNSERER METHODE ERFOLGREICH UND NACHHALTIG ABGENOMMEN HABEN.

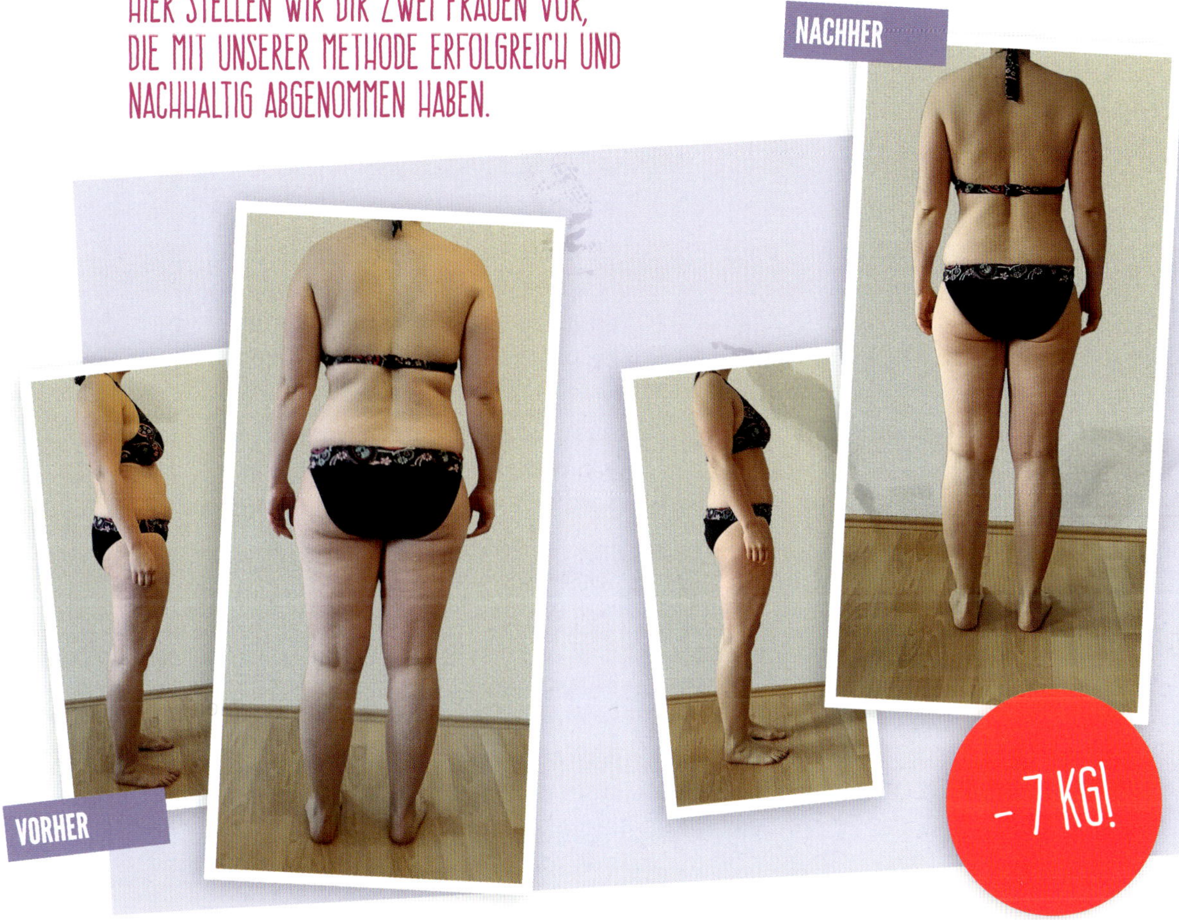

KATJA P. AUS BERLIN

Welche Gründe machst du für dein Gewichtsproblem verantwortlich?
Ich neige schon immer zum »Dicksein«. Ich habe stets gern gegessen und vor allem genascht. Früher hat meine Mutter immer sehr auf meine Ernährung geachtet, und ich habe viel Sport gemacht, daher war ich als Kind immer nur mollig und zeitweise sogar schlank, aber nie wirklich übergewichtig. Das Übergewicht in extremer Form kam erst während eines einjährigen

Aufenthalts in den USA. Damals war ich 16 Jahre alt und kehrte mit 20 Kilo mehr auf den Rippen wieder nach Hause zurück. Diese Kilos habe ich anschließend zwar schnell wieder abgenommen, aber seitdem unterliegt mein Gewicht starken Schwankungen.

Wie wirkte sich dein Gewichtsproblem auf dein Leben aus?
Nach und nach passte ich nicht mehr in meine Kleidung. Die Hosen saßen immer enger, bis ich schließlich auf größere Kleidergrößen umsteigen musste. Das nervte. Mit normalem Gewicht hatte mir Shoppen richtig Spaß gemacht, aber dann war es alles andere als ein Vergnügen. Auch mein Spiegelbild gefiel mir nicht mehr, und die Fotos von mir schockierten mich. Zudem hat mein Selbstwertgefühl enorm gelitten.

Wie hat sich dein Leben nach dem Bikini-Bootcamp verändert?
Nach den 21 Tagen hatte ich 7 Kilo abgenommen und habe anschließend mit dem Prinzip weitergemacht. Inzwischen wiege ich 11 kg weniger und fühle mich in meiner Haut wieder wohl. Zudem habe gelernt, welche Art von Sport effektiv ist, wenn man Muskeln aufbauen möchte. Ich habe neue Sportarten gefunden, die mir Spaß machen. Ich gehe regelmäßig zum HIIT (**H**igh-**I**ntensity **I**nterval **T**raining) und zum Fitness-Boxen. Außerdem versuche ich, das ein oder andere Sportevent mitzumachen, um mir neue Motivation zu holen. Letztens habe ich an der X-Letix Challenge über eine Distanz von 15 Kilometern teilgenommen. Und hatte jede Menge Spaß dabei. Was das Essen betrifft, habe ich eine schöne Erfahrung gemacht: Mein Körper schafft es, ohne Zucker auszukommen, ohne großartige Entzugserscheinungen zu zeigen. Das war eine Art von Befreiung, deshalb esse ich bis heute an manchen Tagen gar keinen Zucker – zumindest versuche ich es. Das fällt mir immer noch leichter, als nur ein Stück Schokolade oder nur einen Keks zu naschen. Im Gegenzug baue ich mir bewusst Tage ein, an denen ich mir Schokolade erlaube. Dann aber auch so viel, wie ich möchte. Und was ein schönes Gefühl ist: Meistens kann ich gar nicht mehr so viel Süßes essen wie früher.

Warum hat es gerade mit dem Bikini-Bootcamp geklappt?
Zum einen habe ich endlich begriffen, woher der Jo-Jo-Effekt kommt. Wer abnimmt, verliert auch Muskelmasse. Aber die Muskeln sind ja der Verbrennungsmotor. Wenn ich also abnehme, muss ich auch unbedingt etwas dafür tun, dass meine Muskulatur sich nicht abbaut, sondern im Optimalfall aufbaut. Das hat sich in mein Bewusstsein eingebrannt. Bei anderen Abnehmversuchen habe ich nichts für den Aufbau meiner Muskulatur getan. Im Bootcamp gab es außer Zucker und Alkohol keine grundsätzlichen Verbote, und die Rezepte waren unkompliziert.

Zudem ist es mir sehr entgegengekommen, dass ich ohne Beschränkungen Gemüse essen konnte.

Gab es in den 21 Tagen Momente, in denen eine innere Stimme dich zum Aufgeben überreden wollte?

Ja, diese Momente gab es tatsächlich. Nach etwa zwei Wochen war ich ein wenig demoralisiert, weil ich mir eine noch schnellere Gewichtsabnahme erhofft hatte. Doch ich hatte immer ein Foto von mir vor Augen, auf dem ich aussah, wie ich wieder aussehen wollte. Zudem habe ich das Abnehmcamp als letzte Chance betrachtet, weil etliche vorhergehende Abnehmversuche kläglich gescheitert waren.

Wie hat das Bikini-Bootcamp in deinen Alltag gepasst? War es schwer, es in deinen beruflichen und familiären Alltag zu integrieren?

Das war ganz einfach, da keine Lebensmittel außer Zucker und Alkohol verboten waren. Ich habe mein Essen tageweise planen können, da die Rezepte für die einzelnen Tage vorgegeben waren.

Wie waren die ersten 7 Tage? Was hast du gefühlt? Welche Gedanken hattest du zu dem doch so intensiven Sportprogramm? Wie war der Einstieg? Wie war es mit dem Zuckerentzug?

In der ersten Woche prägten ängstliche Gedanken meine Gefühle: »Werde ich satt, reicht das für mich?« und »Ich werde meine Saftschorlen vermissen, hoffentlich schaffe ich es, nur Wasser und Tee zu trinken.« Beim Sportprogramm dachte ich nur: »Hoffentlich komme ich aus dem Bett und kann mich auch morgens zum Sport überwinden.«

Zu Beginn war ich sehr euphorisch. Mir hat das Einkaufen viel Spaß gemacht, denn ich wusste: Jetzt geht es endlich los! Beim Einkaufen bin ich stolz an den Süßigkeiten vorbeimarschiert, und es fiel mir überhaupt nicht schwer, sie nicht zu kaufen.

Hier ein kleines Protokoll der ersten sieben Tage:

Tag 1: Mir fiel mir alles ganz leicht, ich habe beim Einkaufen nach leckerem Gemüse Ausschau gehalten, das ich für eine Gemüsesuppe verwenden wollte. Süßigkeiten und Bäckerduft waren mir total egal, vermisst habe ich meinen Light-Energy-Drink. Ich hatte keinen Hunger, auch nicht auf Süßes.

Tag 2: Ich ging am späten Nachmittag einkaufen, hatte aber seit Mittag nichts mehr gegessen. Plötzlich schielte ich beim Metzger sehnsüchtig auf das Schild »Bockwurst + Brötchen 70 Cent«, obwohl mir so was eigentlich gar nicht schmeckt. An dem Tag hatte ich eher Appetit auf herzhafte Sachen als auf Süßkram. Zum Glück hatte ich eine kleine Dose mit einer Handvoll Mandeln eingesteckt und setzte meinen Einkauf nun Mandeln knabbernd fort. Den Tipp »Nie hungrig einkaufen gehen!« kann ich nur jedem ans Herz legen.

Tag 3: Auch an diesem Tag hatte ich kein echtes Hungergefühl, nur abends Appetit auf etwas Süßes, konnte aber widerstehen.
Tag 4: Keinen Süßhunger und auch die Süßigkeiten, die auf der Arbeitsplatte in der Küche standen, konnten mich in keiner Form verführen.
Tag 5: Nachmittags beim Einkaufen ziemlicher Appetit auf Kohlenhydrate (Nudeln, Weißbrot). An diesem Tag hatte ich das erste Mal ein etwas besseres Körpergefühl.
Tag 6: Kein Heißhunger, kein Süßhunger. Ich trug ein Oberteil, das ich schon zwei Monate nicht mehr anhatte, weil ich mich nicht mehr darin wohlfühlte. Also wieder ein Zeichen für ein besseres Körpergefühl.
Tag 7: Treffen mit einer Freundin beim Bäcker. Statt Latte macchiato gab es diesmal Tee für mich, und den Keks habe ich liegen gelassen.

Fazit der ersten Woche: Ich war sehr euphorisch, weil ich endlich an der Sache dran war und meine Chance zum Abnehmen nutzen wollte. Den Zuckerentzug habe ich erstaunlicherweise kaum gespürt, und ich war sehr überrascht, dass ich gerade abends – bisher sehr oft meine Zeit der Lust auf Süßes – entspannt war und keinen Süßhunger hatte.

Wie war die zweite Woche?
In der zweiten Woche fühlte ich mich erschöpft, und ich hätte mich gern mal an Kohlenhydraten sattgegessen. Das steigerte sich dann Mitte der Woche in einen übermäßigen Appetit auf Spaghetti.
Das vorschriftsmäßige Trinken fiel mir immer noch sehr schwer. Habe viel Tee getrunken, da der etwas Geschmack hat. Wasser ohne Geschmack geht für mich fast gar nicht. Doch es gab eine gute Lösung: Ein wenig Ingwer, Zitrone oder Orange in kaltem Sprudel etwas ziehen lassen, und ich hatte Wasser mit Geschmack und ohne Kalorien.
Auch am Ende der zweiten Woche fühlte ich mich immer noch etwas erschöpft, und der ein oder andere in meinem Umfeld meinte, ich wäre etwas »gereizt«.

Wie war es in der dritten Woche?
Zu Beginn der dritten Woche waren der Appetit und die Erschöpfung weg. Sogar ein Kinobesuch, bei dem es nach Popcorn und Chips nur so geduftet hat, war kein Problem. Es war ein sehr erhabenes Gefühl, die Kontrolle darüber zu besitzen, jetzt kein Popcorn oder keine Chips zu essen. Der Verzicht auf Zucker hat mir nichts ausgemacht, und ich hatte kein Problem damit, bei verschiedenen Anlässen »Nein« zu sagen. Ich hatte das Gefühl, dass der komplette Verzicht auf Zucker viel einfacher ist, als ab und zu mal Zucker zu essen. Ich hatte regelrecht Angst davor, wieder Zucker zu essen, weil ich befürchtete, wieder in diese Spirale hineinzufallen. Deshalb habe ich dann noch vier weitere Wochen komplett auf Zucker verzichtet.

STEFANIA L. AUS DÜSSELDORF

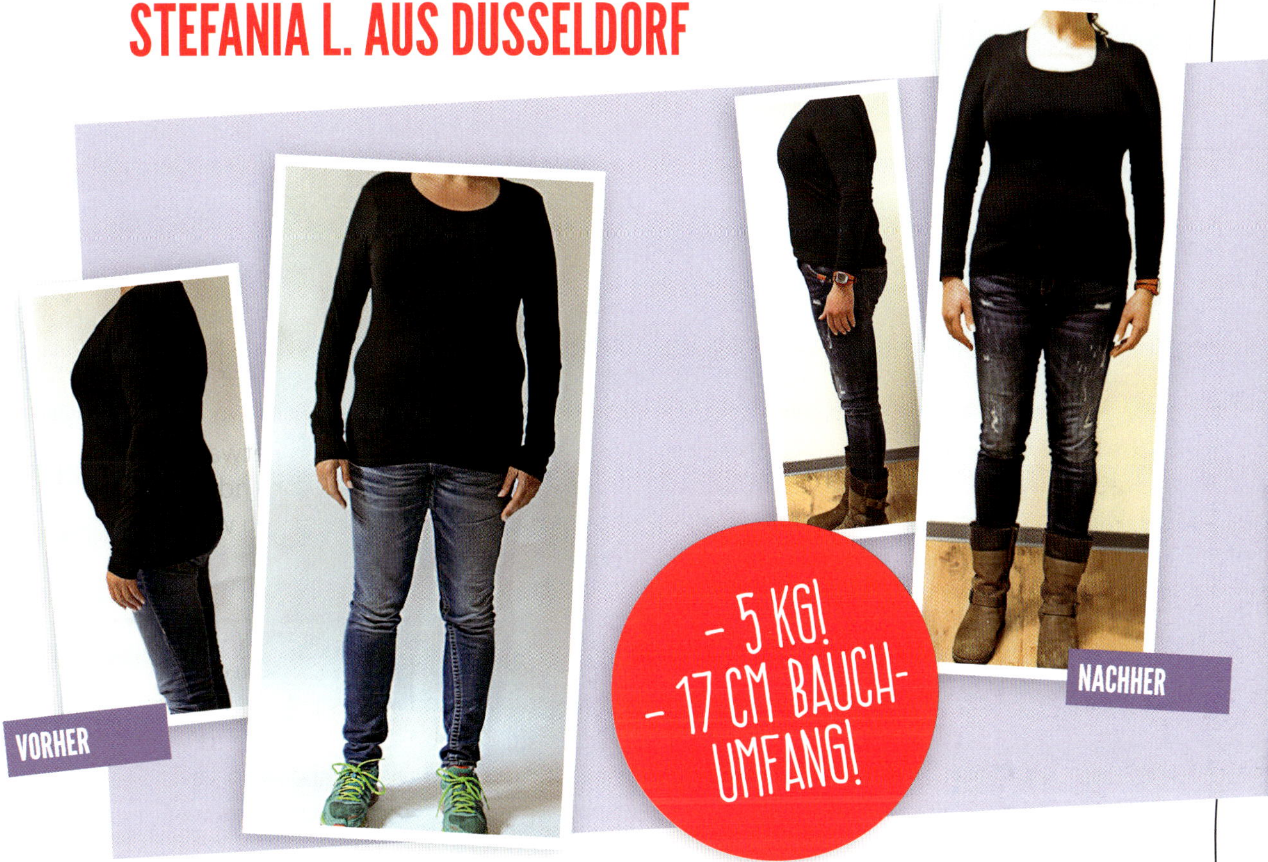

Welche Gründe machst du für dein Gewichtsproblem verantwortlich?
Ich esse leidenschaftlich gerne – schon als kleines Kind mehr als gerne und viel. Die Leidenschaft zum Essen gepaart mit der Tendenz, sich Stress und Kummer von der Seele futtern zu wollen, zieht sich wie ein roter Faden durch mein Leben.

Wie wirkte sich dein Gewichtsproblem auf dein Leben aus?
Ich war oft müde und ausgepowert. Fühlte mich unwohl, und mein Selbstbewusstsein war stark abhängig von der Anzeige auf der Waage. Frustriert, weil die scheinbar »wenige« Nahrung und alle Ernährungsumstellungsversuche nicht nachhaltig anschlugen. Auch sportliche Aktivitäten, die ich immer gerne integriert habe, schienen eine Gewichtsabnahme nicht merklich zu unterstützen. Kleidung kaufen war für mich ein Graus. Am schlimmsten aber war, dass ich das Essen an sich nicht mehr mit gutem Gewissen und purer Freude vollends genießen konnte. Essen war für mich kein Genuss, son-

dern lediglich Lückenfüller, Seelentröster, Langeweileablenker und Routine.

Wie hat sich dein Leben nach dem Bikini-Bootcamp verändert?
Das Camp habe ich als Herausforderung an mich selbst und als Motivationskick eingesetzt, um mal richtig ein paar Kilos und ein paar Zentimeter am Bauch purzeln zu sehen. Mit einer Gewichtsabnahme von 5 Kilo und 17 Zentimeter weniger Bauchumfang habe ich die Herausforderung an mich selber bestanden. Und nicht in Zahlen zu messen: der große Stolz, die Ziele erreicht und den Versuchungen widerstanden zu haben.
Obwohl die Mahlzeiten vorgegeben waren, habe ich mich mit den Kalorien auseinandergesetzt, und das hat mich ungemein sensibilisiert. Regelrecht erschrocken bin ich, wie oft ich mit der Kalorienanzahl komplett falsch lag. Ich empfand es als entspannenden Ausgleich und Inspiration zugleich, die schmackhaften Gerichte zu kochen und das Essen wieder mit einem gesunden Hungergefühl und gesteigerter Vorfreude bewusst genießen zu können.
Auch der Verzicht auf das Gläschen Wein am Abend hat nachhaltig Eindruck hinterlassen. So genieße ich Chianti & Co., wenn überhaupt, nur noch sehr bewusst am Wochenende. Der Sport ist fest in meine Alltagsroutine eingezogen, und ich fühle mich frisch, fitter und genieße dieses aktive Gefühl, Bäume ausreißen zu können.
Ganz besonders genieße ich die Komplimente meiner Freunde und Kunden, denen diese positive – äußerliche als auch stimmungsbezogene, energiegeladene – Veränderung an mir immer wieder auffällt.

Warum hat es gerade mit dem Bikini-Bootcamp geklappt?
Weil 21 Tage sich nicht nach viel anhören und überschaubar sind. Mit dem fest definierten, überschaubaren Zeitrahmen, den klaren, strengen Regeln und der Konzentration auf Kochen, Sport und »Feel Good«-Aufgaben konnte ich mich abfinden. Drei Wochen sind ein guter Zeitraum, um an Grenzen zu gehen, und in dem sich neue Verhaltensmuster einprägen können und am Ende auch ein sichtbarer Erfolg steht.

Gab es in den 21 Tagen Momente, in denen eine innere Stimme dich zum Aufgeben überreden wollte?
Nein, die gab es nicht. Die drei Wochen sind schnell vergangen, und der Stolz, bis zum Ende durchgehalten zu haben, ist viel befriedigender und schöner als das Gefühl, das sich beim Aufgeben eingestellt hätte. Nein, aufgeben war und ist für mich keine Option.

Wie hat das Bikini-Bootcamp in deinen Alltag gepasst? War es schwer, es in deinen beruflichen und familiären Alltag zu integrieren?
Durch das praktische Baukastensystem und die Option, Gemüse unbe-

grenzt essen zu können, erforderte die Integration lediglich etwas Planung beim Einkaufen und Timing beim Kochen. Die Zeit, sich wieder intensiv mit Rezepten, Einkaufen, Kochen und dem Anrichten zu beschäftigen, habe ich sehr genossen. Die vermeintlich verlorene Zeit habe ich durch mehr Energie und gute Laune und das Wissen, meinem Körper etwas Gutes gegönnt zu haben, schnell wieder wettgemacht.

Wie waren die ersten 7 Tage? Was hast du gefühlt? Wie war der Einstieg? Wie war es mit dem Zuckerentzug? Welche Gedanken hattest du zum doch so intensiven Sportprogramm?

Ich war supermotiviert und habe es sehr genossen, endlich in das Programm einzusteigen. Der Zuckerentzug fiel mir nicht allzu schwer, da ich ohnehin keine »Süße« bin. Abends, wenn die Lust auf den Wein und das Stück Käse kam, bin ich einfach ins Bett gegangen und hab früher als sonst geschlafen. Dadurch war auch das Sportprogramm morgens früher als bisher erledigt. Nur Wasser zu trinken fiel mir etwas schwer, da ich mich inzwischen an alkoholfreies Bier als Ersatz für Wein gewöhnt hatte, aber die schmackhaften Tees und Wasser mit Zitrone, Orange und wechselnden Kräutern lenkten effektiv ab.

Wie war die zweite Woche?

Unglaublich stolz war ich, weil ich das erste Loch am Gürtel enger schnallen konnte und meine heiß geliebte neue Jacke nun ohne Luftanhalten zuging. Diese positiven Erlebnisse halfen dann motivierend über meine zunehmende Müdigkeit hinweg. Ich war etwas dünnhäutiger, sensibler und konnte Stress etwas weniger gut vertragen. Der Hunger wurde größer, und so ging ich noch bewusster mit den Kalorien, dem Obst und den »rettenden« Gemüserationen um.

Wie war es in der dritten Woche?

Die ging wesentlich schneller vorbei als die zweite. Es schien, als hätte sich der Körper schon an die Nahrungsumstellung gewöhnt. Abends war ich immer noch müder als sonst, aber die Regelmäßigkeit und die Struktur taten unglaublich gut.

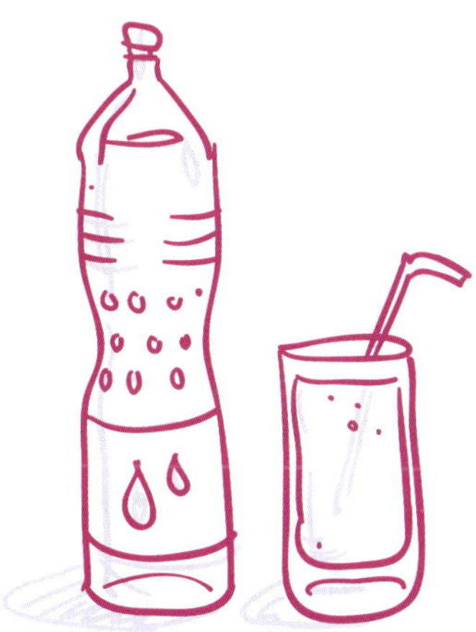

TEIL 1

HERZLICH WILLKOMMEN IM BIKINI-BOOTCAMP!

Du bist nicht allein, vertrau uns, reich uns deine Hand, und wir holen dich ab und gehen den Weg mit dir gemeinsam. In diesen 21 Tagen zählst nur du allein, es ist deine persönliche Auszeit, dein Wellnessurlaub für deinen Körper, für dein Leben. Ab heute wird die Resettaste gedrückt, und du startest neu.

Dich erwarten in den 21 Tagen ein intensives Trainingsprogramm sowie eine bewusste, kalorienreduzierte, abwechslungsreiche und bunte Ernährung. Du wirst dich mehr mit dir, deinen Emotionen, deinem Verhalten, deinem Leben und deinem ganz persönlichen inneren Schweinehund beschäftigen. Wir wollen gemeinsam mit dir deinen persönlichen Weg finden. Unser Ziel ist es, dass du dein eigener Fitness- und Food-Coach wirst.

Du wirst merken, wie sehr das Bikini-Bootcamp dich, dein Wohlbefinden, deine Laune und deine Einstellung positiv beeinflusst, und mit diesem Gefühl wollen wir dich aus diesem Projekt entlassen. Dann heißt es nur noch: am Ball bleiben. Wie dies genau funktioniert, erfährst du nach den 21 Tagen im Kapitel »Wie es weitergeht« (Seite 214). Doch so weit sind wir noch nicht. Legen wir erst einmal los.

VOR DEM START KOMMT DAS WISSEN

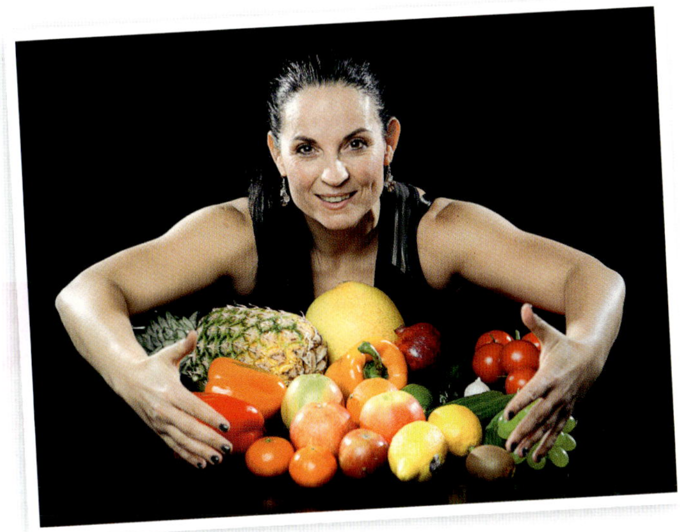

Bevor du in das Bikini-Bootcamp einsteigst, solltest du ein paar grundsätzliche Dinge zum Thema Ernährung und Abnehmen verinnerlichen. Manches weißt du vielleicht schon, anderes musst du vertiefen. Nimm dir also bitte die Zeit und lies sämtliche Informationen von A bis Z durch. Denn über eines möchten wir dich nicht im Unklaren lassen: Dein Erfolg steht und fällt mit der Kenntnis der »harten Ernährungsfakten«. Nur wenn du das »Was, Wie und Warum« nachvollziehen kannst, wirst du in den nächsten 21 Tagen alle Klippen umschiffen und sogar deine Freude daran haben.

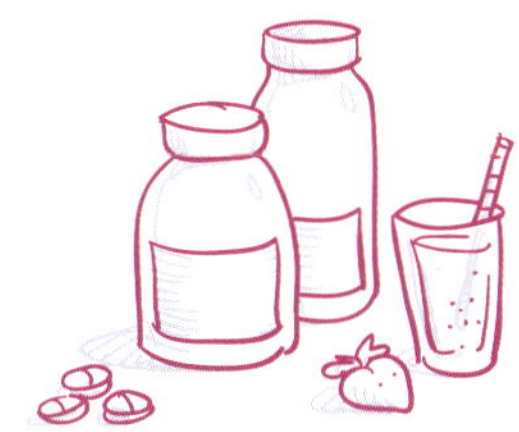

RUND UM DIE NÄHRSTOFFE

GIBT ES DIE ULTIMATIVE ERNÄHRUNGSFORM?

Nein! Auch wenn wir gesagt haben, wir muten dir den Begriff »Diät« nicht zu, müssen wir hier kurz über Diäten und was heute dahintersteht reden, um das Nein zu erklären. Auf keinem Gebiet ist der Unterschied zwischen Meinung und harter Faktenlage so groß wie bei diesem Thema. Zum einen gibt es keine einzige Langzeitstudie zur dauerhaften

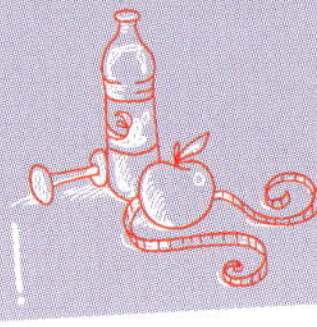

Gewichtsabnahme und zum ausbleibenden Jo-Jo-Effekt. Sämtliche bisherigen Studien haben einiges gemeinsam: die relativ kleine Anzahl an Teilnehmern und der mehr oder weniger kurze Verbleib in der Studie, der sogenannte Drop-out sowie ein hoher Verlust an Teilnehmern bei einer Studiendauer von mehr als einem Jahr. Außerdem ist man auf die Selbstauskunft der Teilnehmer hinsichtlich ihrer Ernährungsgewohnheiten und ihrer körperlichen Aktivität angewiesen. Fasst man die bisher vorliegenden Studien zusammen, so ergibt sich folgendes Bild:

Es gibt keine Diät oder Ernährungsform, die einer anderen langfristig deutlich überlegen ist, weder bezüglich der Gewichtsabnahme noch des Jo-Jo-Effekts. Allen Diäten gemeinsam ist die Kalorienreduktion, und zwar um durchschnittlich 600 bis 800 kcal pro Tag. Viele Diäten beinhalten eine Einsparung von Kohlenhydraten und Fetten und eine Verlagerung hin zu eiweißreicher Kost. Zudem haben alle Diätformen eine nachhaltigere Wirkung, wenn sie mit körperlicher Aktivität verbunden werden.

Bei den aktuellen Ernährungskonzepten schließen die Paläo-Methode und die vegane Ernährung ganze Lebensmittelgruppen von der täglichen Ernährung aus. War es im Paradies noch der Apfel, so sind es heute entweder Getreide und Milchprodukte oder Fleisch und alle tierischen Nahrungsmittel, die angeblich das Unheil über die Welt bringen.

Jedes dieser Konzepte wird von den jeweiligen Befürwortern vehement vertreten. Und jedes dieser Konzepte reklamiert für sich, die einzige natürliche Ernährungsweise des Menschen darzustellen. Dazu werden bei Bedarf jede Menge Studien hervorgeholt, die sich untereinander massiv widersprechen. Getreu dem Slogan »Believe me, I'm a scientist« (»Glaub mir, ich bin Wissenschaftler«) finden sich für jedes dieser Lager jede Menge Wissenschaftler, die mit immer neuen Erkenntnissen den Untergang der Menschheit verkünden. Betrachtet man jedoch die Entwicklung der Menschen, so gibt es nicht »die« natürliche Ernährungsform. Es gibt lediglich funktionale und weniger funktionale Nahrung, gesunde und weniger gesunde Lebensmittel und sinnvolle und weniger sinnvolle produktionstechnische Verfahren zu deren Herstellung. Daher ist es nicht schlüssig, sich zum Beispiel nur auf eine angeblich steinzeitliche Lebensmittelauswahl zu beschränken und die mediterrane Ernährung zu negieren. Gerade die vielfältigen Ernährungskulturen, die sich entwicklungsgeschichtlich herausgebildet haben, zeigen, dass der Mensch fähig ist, seine jeweilige Umwelt zu adaptieren und für sich nutzbar zu machen.

Beenden wir also die Jagd nach der ultimativen Ernährungsform. Lassen wir nicht zu, dass wir alle paar Jahre mit neuen Konzepten verunsichert werden. Und vor allen Dingen: Verlieren wir nicht den Genuss an einem

guten Essen. Dazu gehören sowohl ein toller Wildschweinbraten als auch ein frisches duftendes Brot.
Unsere Natural-Weightloss-Methode berücksichtigt die aktuellsten Erkenntnisse der Ernährungsphysiologie und führt in Verbindung mit unserer Trainingsmethodik in kurzer Zeit sowohl zu einer Gewichtsreduktion als auch zu einer deutlichen Veränderung der Körperzusammensetzung, genauer gesagt: Fett verschwindet und wird ersetzt durch schön definierte Muskeln. Aber keine Sorge, niemand bekommt Arme oder Schultern wie ein Bodybuilder.

FETTABBAU UND **FETTVERBRENNUNG**

Die Veränderung des Körpergewichts und der Körperzusammensetzung geht immer mit einem Fettabbau einher. Daher ist es wichtig, die Fettverbrennung anzukurbeln. Du hast wahrscheinlich schon alles Mögliche ausprobiert, was dein Fett zum Schmelzen bringen soll. Bevor wir uns eingehender damit beschäftigen, solltest du dir darüber im Klaren sein, dass eine effektive Stimulierung der Fettverbrennung nur durch körperliches Training erfolgt. Aber es ist leider noch etwas komplizierter, denn die Fettverbrennung hat absolut nichts mit dem von uns gewünschten Abbau von Fettgewebe zu tun.

SO IST DAS **MIT DER FETTVERBRENNUNG**

Unter Fettverbrennung versteht man die Bereitstellung von freien Fettsäuren aus dem Blut zur Energiegewinnung in den Muskelzellen. Diese Art von Energiebereitstellung benötigen besonders Ausdauerathleten wie Triathleten, Radrennfahrer und Marathonläufer. Für den Normalbürger spielt diese Art der Energiegewinnung eine nur nebensächliche Rolle und trägt zur Gewichtsabnahme absolut nichts bei.
Auch hier gilt die alte Weisheit, dass Papier geduldig ist, und so sind jede Menge sogenannter Fatburner auf dem Markt und werden von zahllosen Experten angepriesen. Eine nennenswerte Wirkung auf die Fettverbrennung lässt sich nicht nachweisen und schon gar keine auf den Fettabbau.

SO IST DAS **MIT DER ANKURBELUNG DER FETTVERBRENNUNG**

So wie mit den Empfehlungen, bestimmte Nahrungsmittel als Fatburner zu nutzen, verhält es sich auch mit den Trainingsempfehlungen zur Ankurbelung der Fettverbrennung. Fakt ist aber, dass diese erhöhte Fettverbrennung, die sogenannte Betaoxidation, immer noch nichts mit einer Gewichtsabnahme oder dem Verlust von Fettgewebe zu tun hat. Hierfür ist ausschließlich, und du wirst es im Lauf des Camps noch oft hören, die negative Energiebilanz verantwortlich (siehe Seite 14). Wir müssen dem Körper also weniger Energie zuführen, als er verbraucht. Dabei müssen wir auf eine ausgewogene Ernährung achten, und hierzu gehören auch die Fette.

SO IST DAS MIT DER BEDEUTUNG DER FETTE

Fette sind ein unverzichtbarer Bestandteil unserer Nahrung. Zum einen liefern sie uns Energie, zum anderen benötigt unser Körper sie zur Herstellung von Hormonen. Zudem finden sie sich in unseren Zellwänden und Nervenhüllen. Auch die Vitamine A, D, E und K benötigen Fette, um vom Körper aufgenommen zu werden.
Aber Fette haben auch einige Nachteile. Ihr Energiegehalt ist mit 9 kcal pro Gramm mehr als doppelt so hoch wie der der Kohlenhydrate und Proteine. In Europa sind Fette der häufigste Grund für die Entstehung der Adipositas.

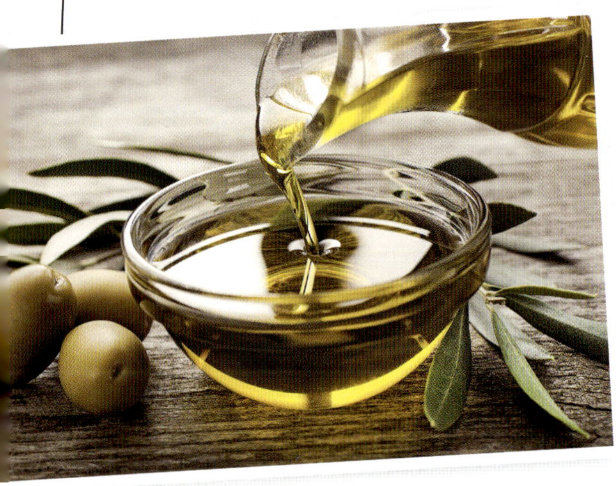

DIE MAKRONÄHRSTOFFE

Die Makronährstoffe Fette, Kohlenhydrate und Proteine (Eiweiß) bilden die Grundlage unserer Ernährung.

FETTE

Wenn man von Fetten spricht, meinen die meisten Menschen erst mal die Triglyceride. Fast alle Fette und Öle bestehen zu 90 Prozent aus diesen Triglyceriden. Dabei handelt es sich um jeweils drei Fettsäuren, die an ein Glycerinmolekül gekoppelt sind. Danach denkt man an Cholesterin und freie Fettsäuren. Als Energieträger spielen die Triglyceride die wichtigste Rolle. Bei Bedarf werden aus ihnen Fettsäuren freigesetzt und in unseren Muskelzellen zur Energiegewinnung herangezogen.
Eine besondere Rolle spielen die freien Fettsäuren. Wir unterscheiden dabei die gesättigten und die ungesättigten Fettsäuren. Wichtig ist, auf ein ausgewogenes Verhältnis dieser beiden »Fettvertreter« zu achten. Die viel propagierte pauschale Verurteilung der gesättigten Fettsäuren lässt sich durch neuere Studien allerdings nicht mehr aufrechterhalten (siehe dazu auch Seite 144).

KOHLENHYDRATE UND WAS DAMIT ZUSAMMENHÄNGT

Genauso wichtig wie die Fette sind die Kohlenhydrate. Wenn wir Kohlenhydrate sagen, meinen wir letztlich Zucker in Form von Glukose. Die meisten Kohlenhydrate werden nämlich zu Einfachzuckern abgebaut – und die Glukose ist der wichtigste Einfachzucker. Sie ist in der Lage, unserem Körper sofort Energie zu liefern. Sofern sie nicht zur sofortigen Energiegewinnung genutzt wird, kann sie vom Körper als Glykogen gespeichert und bei Bedarf wieder mobilisiert werden. Bei der Zusammenstellung der Bootcamp-Mahlzeiten haben wir als Vergleichsindex die sogenannte glykämische Last und nicht, wie heute weitverbreitet, den glykämischen Index verwendet.

SO IST DAS MIT DEM GI

Der glykämische Index (GI) sagt etwas über die Geschwindigkeit aus, mit der die Kohlenhydrate in einem bestimmten Nahrungsmittel vom Körper aufgenommen werden, und wie schnell daraufhin der Insulinspiegel ansteigt. Bezugsgröße sind 50 Gramm Traubenzucker, deren Wert mit 100 angesetzt ist. Es wird bestimmt, wie viel von einem Nahrungsmittel man essen muss, damit 50 Gramm Kohlenhydrate in ihm enthalten sind. Anschließend wird gemessen, wie schnell und wie lange das Insulin ansteigt. Aufgrund dieser Messung unterscheidet man kohlenhydrathaltige Lebensmittel mit niedrigem GI und hohem GI. Die Empfehlung vieler Low-Carb-Diäten lautet, möglichst wenig Lebensmittel mit einem hohen GI zu essen. Dahinter steht die Überlegung, dass Lebensmittel mit hohem GI ständig starke Insulinschwankungen auslösen, die zu Heißhungerattacken führen. Das mag manchmal vorkommen, ein gesunder Stoffwechsel gleicht aber solche Insulin- und Blutzuckerschwankungen sehr schnell aus. Dabei werden die Glykogenreserven mobilisiert, und es wird wieder Glukose bereitgestellt.

SO IST DAS MIT DER GL

Die alleinige Konzentration auf den GI hat noch einen anderen entscheidenden Nachteil, weswegen wir bei der Ernährung in unserem Camp ausschließlich die glykämische Last (GL) zugrunde legen. Die GL berücksichtigt nämlich den tatsächlichen Kohlenhydratanteil eines Lebensmittels. Sie ist das Produkt aus GI multipliziert mit dem tatsächlichen Kohlenhydratanteil (KH) eines Lebensmittels bezogen auf 100,0 – die Formel: $GL = (GI \times KH) : 100$. Nehmen wir als Beispiel die Wassermelone. Der GI einer Wassermelone ist mit 72 sehr hoch. Allerdings hat eine Wassermelone nur einen Kohlenhydratanteil von 6,0 Gramm/100 Gramm. Hieraus ergibt sich eine GL von 4,32, also eine sehr geringe Stoffwechselbelastung.

Als Negativbeispiel dient ein leckeres Buttercroissant: Der GI beträgt 75 und der Kohlenhydratanteil 46,0 Gramm/100 Gramm. Hieraus ergibt sich eine GL von 34.
Dieser Vergleich zeigt, wie unsinnig die alleinige Betrachtung des GI ist. Hiernach wäre die Wassermelone genauso stoffwechselaktiv wie ein Croissant. Das ist der Grund, warum wir ausschließlich die GL bei unserer Ernährung berücksichtigen, abgesehen von den Kalorien natürlich.
Zusätzlich müssen wir beim GI berücksichtigen, ob ein Lebensmittel roh oder gekocht ist. Auch hier wieder ein Beispiel. Spaghetti haben einen GI von etwa 35. Werden sie al dente gekocht, verändert sich der GI kaum, lässt man sie aber weich kochen, steigt der GI auf 65. Die Ursache ist eine Veränderung der Stärke in den Nudeln, sodass bei höheren Temperaturen mehr Stärke in Zucker umgewandelt wird. Hieraus ergibt sich beim selben Gewicht eine deutlich höhere glykämische Last.
Zusammenfassend können wir sagen, dass der GI absolut ungeeignet ist, um ihn als Grundlage einer Diät zu verwenden. Erst die Bestimmung der tatsächlichen Stoffwechselbelastung gibt uns wertvolle Hinweise zur Gestaltung unserer Ernährung.

SO IST DAS **MIT DER FRUKTOSE**

Fruktose ist in letzter Zeit in das Zentrum der Kritik geraten, und viele Abnehmprogramme empfehlen daher, auf Obst zu verzichten beziehungsweise wenig davon zu essen. Schauen wir uns die Fruktose, also den Fruchtzucker, ein wenig genauer an. Fruktose ist wie die Glukose ein sogenannter Einfachzucker. Sie kommt in Verbindung mit Glukose in Obst, Getreide, aber auch Honig vor. Als Saccharose kennen wir die Verbindung von Fruktose und Glukose in unserem Haushaltszucker. Ist Fruktose denn wirklich so gefährlich, wie manche es ihr unterstellen?
Nun, es kommt darauf an. Die Fruktose im Obst ist völlig unschädlich, und es gibt sicher niemanden, der durch Obst übergewichtig geworden ist. Anders sieht es mit der Fruktose aus, die in konzentrierter Form von der Lebensmittelindustrie zum Süßen verwendet wird. Da Fruktose süßer und in der Herstellung billiger ist als Glukose, werden heute fast alle Lebensmittel mit Fruktose gesüßt. Besonders der HFCS (High Fruktose Corn Syrup), also der konzentrierte Fruktosesirup, enthält bis zu 90 Prozent Fruktose. In den USA ist er maßgeblich am Übergewicht besonders der Jugendlichen beteiligt. Diese Fruktose wird nicht wie die Glukose vom Körper zur Energiegewinnung herangezogen, sondern in der Leber als Fett gespeichert. Außerdem schädigt sie die Darmschleimhaut und kann zu mehreren Stoffwechselerkrankungen führen, unter anderem der Gicht.
Deshalb sollten wir beim Kauf von Fertiglebensmitteln auf die Art des verwendeten Zuckers achten. Wenn wir

zusätzlich mit Honig sparsam umgehen und Fruchtsäfte nicht als Durstlöscher verwenden, dann ist gegen das Essen von frischem Obst absolut nichts einzuwenden.

PROTEINE

Werfen wir noch einen Blick auf den letzten Makronährstoff, die Proteine. Proteine bestehen aus Aminosäuren und erfüllen in unserem Körper extrem wichtige Funktionen. Angefangen von unserer Muskulatur über Haare, Knochen bis hin zu unserem Immunsystem, überall spielen Proteine (von *proteios* = grundlegend) eine entscheidende Rolle.
Eiweiß kommt sowohl in Form von Fisch und Fleisch als auch in Pflanzen und Getreide vor. Die Ernährung in den folgenden 21 Tagen ist daher mit einem Anteil von 25 Prozent sehr eiweißreich. Das heißt, du wirst pro Tag ca. 50 g Eiweiß zu dir nehmen. Damit verhinderst du den mit einer Gewichtsabnahme einhergehenden Verlust an Muskelmasse.
Dazu ist es wichtig zu wissen, dass bei einer Gewichtsabnahme von 5 kg nur ca. 2 kg Fett verloren gehen. Weitere 1,5 kg entfallen auf Wasser und 1,5 kg auf Muskulatur. Genau diese Muskulatur fehlt dir aber hinterher beim Grundumsatz (siehe Seite 33). 1 kg Muskeln verbraucht in Ruhe ca. 30 kcal/Tag. Nicht viel, denkt man, ergibt aber in einem Jahr ca. 11 000 kcal. Wenn du deine Ernährung nach dem Muskelverlust nicht anpasst, also entsprechend weniger Kalorien zu dir nimmst, legst du in einem Jahr fast 1,5 kg an Körperfett zu.

SO IST DAS MIT DER MUSKELMASSE

Der Verlust an Muskelmasse ist einer der entscheidenden Faktoren für den Jo-Jo-Effekt. Du kannst dem vorbeugen, indem du eiweißreich isst und ein Krafttraining in deinen Trainingsplan einbaust, das du möglichst täglich ausführst. Sich alleine eiweißreich zu ernähren hat keinen Sinn, da der Muskel nur durch einen ständigen Reiz daran gehindert wird, Zellmasse zu verlieren. Eine eiweißreiche Ernährung hat noch viele weitere Vorteile. Zum einen tritt bei proteinreicher Nahrung ein länger anhaltender Sättigungseffekt ein, zum anderen benötigt Eiweiß deutlich mehr Energie, um vom Körper aufgenommen zu werden, als Kohlenhydrate und Fette.

SO IST DAS MIT DEM EIWEISS UND DER ENERGIE

Immer dann, wenn du Nahrung zu dir nimmst, benötigt dein Körper Energie für die Aufnahme, den Transport und die Umwandlung in körpereigene Stoffe sowie deren Speicherung. Die hierbei frei werdende Wärmebildung wird als Thermogenese bezeichnet. Diese ist für die einzelnen Makronährstoffe (Kohlenhydrate, Fette und

Proteine) sehr unterschiedlich. Während für Fette nur 2 Prozent und für Kohlenhydrate 8 Prozent Energie aufgewendet werden müssen, benötigen Proteine zwischen 20 und 25 Prozent. Das heißt, von 100 kcal in Form von Eiweiß kommen nur 75 bis 80 Prozent tatsächlich in unserem Körper an. Ein Grund mehr, um genügend Eiweiß auf den Speisezettel zu setzen.

NOCH EIN WORT ZUM TIERISCHEN EIWEISS:

Wir sind uns sehr wohl der Problematik der Massentierhaltung und des modernen Fischfangs bewusst. Deswegen beziehen wir unser Fleisch bei einem Metzger, bei dem wir die Produktionskette jederzeit zurückverfolgen können. Beim Kauf von Fisch ist man leider auf die Angaben der Lieferanten angewiesen. Wir haben deshalb für Vegetarier reichlich alternative Eiweißquellen in unseren Rezepten angegeben.

VITAMINE UND SPURENELEMENTE

Vitamine und Spurenelemente gehören zu den Mikronährstoffen. Aus ihnen wird keine Energie gewonnen, dafür sind sie aber an den Stoffwechselprozessen der Kohlenhydrate und Eiweiße entscheidend beteiligt. Unser Körper kann Vitamine nicht selbst herstellen, daher müssen wir sie über die Nahrung zu uns nehmen.

VITAMINE

Die Entdeckung der Vitamine begann anfangs des 20. Jahrhunderts. Um die Unterscheidung zu erleichtern, wurden sie nach dem Alphabet geordnet, und so kennen wir heute die Vitamine A, B, C, D, E und K. Die Vitamine A, D, E und K benötigen Fette, um vom Körper aufgenommen zu werden, sie sind also lipophil, wohingegen die Vitamine B und C wasserlöslich, also hydrophil, sind. Daher ist es zum Beispiel wichtig, zu unseren Smoothies, selbst gemachten Gemüse- und Obstsäften immer ein wenig Öl zu geben, um die darin enthaltenen Vitamine aufnehmen zu können.

SO IST DAS MIT DEM ANGEBLICHEN VITAMINMANGEL

Die natürlichsten Vitaminquellen sind Obst und Gemüse. Auch die Resorption ist hier am besten. Dennoch werden heute enorme Mengen an Vitaminpillen als Nahrungsergänzung genommen, obwohl es objektiv in unseren Breitengraden aufgrund unserer Ernährungsweise in der Regel keinen Vitaminmangel gibt. Das heißt, bei gesunden Menschen findet sich kein Vitaminmangel. Ein erhöhter Vitaminbedarf besteht lediglich in der Schwangerschaft, der Stillzeit und bei älteren Menschen. Einen ausgeprägten tatsächlichen Vitaminmangel findet man am häufigsten bei Alkoholikern. Auch bestimmte Magen- und

Darmerkrankungen führen zu einem Vitamindefizit.
Also statt der Multivitaminpille lieber Obst und Gemüse essen. Vor allem Gemüse kannst du in den nächsten Tagen so viel essen, wie du willst.

SPURENELEMENTE

Unter Spurenelementen versteht man Stoffe, die in einer Konzentration von weniger als 50 mg pro kg Körpergewicht vorkommen. Sie können wie die Vitamine von unserem Körper nicht hergestellt werden, sind also ebenfalls essenziell, das heißt, sie müssen mit der Nahrung aufgenommen werden. Die bekanntesten Spurenelemente sind Eisen, Chrom, Zink, Selen, Magnesium (eigentlich kein Spurenelement) sowie Fluor und Jod. Sie sind an vielen Stoffwechselvorgängen des Körpers beteiligt. Wie bei den Vitaminen gilt auch hier, dass eine ausgewogene Ernährung reicht, um den täglichen Bedarf an Spurenelementen zu decken. Vegetarier und besonders Veganer müssen allerdings beachten, dass viele Spurenelemente nur in Fleisch- oder Fischprodukten vorkommen.

SO IST DAS MIT MANGELERSCHEINUNGEN

Bei bestimmten Erkrankungen kann es natürlich zu Mangelerscheinungen kommen. Am bekanntesten sind die Eisenmangelanämie und die Schilddrüsenerkrankung bei Jodmangel. Hier ist die zusätzliche Einnahme von Spurenelementen gerechtfertigt. Ansonsten kann man den täglichen Bedarf mit einer ausgewogenen Ernährung und mit einem guten Mineralwasser decken.

UNTERM STRICH:

Du hast erfahren, dass die drei Makronährstoffe Kohlenhydrate, Fette und Eiweiße jeder für sich genommen wichtige Bestandteile unserer Ernährung bleiben müssen. Das Schrauben an der einen oder anderen Stelle geschieht meist nur, um Interesse zu erzeugen. Dahinter stehen handfeste wirtschaftliche Absichten. Zudem lassen sich solche Beschränkungen in der Ernährung nicht auf Dauer durchhalten und führen letztlich nur zu Frustration und dem gefürchteten Jo-Jo-Effekt.
Du wirst dich daher in den nächsten drei Wochen gesund und ausgewogen ernähren. Unser Augenmerk dient ausschließlich der Energiebilanz, und dem werden wir alles andere unterordnen (mehr darüber auf Seite 34).

WAS HEISST NUN, SICH GESUND ZU ERNÄHREN?

Der Begriff »gesunde Ernährung« wird heute überstrapaziert. Lebensmittel sind nicht von vornherein nur »gesund« oder »ungesund«. Bei gewissen Nahrungsmitteln sollte man sich bewusst zurückhalten. Die einfache

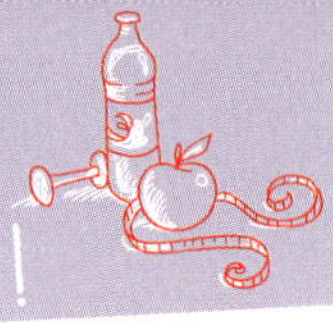

Richtlinie lautet: Vernünftige Ernährung ist eine an der Energiebilanz orientierte Mischkost, sie ist fettreduziert, aber nicht übertrieben fettarm, sie enthält einen zweckmäßigen Kohlenhydrat- und Proteinanteil sowie eine ausreichende Flüssigkeitszufuhr. Zudem berücksichtigt sie Vitamine und Spurenelemente in ausgewogener Mischung.

Wir neigen dazu, zu viel und zu fettreich zu essen. Bedingt durch den hohen Energiegehalt der Fette kommt es daher inzwischen bei jedem zweiten Europäer zu Übergewicht. Insbesondere Kinder sind zunehmend betroffen. Parallel dazu nimmt die Verbreitung von Stoffwechselkrankheiten dramatisch zu. Das metabolische Syndrom oder »tödliche Quartett«, also die Kombination von Übergewicht, hohen Blutfetten, Diabetes mellitus und Bluthochdruck, liegt inzwischen an der Spitze der Erkrankungen. Hinzu kommt, dass wir unseren täglichen Energiebedarf überschätzen. Besonders Frauen scheinen mit deutlich weniger Kalorien auszukommen, als bisher vermutet.

Die Ernährung in den nächsten 21 Tagen besteht aus ca. 50 Prozent Kohlenhydraten, 25 Prozent Fetten und 25 Prozent Eiweiß. Aber nicht nur die Ernährungsumstellung soll in dieser Zeit von überflüssigen Pfunden befreien. Genauso wichtig ist ein tägliches Training, um nicht nur unsere Figur zu verändern, sondern auch, um uns leistungsfähiger für den Alltag zu machen.

WAS ERWARTET MICH IM BIKINI-BOOTCAMP?

Die Spannung steigt, und du wirst sicher immer neugieriger, was da alles auf dich zukommt. Damit du gut informiert, sprich: gut gerüstet, in das Camp einsteigen kannst, haben wir im Nachfolgenden Kernfragen und wichtige Faktoren zusammengestellt.

WAS GIBT ES ZU ESSEN?

Die Ernährung im Camp ist abwechslungsreich und einfach in der Zubereitung. Wir greifen auf Lebensmittel zurück, die nicht industriell verändert wurden und frei von chemischen Zusätzen sind. Im Vordergrund stehen Fisch, Fleisch, Nüsse sowie Getreideprodukte wie Quinoa, Bulgur, Hirse oder Couscous – und Gemüse in Form von »all you can eat«. Für den eventuell erforderlichen Snack zwischendurch hältst du immer ein paar Mandeln griffbereit.

Eine Einkaufsliste sowie Spannendes über die abwechslungsreichen Nahrungsmittel, die dir beim Abnehmen helfen, findest du ab Seite 142.

Unser genauer Speiseplan für alle 21 Tage mit den dazugehörigen Re-

zepten ist auf die richtige Kalorienzufuhr abgestimmt. Damit erzielst du in Verbindung mit unserem Fitnessprogramm schon nach kurzer Zeit spürbare Erfolge.
Was dir vielleicht nicht so gut gefällt: Ganz ohne Opfer kommst du in den nächsten drei Wochen leider nicht davon. Dazu gehört der komplette Verzicht auf Alkohol sowie auf alle leeren Kalorien, also Süßigkeiten und Weißmehlprodukte. Nahrungsmittel mit hohem Fettgehalt sowie Lightprodukte gehören ebenfalls auf die Negativliste. Das wär's dann aber auch schon mit dem »Das bitte nicht!«. Dafür bereicherst du deinen Ernährungsplan um viele neue und gesunde Nahrungsmittel, die dich ein Leben lang begleiten werden.
Eines muten wir dir nicht zu: das Wort »Diät«. Vielleicht hast du schon etliche Diäten hinter dir und wurdest am Schluss doch immer wieder vom Jo-Jo-Effekt eingeholt. Deswegen verzichten wir bewusst auf das Wort Diät, sondern sprechen von einer Änderung des Lebensstils, denn nichts anderes bedeutet das Wort Diät. Im allgemeinen Sprachgebrauch wurde es im Lauf der Zeit auf die Ernährungsweise bei der Gewichtsreduktion oder bei bestimmten Erkrankungen reduziert. Genau genommen umfasst der Begriff Diät tatsächlich sowohl die Ernährung als auch die sportliche und kulturelle Lebensweise eines Menschen. Und unser Ziel ist es, dass du dich mit unserer Hilfe diesem Ideal näherst.

WIE VIEL DARF ICH ESSEN?

Wie war das noch mal? Wer seinem Körper mehr Energie zuführt, als dieser verbraucht, nimmt zu. Und: Um überschüssige Pfunde dauerhaft loszuwerden, ist eine negative Energiebilanz entscheidend. Klingt sehr theoretisch, aber wir sind ja dafür da, dir das praktische Rüstzeug an die Hand zu geben. In diesem Fall heißt es: Eines der wichtigsten Werkzeuge deines Abnehmprojekts – und für die Zukunft – ist die Kenntnis deines Grundumsatzes und deiner Kalorien-/Energiebilanz.

SO BERECHNEST DU DEINEN GRUNDUMSATZ

Der Grundumsatz ist der Energiebedarf deines Körpers in Ruhe. Er wird benötigt, um Körperfunktionen wie Atmung, Herzschlag, den Stoffwechsel und das Denken aufrechtzuerhalten. Muskulatur und Leber benötigen etwa 30 Prozent des Grundumsatzes, während das Gehirn sage und schreibe 10 bis 20 Prozent für sich allein braucht. Nun ist der Grundumsatz je nach Typ, Größe, Geschlecht und genetischer Veranlagung von Mensch zu Mensch sehr unterschiedlich. Um ihn zu messen, gibt es unzählige Formeln und Methoden. Grob schätzen lässt er sich, indem man pro Tag 25 kcal je kg Körpergewicht ansetzt. Eine Frau von 70 kg benötigt demnach in Ruhe 70 × 25, also ca. 1750 kcal am

Tag. Multipliziert mit einem Faktor für körperliche Aktivität und einigen anderen Faktoren ergibt das den Energiebedarf.
Diese Werte sind jedoch im Einzelfall, je nach genetischer Veranlagung, zu hoch oder zu niedrig und führen meist zu Frustration und Misserfolgen beim Abnehmen. Besser fährst du mit dem von uns entwickelten PEU (**p**ersönlicher **E**nergiebedarfs**u**msatz).

DEIN PERSÖNLICHER PEU

Der **p**ersönliche **E**nergiebedarfs**u**msatz (PEU) ist unabhängig von irgendwelchen bestimmenden Faktoren und lässt sich für jeden ganz individuell bestimmen. Dabei gehst du so vor:

- Drei Wochen lang jeden Morgen nüchtern nach dem Toilettengang das Körpergewicht und den Taillenumfang messen und protokollieren.
- Jeden Tag die aufgenommene Kalorienmenge protokollieren; dafür gibt es praktische Apps.
- Wichtig: Die körperliche Aktivität sollte sich in den drei Wochen nicht wesentlich verändern.

Stellst du nach drei Wochen keine Gewichtsveränderung fest, entspricht die aufgenommene Nahrungsmenge deinem PEU. Hast du zugenommen, reduzierst du schrittweise die Kalorienzufuhr, bis du dein vorheriges Gewicht wieder erreicht hast.

Mithilfe des PEU kannst du deinen tatsächlichen Energiebedarf immer selber feststellen, was dir nicht nur beim Abnehmen, sondern vor allem auch beim Halten deines Gewichts hilft. Das Verfahren kostet ein wenig Zeit, aber auf Dauer gesehen lohnt es sich auf jeden Fall.

DAS A UND O: DIE NEGATIVE KALORIENBILANZ

Dein wichtigstes Werkzeug in den 21 Tagen im Camp ist die negative Kalorien-/Energiebilanz. Das heißt, du wirst in den 21 Tagen jeden Tag mehr Energie verbrauchen, als du zu dir nimmst. Einen Teil davon erreichst du über eingesparte Nahrungskalorien, den anderen Teil durch vermehrtes körperliches Training. Auf diese Weise erreichst du täglich eine negative Kalorienbilanz von etwa 1800 bis 2500 kcal. Du wirst also in den 21 Tagen ungefähr 40 000 bis 50 000 kcal einsparen. Dies entspricht rein theoretisch einer Gewichtsabnahme von 5 bis 7 kg.
In den 5 bis 7 kg Gewichtsabnahme ist natürlich nicht nur Fett enthalten, sondern auch Muskelmasse und Wasser. Um den Verlust an Muskelmasse zu begrenzen, ist deine Ernährung im Camp besonders proteinreich und das tägliche Krafttraining besonders wichtig. Den tatsächlichen Wasserverlust kann man nicht voraussagen, er ist individuell sehr verschieden, daher kann es deutliche Abweichungen beim tatsächlichen Gewichtsverlust geben.

Bei jedem Ernährungskonzept zum Abnehmen spielt die negative Kalorien-/Energiebilanz die ausschlaggebende Rolle. Den Vergleich von Gewicht und Bankkonto haben wir ja schon erwähnt. Hier noch mal zum Vertiefen: Damit dein Bankkonto schmilzt, musst du nicht nur weniger einzahlen – also weniger essen –, sondern auch kräftig Geld abheben – also Sport treiben. Eigentlich ganz einfach, oder?

WIE SIEHT DAS TRAINING AUS?

Ohne Fleiß kein Preis – mit diesem Trainingsmotto wirst du dir in den nächsten 21 Tagen ein neues Körpergefühl, eine bessere Fitness und ein erfreulicheres Spiegelbild verschaffen. Im Mittelpunkt stehen zwei Trainingsarten, die sich optimal ergänzen: HIIT (**H**igh-**I**ntensity **I**nterval **T**raining, auf Deutsch: hochintensives Intervalltraining) und unser Bodyweight-Krafttraining als Mehrsatztraining. Während das HIIT einen hohen Fatburnfaktor hat, besticht das Krafttraining durch einen exzellenten Bodyformindex, das heißt, deine Figur wird athletischer und straffer.

WARUM AUSGERECHNET HIIT?

Für HIIT spricht vieles, was dir nicht nur im Bikini-Bootcamp gute Ergebnisse bringt, sondern rund ums Jahr deiner Fitness nützt:

- HIIT kannst du fast überall durchführen, du benötigst weder Fitnessstudio noch Geräte.
- Das Training schränkt dich zeitlich nicht allzu sehr ein und ist dennoch hocheffektiv. Pro Trainingseinheit nimmt es nicht mehr als 20 bis 30 Minuten in Anspruch. Und bereits nach relativ kurzer Zeit zeigen sich erste Ergebnisse in Richtung Traumfigur, denn das Training hilft, Fett rasch abzubauen und Muskeln aufzubauen.
- HIIT widerlegt die These: »Um mit Sport Fett zu verbrennen, muss man mindestens 30 bis 60 Minuten ein Ausdauertraining betreiben, da erst nach 30 Minuten die Fettverbrennung einsetzt.« Also vergiss den Spruch.
- Trotz des geringeren Zeiteinsatzes erreicht man mit HIIT eine deutlich bessere Fettverbrennung als zum Beispiel mit reinem Ausdauer(Cardio-)training.
- HIIT kann aber noch viel mehr. Es steigert deutlich den Grundumsatz, also jene Energiemenge, die man im Ruhezustand verbraucht. Der große Vorteil: Durch den erhöhten Grundumsatz verbrennst du auch dann noch mehr Energie, wenn du nach dem Training deine verdiente Ruhepause einlegst.
- HIIT erhöht den Level einiger Hormone, zum Beispiel des Wachstumshormons, was im Hinblick auf das Muskelwachstum von großer Bedeutung ist.

Im Camp umfasst das HIIT-Workout täglich zwei Trainingseinheiten à 20 bis 30 Minuten, später reichen drei- bis viermal HIIT pro Woche völlig aus. Bereits nach 21 Tagen wirst du deutliche Erfolge sehen, Fettpölsterchen verschwinden, und deine Fitness verbessert sich. Und du wirst dich wundern: Das funktioniert ganz ohne lästiges Ausdauertraining. Besser geht's also gar nicht.

WARUM IST HIIT SO EFFEKTIV?

HIIT besteht aus zwei Säulen, die beide zu einer hocheffektiven Fettverbrennung und damit zu einem hohen Energieverbrauch führen.
Die erste Säule ist das intensive Training, das hart an die Grenze deiner Leistungsfähigkeit geht. Auf diese Weise erhöhst du die Fähigkeit deines Körpers, Sauerstoff aufzunehmen. Je mehr Sauerstoff dein Körper pro Minute aufnehmen kann, desto besser ist deine Leistungsfähigkeit. Dabei läuft die Fettverbrennung auf Hochtouren, und das auch noch lange nach Trainingsende. Du hast also einen tollen Nachbrenneffekt (Afterburn-Effekt).
Die zweite Säule zur Fettverbrennung ist das Intervalltraining. Durch den ständigen Wechsel zwischen intensiver Belastung und Phasen niedriger Intensität wird dein Stoffwechsel extrem angeregt und arbeitet auf Hochtouren. Dein Ofen brennt!

Beispiel: Ein 20-minütiges HIIT verbrennt deutlich mehr Kalorien als ein 20-minütiges Ausdauertraining mit gleichmäßiger Intensität.

Fazit: Mit HIIT kannst du die Fettverbrennung sowie den Muskelaufbau mit deutlich kürzeren Workouts als bisher optimieren. Ein höherer Kalorienverbrauch sowie eine höhere Fettverbrennungsrate während und nach dem Training lassen schon in kurzer Zeit Erfolge sichtbar werden. Besser kannst du deine Energiebilanz nicht steuern.

UNSER KRAFTTRAINING

Damit du neben der intensiven Fettverbrennung auch Muskulatur aufbaust und somit deine Körperzusammensetzung, also das Verhältnis von Fett und Muskeln, veränderst, haben wir zusätzlich noch ein spezielles Krafttraining für dich entwickelt. Seine Vorteile:

- Wie das HIIT ist dieses Training ein reines Bodyweight-Training, das bedeutet, du kannst ebenfalls überall und ohne Geräte trainieren.
- Das Krafttraining ist ein Mehrsatztraining, das heißt, du wirst von jeder Übung mehrere Sets an Wiederholungen ausführen. Das Mehrsatztraining hat gegenüber dem Einsatztraining den Vorteil, dass es einen höheren Kalorienverbrauch mit sich bringt.
- Für weniger Geübte ist es auch eine gute Bewegungsschulung, da gerade am Anfang der Kraftzuwachs durch eine Verbesserung der intramuskulären Koordination bedingt ist. Das heißt, der Muskel lernt, seine sämtlichen Fasern zur Überwindung eines Widerstands einzusetzen.
- Beim Mehrsatztraining wird eine größere Zahl an Muskelfasern stimuliert und die Ausschüttung von körpereigenen Hormonen angeregt.

All diese Reaktionen sind beim Krafttraining auch langfristig von großer Bedeutung, deshalb haben wir uns für das Mehrsatztraining entschieden.

WIE SIEHT DEIN **KRAFTTRAINING IM CAMP** AUS?

Du trainierst einmal täglich 20 bis 30 Minuten. Dabei kannst du wählen, ob du das Krafttraining zwischen die beiden HIIT-Einheiten legst oder an den Anfang oder das Ende des Tages. Eine Einheit dauert 20 bis 25 Minuten und umfasst sechs Übungen. Jede Übung besteht aus vier Sätzen. Zwischen den Sätzen machst du eine Pause von 30 bis 45 Sekunden und nach jeder Übung eine Pause von einer Minute.
Du trainierst im Wechsel die Big Five der Muskulatur, also Beine, Core (Körpermitte), Schultern, Arme und Rücken.
In jeder Trainingseinheit werden drei dieser Muskelgruppen beansprucht. So kannst du täglich trainieren und den nicht beteiligten Muskeln Zeit zur Regeneration geben.
Am Ende der drei Wochen wirst du nicht nur stärker sein, sondern dein Body wird sich auch von einer besseren Seite zeigen. Deine Körperspannung verbessert sich, und dein Spiegel wird dein Freund werden.

DEINE CHALLENGES

Die wöchentlichen Challenges stellen noch mal eine besondere Herausforderung für dich dar. Sie werden dich jedes Mal extrem fordern, und du brauchst nicht nur Kondition, sondern auch Willenskraft, um sie erfolgreich zu bestehen. Ein idealer Zeitpunkt hierfür ist der späte Nachmittag, da du dich anschließend zwar erschöpft, aber zufrieden zurücklehnen kannst. Zudem sorgen die ausgeschütteten Glückshormone (Endorphine) für eine gelassene und relaxte Stimmung.

DIE CHALLENGE **ALS SPORTLICHEN WETTKAMPF** POSITIV NUTZEN

Wer nicht gerade zu den Leistungssportlern gehört, stellt sich im Alltag eher selten einem sportlichen Wettkampf. Dies ist sehr schade, da dich jeder Wettkampf nur wachsen lässt. Es ist ganz normal, dass du vor einem Wettkampf nervös bist. Fast alle sind das. Einige können Nächte vor dem großen Tag nicht schlafen oder haben buchstäblich weiche Knie. Ein gesundes Maß an Nervosität schadet dir aber nicht, ganz im Gegenteil. Gerade diese Nervosität steigert deine Leistungsfähigkeit. Dein Körper schüttet Adrenalin aus, dein Puls und dein Blutdruck steigen, dein Körper produziert

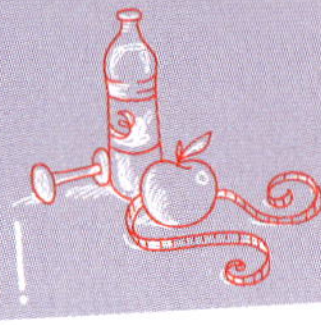

mehr Schweiß. Genau diese Signale zeigen dir, dass dein Körper bereit für den Wettkampf ist.
Ein gewisses Maß an Nervosität muss sein, jedoch beeinflusst eine zu große Aufgeregtheit die Leistung dann eher negativ. Damit du deine Nervosität unter Kontrolle hast, haben wir einige Tipps für dich zusammengestellt.
Stell dich in deinem Leben öfter mal einer Herausforderung, und du wirst sehen, wie positiv es auf dich wirkt. Du wirst selbstbewusster, stärker und kannst besser mit anderen im Alltag gestellten Herausforderungen umgehen.

DENKE **POSITIV**

Vermeide negative Gedanken wie zum Beispiel: »Beim letzten Mal bin ich dabei gescheitert« – stell dir einfach vor, wie du diesen negativen Gedanken die rote Karte zeigst. Konzentriere dich auf das Hier und Jetzt. Schaffe deine eigenen Erfolgsvisionen. Erinnere dich an das letzte Mal, als du beim Sport eine gute Leistung gebracht hast. Sieh dich auf dem Siegertreppchen, sieh dich in das Ziel kommen, sieh dich in Siegerposition. Dies ist eine Technik, mit der du deine Aufmerksamkeit neu sammeln und dich dann dem bevorstehenden Wettkampf stellen kannst.

ENTSPANNE **DURCH DAS RICHTIGE ATMEN**

Gerade eine langsame und tiefe Atmung kurz vor dem Wettkampf – der Challenge – hilft dir, die Nervosität zu bekämpfen. Dies kannst du im Liegen, im Stehen oder auch im Sitzen vollziehen. Einfach ganz langsam, gleichmäßig und tief durch die Nase einatmen, den Brustkorb öffnen und dann durch den geöffneten Mund ausatmen. Entspanne dabei deinen Körper und denke an nichts.

TEATIME – ENTSPANNUNG UND SELBSTREFLEXION

Die Teatime von mindestens 15 Minuten täglich gehört in den nächsten 21 Tagen fest in deinen Alltag. Setze dich mit einer Tasse Tee an einen ruhigen Platz und ordne deine Gedanken. Vieles wird sich in den nächsten 21 Tagen ändern, und darum ist es wichtig, einmal am Tag über das, was man tut, vor sich selbst Rechenschaft abzulegen. Das ist nicht immer leicht, aber denke daran, egal ob Gedanken, Worte, Taten, Gewohnheiten, eines entsteht aus dem anderen, greift ineinander und hat am Ende der Kette Einfluss auf dein Schicksal. Das bedeutet, wenn du dich heute mit deinen Gedanken auseinandersetzt, kannst du deiner Zukunft, deinem Schicksal, eine Richtung geben.

Damit du während deiner täglichen Teatime auch richtig entspannen kannst, haben wir dir zahlreiche Teesorten zusammengestellt (siehe Seite 153). Lass dich einfach darauf ein und finde unter den zahlreichen Tees deine Lieblingssorten. In Verbindung mit deiner Lieblingsmusik steht einem erholsamen Chillout nichts mehr im Weg. Genieße es!

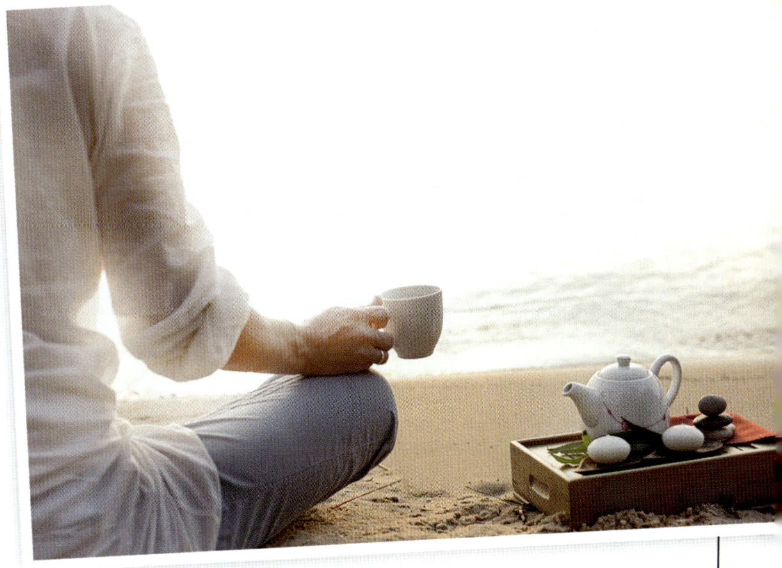

WAS KANNST DU IN DEN **21 TAGEN IM BIKINI-BOOTCAMP** ERREICHEN?

Wir, deine Coaches, bemühen uns, in diesem Buch dicht an den Fakten und der Realität zu bleiben. Aussagen wie »In 30 Tagen zur Traumfigur« oder »Mit 20 Minuten in der Woche zur Bikinifigur« gehören in das Reich der Wunschvorstellungen, und jeder, der es einmal probiert hat, weiß, dass so etwas nicht möglich ist. Dennoch sind viele Menschen bereit, daran zu glauben, in der Hoffnung, dass sich das in vielen Monaten, manchmal Jahren erworbene Hüftgold in kürzester Zeit verflüssigt und verschwindet.

Aber was ist denn nun in 21 Tagen möglich? Wir wollen dich mitnehmen auf den Weg in ein bewusstes, aktives und gesundes Leben. Manchmal ist der Weg sicherlich lang, und während deiner Bikini-Bootcamp-Zeit können nur die ersten Schritte gemacht werden. Doch die Tatsache, dass du dieses Buch erworben hast, zeigt uns deine Bereitschaft, deinen Lebensstil umzustellen. Die Grundlagen dafür wirst du in den nächsten 21 Tagen kennenlernen, sodass du den weiteren Weg alleine gehen kannst. Wir finden, das ist eine ganze Menge.

NOCH EIN HINWEIS ZUM THEMA ABNEHMEN:

Schnelles Abnehmen ist nicht schädlich für die Gesundheit, man muss es nur auf einen kurzen Zeitraum begrenzen. Zudem fördert es anfänglich die Motivation, da sich kurzfristig Erfolge einstellen. Schnell viele Pfunde zu verlieren bedeutet allerdings immer, neben Fett auch Muskelmasse abzubauen. Umso wichtiger ist es, vom ersten Tag an eiweißreich zu essen und Kraftsport zu machen. Wichtig ist zudem, den Grundumsatz des Körpers nicht zu weit herunterzufahren. Deshalb muss man nach den drei Campwochen langsam die Kalorienmenge wieder erhöhen mit dem Ziel, etwa ½ bis 1 Kilo pro Woche zu verlieren.

DAS MUSST DU NOCH WISSEN

- Du beginnst deine Campzeit mit einem Vorbereitungstag, dem Tag 0. An diesem Tag absolvierst du als Erstes deinen Bodycheck und führst dann deinen Cleaning Day durch.
- Am besten ist es, wenn du vor Beginn des Camps deine Nahrungsmittelvorräte in deiner Küche durchcheckst und alles Nötige einkaufst. Eine Checkliste und zugleich Einkaufszettel für die Basics deiner Lebensmittel findest du auf Seite 167. Je nachdem, in welchem Rhythmus du einkaufen gehst, notiere dir immer, welche Lebensmittel du für die jeweilige Woche brauchst, und kauf sie rechtzeitig ein. Du solltest stets alles parat haben, um gravierende Abweichungen zu vermeiden.
- Teile deinem Umfeld deinen Start ins Bikini-Bootcamp mit und mache deutlich, wie wichtig es dir ist und dass du nur unterstützendes Feedback möchtest. Ganz nach dem Motto: Wer nicht hinter mir steht, steht mir im Wege!

UND NOCH EINIGE FRAGEN UND ANTWORTEN ZUM CAMP

Hier haben wir noch mal die Fragen, die uns sehr häufig zum Ablauf des Camps gestellt werden, zusammengestellt – und geben natürlich auch die Antworten:

Was mache ich bei einem Geschäftsessen?
Wenn du ein wichtiges Geschäftsessen oder eine Familienfeier hast, kannst du auch eine der von uns angegebenen Mahlzeiten aussetzen oder austauschen. Achte darauf, dass deine Mahlzeit nicht mehr als 400 bis 500 kcal hat. Versuche aber, vor Beginn des Camps solche Termine in deiner Planung ausschließen.

Was mache ich, wenn ich mal nicht zum Kochen komme?
Hierfür haben wir unseren SOS-Proteinshake (siehe Seite 166). Damit kannst du eine Mahlzeit ersetzen. Egal welche.

Muss ich Mandeln essen, oder kann ich sie auch weglassen?
Du musst die Mandeln nicht essen. Sie helfen aber gerade in Situation, in denen der kleine Hunger kommt. Sie sättigen gut und ersetzen manch unnötigen Snack.

Muss ich Obst essen, oder kann ich es auch weglassen?
Häufig haben wir schon in den täglichen Mahlzeiten Obstportionen eingeplant. Zusätzliche Obstportionen musst du nicht essen. Du kannst aber, wenn du willst, täglich bis zu drei Portionen verzehren.

Darf ich Lightgetränke trinken?
Lightgetränke sind für die 21 Tage tabu. Wir möchten, dass du merkst, wie oft du Lightgetränke zu dir nimmst. Zudem möchten wir, dass du dein Trinkverhalten veränderst. Also trinke, wenn du Durst hast, und nicht, wenn du etwas schmecken möchtest.

Gehören Gemüsesäfte zu »Gemüse all you can eat«?
Gemüsesäfte gehören nicht zu »Gemüse all you can eat«, sofern du dir nicht einen Smoothie aus Gemüse herstellst. Hier besteht der Vorteil darin, dass du das gesamte Gemüse zu dir nimmst und damit viele Ballaststoffe, die dich schneller und länger satt machen. Aber: Smoothies sind dickflüssiger und ein Mahlzeitenersatz!

Gehören Kürbisse zu »Gemüse all you can eat«?
Ja, Kürbisse gehören genauso wie Zucchini zum Gemüse und damit auch zum »Gemüse all you can eat«. Die Zucchini sind eine Unterart des Gartenkürbisses und gehören zu den Kürbisgewächsen.

Was mache ich, wenn ich mittags für die Sporteinheit keine Zeit habe?
Du kannst die drei Einheiten beliebig untereinander austauschen oder auch einmal zwei Einheiten zusammenfassen.

Wie oft soll ich mich wiegen?
Es gibt in unseren 21 Tagen feste Wiegetage: Tag 0 sowie Tag 7, 14 und 21.

Zu welcher Uhrzeit darf ich meine letzte Mahlzeit zu mir nehmen?
Es ist ganz egal, wann du welche Mahlzeit verzehrst. Wir haben dir drei Mahlzeiten täglich vorgegeben. Diese kannst du essen, wann du möchtest.

Muss ich alle drei Mahlzeiten essen?
Nein, du musst nicht. Wenn du keinen Hunger hast, musst und sollst du nicht essen.

Ich bin Vegetarierin. Kann ich das Bootcamp trotzdem machen?
Ja. Wir haben bei den Rezepten für die einzelnen Tage stets auch eine vegetarische Variante vorgesehen.

Was ist, wenn ich eine Zutat oder ein Rezept nicht mag?
Falls du ein Gericht wirklich nicht essen möchtest, kannst du immer gern zum SOS-Proteinshake greifen (Rezept siehe Seite 166).

Wie viel nehme ich in den 21 Tagen ab?
Dies ist von Typ zu Typ sehr unterschiedlich. Im Schnitt kann der Gewichtsverlust zwischen 5 und 10 Prozent deines Ausgangsgewichts betragen.

Was mache ich gegen Heißhunger?
Solltest du wirklich mal eine Heißhungerattacke bekommen, so hilft dir eine Portion Mandeln oder zwei, drei Stücke Obst oder Gemüse. Versuche herauszubekommen, warum du plötzlich diesen Heißhunger verspürst. Hast du eine Mahlzeit ausgelassen oder zu wenig gegessen, stehst du gerade unter besonderem Stress oder hast dich geärgert? So kannst du herausfinden, ob es wirklich eine Heißhungerattacke ist oder der Schrei deines Belohnungssystems nach etwas Süßem.
Echte Heißhungerattacken sind extrem selten, da ein gesunder Körper genügend Reserven hat, um einen konstanten Blutzuckerspiegel zu gewährleisten.

Wie viel muss ich täglich trinken?
Wir geben dir keine Menge vor. Höre in deinen Körper hinein und trinke, wenn du durstig bist. Du wirst feststellen, dass du in den nächsten 21 Tagen mehr trinken wirst als sonst.

Ist es schlimm, wenn ich weniger esse als erlaubt?

Nein, du kannst auch mal etwas weniger essen. Versuche aber nicht, in diesen Tagen zu hungern. Uns ist wichtig, dass du dich mit deiner Ernährung beschäftigst, neue Rezepte und Zutaten kennenlernst. Unser Ziel ist es, dass du nach den 21 Tagen dein Ernährungs- und Sportverhalten so verändert hast, dass du für dich deinen Weg gefunden hast.

Kann ich noch zusätzlich Sport treiben?

Ja, wichtig ist nur, dass du auf jeden Fall die von uns vorgegebenen Sporteinheiten einhältst. Gern kannst du auch noch zusätzlich Sport treiben. Versuche aber, eher zusätzlich Ausdauersportarten zu betreiben und nicht unbedingt Krafttraining.

Muss ich den vorgegebenen Tee trinken, oder kann ich auch tauschen?

Wichtig ist uns, dass du dich auf das Teetrinken einlässt und nach den 21 Tagen deine persönlichen Teesorten gefunden hast. In der Regel solltest du dich aber an die von uns vorgegebenen Teesorten halten.

Wie viel Tee soll ich bei der Teatime trinken?

Es gibt keine Mengenangabe. Du kannst dir gern eine Tasse Tee vorbereiten oder auch eine Kanne. Wichtig ist, dass du den Tee genießt und dabei entspannst.

Kann ich gleich heute mit dem Bootcamp loslegen?

Wenn du es eilig hast, lies gleich auf der nächsten Seite weiter und beginne das Bootcamp mit dem Cleaning Day. Wenn du etwas mehr Zeit hast, würden wir dir allerdings empfehlen, zunächst den ausführlichen Theorieteil ab Seite 142 durchzulesen, der viele wichtige Informationen zur Ernährung allgemein und im Bootcamp enthält. Auf Seite 167 findest du eine hilfreiche Einkaufsliste, mit der du dich auf das Camp vorbereiten kannst, auf den Seiten 169 bis 171 einen Ernährungsplan für jede der drei Campwochen, ab Seite 172 die Rezepte für alle Mahlzeiten und ab Seite 214 einen Ausblick auf die Zeit nach dem Camp.

Wie kann ich mit den Video-Workouts trainieren, wenn ich eine E-Book-Version erworben habe?

Das enhanced E-Book enthält die DVD in Form von ins E-Book integrierten Videos (Seite 104 bis 107). Solltest du eine PDF- oder EPUB-Version erworben haben, müsstest du dir zusätzlich die App »10 Minuten Workouts mit Silke Kayadelen« in deinem App Store herunterladen. Sie enthält alle 8 in den Tagesplänen eingesetzten Workouts und einiges an Bonusmaterial.

Wo finde ich weiterführende Informationen?

Besuche uns auf **www.das-bikini-bootcamp.de**. Dort findest du aktuelle Infos und vieles mehr.

TEIL 2

AUF LOS GEHT'S LOS!

Nun ja, einen Tag, den Tag 0, brauchst du noch, um das Bikini-Bootcamp zu starten.

Zum einen musst du mit deinem Körper noch eine Art Kassensturz machen – den Bodycheck, der wichtig ist, damit du am Ende des Camps die Veränderungen an dir auch schwarz auf weiß vor Augen hast. Zum anderen brauchst du noch ein paar Stunden, um dich und deine Umgebung auf das Camp einzustimmen – wir nennen das »Cleaning«.

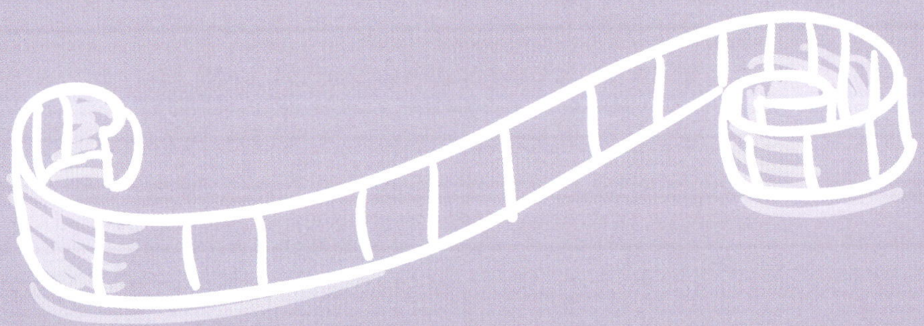

DEIN BODYCHECK

TAG 0

DEIN BODYCHECK UMFASST FOLGENDE AKTIVITÄTEN:

Fotografieren: Als Erstes brauchst du Fotos, die dich von Kopf bis Fuß, von vorne und hinten sowie von der Seite zeigen, am besten in Badekleidung, optimal ist ein Bikini. Lass dich morgens nüchtern, also vor dem Frühstück, fotografieren (oder mach Selfies von deinem Spiegelbild). Merke dir den Ort und das Licht, denn am Ende der 21 Tage ist ein weiteres Fotoshooting fällig. So kannst du hinterher sowohl die größeren als auch die kleineren Verbesserungen erkennen.

Wiegen: Ebenfalls morgens und noch nüchtern stellst du dich auf die Waage. Achte darauf, dass die Waage auch bei späteren Wiegeaktionen immer an derselben Stelle steht.

Messen: Miss deinen Bauchumfang. Das Maßband muss über dem Bauchnabel verlaufen. Achte darauf, dass das Band gerade um deinen Körper verläuft. Anschließend kommt dein Oberschenkelumfang dran: Taste im Stehen die Oberkante deiner Kniescheibe, genau 15 cm oberhalb davon misst du den Umfang deines Oberschenkels.
Wichtig: Notiere dir alle Werte, um sie später vergleichen zu können.

Kleidungsstück zum Vergleichen: Zieh einen Rock oder eine Hose an, die dir seit Längerem im Bund zu eng ist. Notiere dir, wie viele Zentimeter fehlen, um den Verschluss am Bund ohne Luftanhalten und Baucheinziehen schließen zu können.

MEINE MESSWERTE VOR DEM BIKINI-BOOTCAMP

TAG 0	
Gewicht	
Bauchumfang	
Oberschenkelumfang	
Zu enge Hose	

MEINE MESSWERTE NACH DEM BIKINI-BOOTCAMP

TAG 21	
Gewicht	
Bauchumfang	
Oberschenkelumfang	
Zu enge Hose	

UND DER BODY-MASS-INDEX?

Um den Body-Mass-Index (BMI) musst du dich nicht kümmern, denn darauf haben wir bei diesem Check bewusst verzichtet, weil man seine Aussagen kritisch betrachten muss, wie die nachfolgenden beiden Beispiele zeigen.
Der BMI wurde schon 1832 eingeführt und setzt das Körpergewicht eines Menschen in Relation zur Körpergröße. Die Berechnungsformel lautet:

$$\text{BMI} = \frac{\text{KÖRPERGEWICHT IN KG}}{\text{KÖRPERGRÖSSE IN M}^2}$$

Ein Body-Mass-Index von 18 bis 25 gilt als Normalgewicht. Zwischen 25 und 30 spricht man von einer Präadipositas und ab 30 von einer bestehenden Adipositas, die ab einem BMI von 40 als krankhafte Adipositas bezeichnet wird.
Eine Frau hat bei einer Größe von 1,70 m und einem Gewicht von 95 kg nach obiger Formel also einen BMI von etwa 33. Hier stimmt dieser Wert, sie hat eindeutig zu viel Hüftgold.
Anders sieht es bei ihrem Sohn aus. Er wiegt 100 kg bei 1,85 m Größe, hat also einen BMI von 29. Hiermit wäre er also an der Grenze zur Adipositas. In der Realität handelt es sich aber um einen sehr sportlichen und muskulösen Mann. Wir kommen hier an Grenzen, die man mit dem BMI nicht erfassen kann. Der BMI berücksichtigt weder das Geschlecht noch die Körperzusammensetzung. Muskeln sind nun einmal bedeutend schwerer als Fett. So wird klar, warum man sich nicht auf die Betrachtung des BMI verlassen soll.

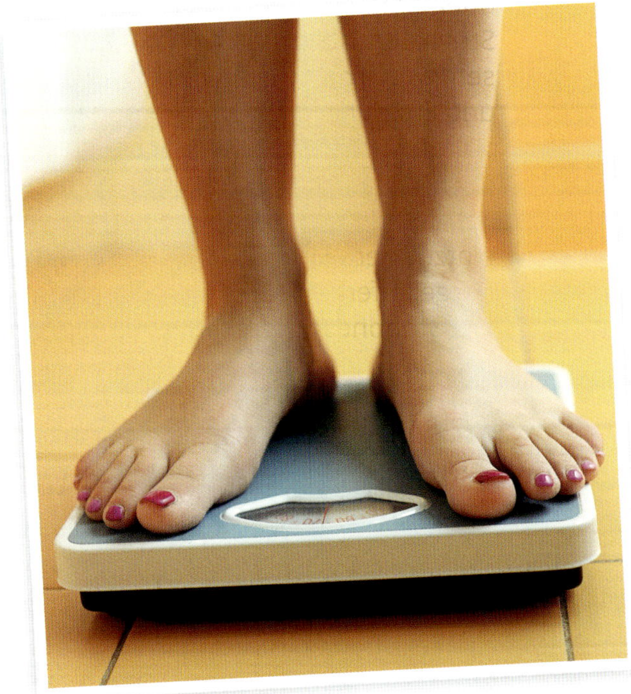

DEIN FITNESSCHECK

TAG 0

Damit du weißt, wo du leistungsmäßig stehst, liegt jetzt ein Eingangstest in Form eines Fitnesschecks an. Trage die Ergebnisse deines Tests in die unten stehende Liste ein. Am Ende des Camps führst du den Test nochmals durch – so kannst du deine Leistungen und Fortschritte gut vergleichen. Auf geht's, alles, was du brauchst, ist normale Sportkleidung.

12-Minuten-Test: Lege in 12 Minuten eine möglichst weite Strecke zurück. Dabei ist es egal, ob du joggst, walkst oder einfach nur schnell gehst. Die Strecke musst du nicht genau ausmessen, es reicht, wenn du einen Anfangs- und Endpunkt hast, zum Beispiel von Hausnummer X bis Nummer Y. Ideal ist natürlich eine Rundbahn in einem Sportstadion oder auf einem Sportplatz. Oder du benutzt eine App, die die gelaufene Distanz auf deinem Smartphone anzeigt.

Wandsitzen: Stell dich mit dem Rücken an eine Wand und gehe in Sitzstellung. Die Kniegelenke sind im 90-Grad-Winkel gebeugt, die Hände in die Hüften gestützt. Stoppe die Zeit, bis du diese Stellung nicht mehr halten kannst. Versuche nicht, danach aufzustehen, sondern setze dich auf den Boden und stehe erst dann auf.

Dips: Führe so viele Dips (siehe Krafttraining, Seite 128) an einem Stuhl aus, wie dir bei korrekter Ausführung der Übung möglich sind. Notiere die Anzahl.

Plank (Unterarmstütz): Gehe in den Unterarmstütz (siehe Seite 131), die Handflächen zeigen zum Boden, halte die Stellung so lange wie möglich. Notiere die Zeit.

Jumping Jacks (Hampelmann): Führe in einer Minute so viele Hampelmänner aus wie möglich. Notiere die Anzahl.

FITNESSTEST – DEINE ERGEBNISSE	TAG 0	TAG 21
12-Minuten-Test – Streckenlänge		
Wandsitzen – gestoppte Zeit		
Dips – Anzahl		
Plank – gestoppte Zeit		
Jumping Jacks – Anzahl		

TAG 0 DEIN CLEANING DAY

Nach dem Bodycheck beginnt die eigentliche Vorbereitung auf dein 21-Tage-Abnehm-Camp. Du solltest diesen Tag dazu nutzen, dich sowohl körperlich als auch mental intensiv auf die vor dir liegende Zeit einzustellen. Begreife die folgenden 21 Tage als Chance, deinen Körper neu zu entdecken. Du wirst überrascht sein, wie leistungsfähig du bist. Empfinde diese Zeit nicht als Belastung, sondern lerne, in dich hineinzuhorchen. Beziehe auch deinen Partner und/oder eine gute Freundin mit ein. Sie werden dir gerade in den ersten Tagen eine große Hilfe sein.

Für dich steht heute Folgendes an:

- Setze dir ein realistisches Ziel, wo du am Ende des Camps stehen willst.
- Befreie dich von allem unnötigen Ballast und stelle dich selbst in den Mittelpunkt.
- Schreibe dir drei Gedanken auf, von denen du glaubst, dass sie dir in schwierigen Phasen helfen können.
- Schließe einen schriftlichen Vertrag mit dir, dich in den nächsten 21 Tagen genau an unsere Anweisungen zu halten.
- Und vor allem: Freue dich, die ersten Schritte in ein gesünderes und aktives Leben mit uns gemeinsam zu gehen.

WICHTIG ZU WISSEN: ALKOHOL GEHÖRT NICHT INS CAMP. STARKE RAUCHER SOLLTEN SICH SELBST BESCHRÄNKEN, UND SÜSSIGKEITEN JEDER ART HABEN HIER EBENFALLS NICHT ZU SUCHEN.

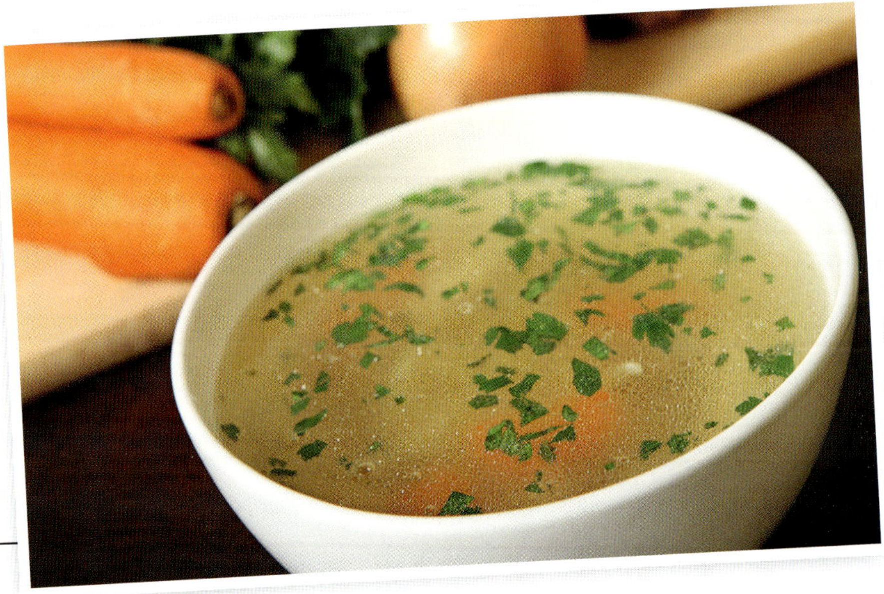

DEINE ERNÄHRUNG AM CLEANING DAY

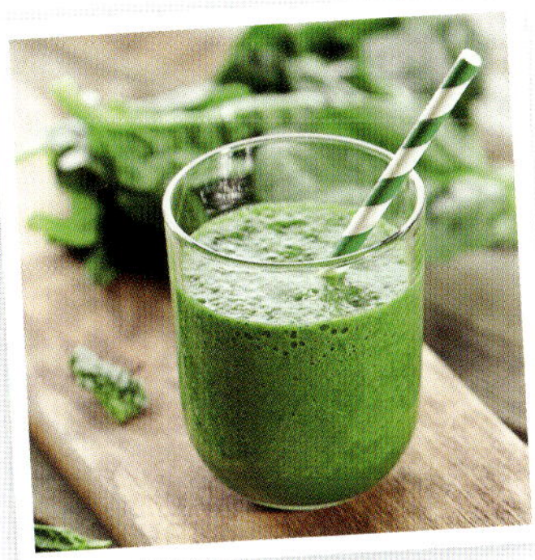

DAMIT DU DICH AUCH VON EINIGEM KÖRPERLICHEN BALLAST BEFREIEN KANNST, SIEHT DEINE ERNÄHRUNG HEUTE SO AUS:

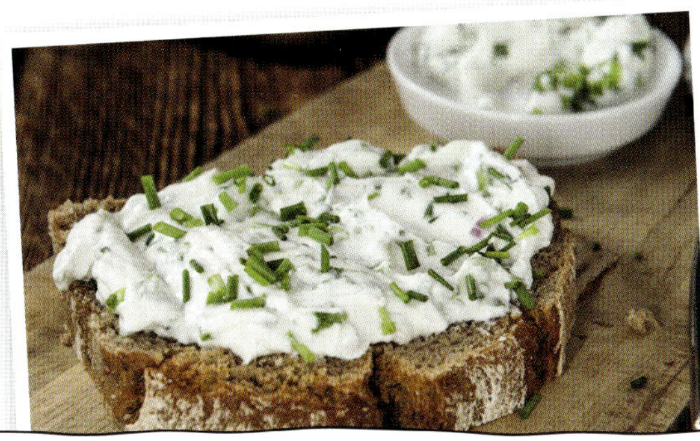

MORGENS

Der Tag beginnt mit einem Smoothie, unserem Veggie-Shok (Gesundheitsstoß):

ZUTATEN

- 2 Handvoll Spinat oder grüner Salat
- ½ Salatgurke
- 1 Birne
- 1 kleine Banane
- 1 Kiwi
- einige Spritzer Zitronensaft
- 1 Tasse Wasser
- 1 TL Flohsamenschalenpulver

ZUBEREITUNG

Spinat oder Salat, Gurke und Birne waschen. Banane und Kiwi schälen. Alles in kleine Stücke schneiden und mit den restlichen Zutaten in den Mixer geben. Kräftig mixen, bis der Smoothie schön cremig ist.

MITTAGS

1 Scheibe Vollkornbrot mit 2 EL Magerquark und einer Tomate

ABENDS

1 große Tasse Gemüsebrühe

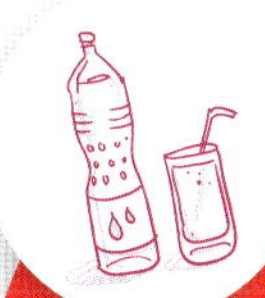

TRINKE AUF DEN TAG VERTEILT 3 LITER STILLES WASSER.

DEINE PERSÖNLICHE MOTIVATIONSHILFE

Jeder noch so lange Weg beginnt immer mit dem ersten Schritt.

BEST OF AUSREDEN

»Ich fange morgen an«, »Ab morgen wird alles anders«, »Nach der großen Feier beginne ich etwas zu ändern«, »Heute futtere ich noch mal so richtige Kalorienbomben, und morgen fange ich dann an, abzunehmen« und so weiter.
Ultimative Lösung: Denke daran, das Aufschieben deiner Ziele führt dazu, dass du sie im Alltag begräbst und immer mehr vergisst. Ziele sind nur erreichbar, wenn sie im Heute beginnen.
Lasse am Ende des Tages noch einmal deine Gedanken schweifen und freue dich auf die Zeit, die nun vor dir liegt. Gehe zeitig zu Bett, ab Morgen beginnt dein neues Leben.

DEINE PERSÖNLICHEN NOTIZEN

Wie war dein Tag?

Mein größter Erfolg heute:

Das habe ich heute gelernt:

NOCH FRAGEN?

Abnehmen, Ernährung, Training – darum kreisen jetzt deine Gedanken. Und natürlich drängen sich dabei Fragen auf, auf die wir dir mit unseren ausführlichen Erklärungen in diesem Buch Antwort geben. Nach unserer Erfahrung werden die nachfolgenden Fragen sehr häufig gestellt:

WER ENTSCHEIDET EIGENTLICH, OB ICH DICK BIN ODER NICHT?

Ab einem BMI von 30 und mehr spricht man in der Regel von einem deutlichen Übergewicht, und da sollte man auch ehrlich zu sich selber sein. Bei BMI-Werten zwischen 25 und 30 entscheidest nur du, ob du mit deiner Figur zufrieden bist. Solange dich dein Spiegelbild nicht stört, ist alles gut. Mehr zum BMI erfährst du auf Seite 46.

IST DIE NEIGUNG ZU ÜBERGEWICHT VERERBBAR?

Warum reagieren Menschen so unterschiedlich auf ein offenbar identisches Nahrungsangebot? Glaubt man seriösen Studien, so werden Figur und Körpergewicht zu 60 Prozent genetisch beeinflusst. Untersuchungen an eineiigen Zwillingen, die unter verschiedenen sozialen Umständen aufwuchsen, zeigten hinsichtlich Körpergewicht und Körperform keine Unterschiede. Die Gene scheinen auch den Grundumsatz und Energieverbrauch zu beeinflussen. Das würde die Frage erklären, warum viele Übergewichtige nicht mehr essen als Normalgewichtige. Doch in der Relation essen sie mehr, weil ihr Grundumsatz genetisch bedingt niedriger ist. Viele Menschen kennen das und sind mehr oder weniger frustriert, weil sie trotz reduzierter Kalorienmenge nicht abnehmen. In diesen Fällen ist die zugeführte Energie offenbar immer noch zu hoch. Hiervon unterscheiden muss man die restlichen 40 Prozent, bei denen eindeutig zu viele Kalorien zugeführt werden. Doch gerade diese Menschen haben die besten Aussichten, mit einer kalorienreduzierten Kost schneller abzunehmen.

WARUM TRAGEN FRAUEN AN DEN HÜFTEN MEHR PFUNDE MIT SICH HERUM ALS MÄNNER?

In vielen Dingen unterscheiden sich Frauen und Männer nun einmal, und so ist es auch bei der Verteilung der überflüssigen Pfunde. Ursache hierfür ist die geschlechtsspezifische Fettverteilung. Männer leiden meistens unter einer Stammfettsucht des Oberkörpers, der sogenannten Apfelform oder abdominalen Adipositas. Frauen dagegen stöhnen über ihre kräftigen

Schenkel und ihr markantes Hinterteil, die sogenannte Birnenform oder periphere Adipositas. Die Ursachen dieser Fettverteilung sind nicht geklärt. Sicher ist aber, dass Männer mit ihrem Bauch ein höheres Risiko in sich tragen, an schweren Stoffwechsel- und Herz-Kreislauf-Krankheiten zu erkranken. Hinsichtlich der Erkrankungen der Gelenke bestehen keine Unterschiede zwischen den beiden Geschlechtern, und ab einem BMI von 40 gibt es überhaupt keine Unterschiede mehr.

WELCHE ROLLE SPIELEN MEDIKAMENTE BEI DER GEWICHTSABNAHME?

Insbesondere Hormone und Antidepressiva können eine Gewichtsabnahme erschweren beziehungsweise zu einer ungewollten Gewichtszunahme führen. Die Gründe sind sehr unterschiedlich, angefangen von Wassereinlagerungen bis hin zu vermehrtem Appetit. Umso wichtiger ist es, in solchen Fällen besonders auf die Nahrung zu achten.

IST ES NICHT SCHWER, PLÖTZLICH MIT SO WENIGEN KALORIEN AUSZUKOMMEN?

Ein paar Wochen mit wenig Nahrung auszukommen ist viel einfacher, als man denkt, und erleichtert den Einstieg in eine kalorienbewusste Ernährung. Dabei mobilisiert der Körper als Erstes seine Kohlenhydratreserven. Diese sind meist nach ein bis zwei Tagen aufgebraucht. Dann geht es an die Proteine, sprich die Muskeln, bevor endlich das Körperfett drankommt. Man sieht hier wieder, wie wichtig eine eiweißreiche Ernährung ist, um dem Muskel-/Eiweißabbau vorzubeugen.

ICH WEISS, DASS ICH NIE AUSSEHEN WERDE WIE EIN MODEL. WELCHE ZIELE KANN ICH MIR DENNOCH SETZEN?

Verfolge nur Ziele, die du auch wirklich erreichen kannst. Lege ein Langzeitziel fest und setze dann verschiedene Zwischenziele fest. Es hat sich bewährt, Langzeitziele nicht unter zwölf Monaten anzupeilen und die Zwischenziele alle drei Monate zu kontrollieren. Lass dich nicht beeindrucken, wenn du eine Zwischenetappe nicht erreicht hast, du hast die Möglichkeit, bis zum nächsten Etappenziel alles wieder aufzuholen.

WIE VIEL KANN MAN IN EINER WOCHE ABNEHMEN?

Wenn man langfristig gesund und dauerhaft abnimmt, sind 500 Gramm pro Woche realistisch, das entspricht einem täglichen Kaloriendefizit von etwa 500 kcal. Dabei sollte man sich nur alle vier Wochen auf die Waage stellen, um den Erfolg richtig beurteilen zu können. Das Bikini-Bootcamp ist ein Intensivprogramm, bei dem wir in kurzer Zeit besonders hart arbeiten, um einen Gewichtsverlust von bis zu 2,5 Kilo pro Woche zu erzielen. Nach den 21 Camptagen kannst du gerne fleißig weitertrainieren, aber du solltest die Kalorienzufuhr wieder langsam erhöhen (siehe dazu Seite 215).

WAS MACHE ICH, WENN ICH MORGENS NICHT FRÜHSTÜCKEN KANN?

Wenn du morgens aus irgendeinem Grund nicht frühstücken kannst oder willst, so ist das nicht weiter schlimm. Niemand wird gezwungen, morgens zu essen. Der Hunger stellt sich im Lauf des Tages ein, und du wirst sehen, dass du trotzdem leistungsfähig bist. Also setze dich nicht unnötig unter Druck, sondern höre auf deinen Körper. Er meldet sich schon und bittet dich um Energiezufuhr.

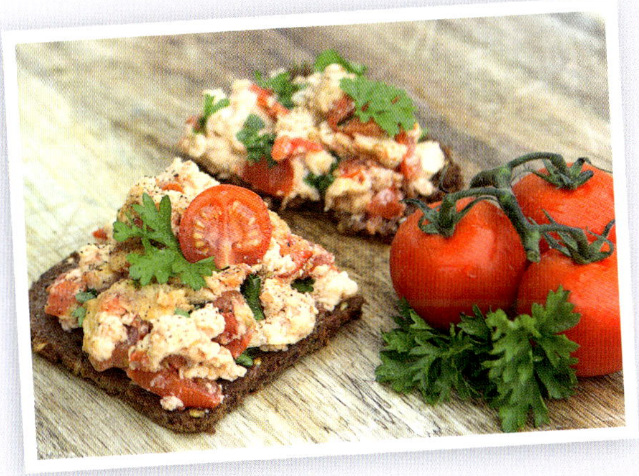

IST ES NICHT SCHÄDLICH, WENN ICH IN SO KURZER ZEIT SO VIEL ABNEHME?

Schnelles bewusstes Abnehmen ist genauso wenig schädlich für die Gesundheit wie langsames, man muss es nur auf einen kurzen Zeitraum begrenzen. Zudem fördert es anfänglich die Motivation, da sich kurzfristig Erfolge einstellen. Wer schnell viele Pfunde verliert, muss vom ersten Tag an eiweißreich essen und Kraftsport machen, da neben Fett auch Muskelmasse abgebaut wird. Wichtig ist, den Grundumsatz des Körpers nicht zu weit herunterzufahren, deshalb muss man nach zwei bis drei Wochen langsam die Kalorienmenge wieder erhöhen mit dem Ziel, etwa 500 Gramm pro Woche zu verlieren.

KANN ICH MIR EINMAL IN DER WOCHE EINEN CHEAT DAY ERLAUBEN?

Es ist verständlich, dass du dich ab und zu für deine Anstrengungen belohnen willst. Cheat Days, auch Schummel- oder Fresstage genannt, sind hierfür ungeeignet, da du an solchen Tagen wieder in dein altes Verhaltensmuster zurückfällst. Belohne dich lieber mit einem neuen Kleidungsstück oder einem Kinobesuch. Sollte aber eine wichtige Familienfeier anstehen, so kannst du durchaus mal einige Kalorien mehr zu dir nehmen, die du dann am nächsten Tag wieder einsparen kannst.

ICH HABE SCHWIERIGKEITEN, MICH FÜR DIE ZEIT IM CAMP ZU MOTIVIEREN. WAS KANN ICH TUN?

Schreibe dir selbst einen Motivationsbrief. Zähle darin auf, warum du im Camp bist, was dich besonders am Camp fasziniert und warum du glaubst, dass du es mit uns in diesen drei Wochen schaffen wirst, deinen Lebensstil zu ändern. Halte auch alle positiven Gedanken fest, die du mit dem Camp verbindest. Diesen Brief kannst du, falls du mal eine Krise hast, immer wieder lesen.

ICH BEWEGE MICH BERUFLICH UND AUCH ZU HAUSE SEHR VIEL, REICHT DAS NICHT AUS?

Der Kalorienverbrauch bei normaler beruflicher und häuslicher Tätigkeit wird oft überschätzt. Normale Haushaltstätigkeit beansprucht durchschnittlich 300 kcal pro Stunde. Bedenkt man, dass der Grundumsatz pro Stunde schon etwa 150 kcal beträgt, so verbraucht man gerade mal 150 kcal mehr, was weniger als einem halben Brötchen entspricht.

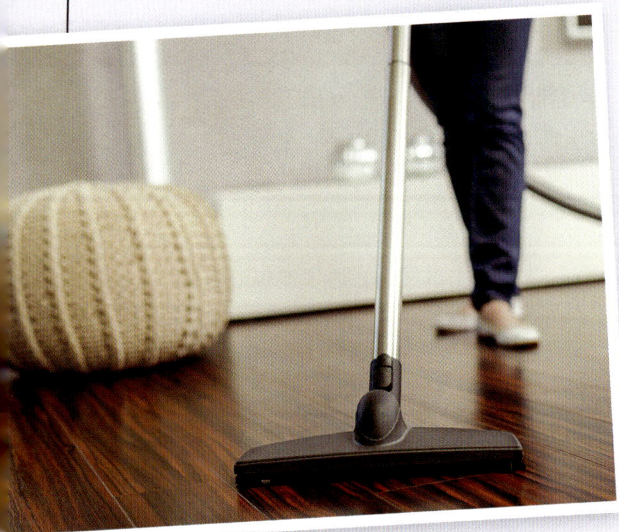

GIBT ES EIN BESONDERS EFFEKTIVES "FATBURNTRAINING"?

Richtiges »Fatburnen« will gelernt sein. Mit unseren Übungen gelingt das ganz leicht. Die vielen Kraftausdauerübungen halten deinen Puls hoch, und so werden viele Kohlenhydrate verbraucht, die nach Ende des Trainings durch die Umwandlung von Fetten wieder ersetzt werden. Dieser »Nachbrenneffekt« ist ein wahrer Fatburner, wenn es darum geht, schnell und effektiv Pfunde zu verlieren.

MANCHMAL SCHAFFE ICH ES NICHT, VOR DEM TRAINING ZU ESSEN. KANN ICH TROTZDEM TRAINIEREN?

Es ist nicht unbedingt nötig, vor dem Training zu essen. Eine sportliche Betätigung von vielleicht 45 Minuten Dauer kannst du jederzeit ohne große Vorbereitung erbringen. Der Körper hält hierfür gespeicherte Energie in Form von Kohlenhydraten, hier Glykogen, bereit. Im Schnitt verfügt der Körper über etwa 300 g Glykogen, diese können etwa 1500 kcal an Energie bereitstellen. Es ist also genug Vorrat da, um dir ein Training zu ermöglichen.

ICH TRAINIERE IMMER IM GLEICHEN RHYTHMUS UND KOMME TROTZDEM NICHT VORAN. WORAN LIEGT DAS?

Überrasche deinen Körper mit immer neuen Übungen und unterschiedlichen Belastungen. Der ständige Wechsel verhindert eine Anpassung der Muskeln an einen bestimmten Reiz und führt nach einiger Zeit zum Kraft- und Muskelzuwachs. Schiebe auch immer wieder einen Tag zum Feintuning ein, zum Beispiel mit Gleichgewichtsübungen.

ICH TRAINIERE SEIT WOCHEN MEINE OBERSCHENKELMUSKELN, UM DORT DIE PÖLSTERCHEN LOSZUWERDEN. LEIDER OHNE ERFOLG. WAS MACHE ICH FALSCH?

Oft stört einen das Körpergewicht gar nicht so sehr, sondern in erster Linie die Pölsterchen an Hüfte und Oberschenkel. Also beginnt man mit einem intensiven Training dieser Bereiche und stellt nach einiger Zeit fest, dass die Rollen und Polster trotz größter Anstrengungen immer noch vorhanden sind. Auch wenn es niemand gerne hört: Es ist nicht möglich, an bestimmten Stellen gezielt abzunehmen. Abnehmen funktioniert nur über eine negative Energiebilanz (siehe Seite 33) und dann entscheidet der Körper aufgrund genetischer Veranlagung, wo er abnimmt.

OBWOHL ICH REGELMÄSSIG MEINE BAUCHMUSKELN TRAINIERE, WILL SICH EINFACH KEIN SIXPACK EINSTELLEN. WAS MACHE ICH FALSCH?

Ein Sixpack entsteht nur zu geringem Teil im Training, sondern ist das Ergebnis deiner Ernährung. Erst ab einem Fettanteil von unter 12 Prozent zeigen sich die Bauchmuskeln so deutlich. Auch hier spielt die Energiebilanz wieder eine erhebliche Rolle. Die Models in den Magazinen sind zudem extrem entwässert. Den Rest besorgen Programme zur Bildbearbeitung.

WIE ERKENNE ICH, DASS ICH ZU VIEL TRAINIERE?

Besonders in der ersten Zeit des Trainings kann es durch zu hohe Trainingsintensität oder zu hohen Trainingsumfang zu einem Übertraining kommen. Du erkennst es meistens an einem erhöhten Ruhepuls morgens nach dem Aufstehen, leichter Erschöpfbarkeit, nächtlichem Schwitzen und mangelnder Motivation. Wichtig ist, diesen Zustand rechtzeitig zu erkennen. Die einzige Lösung dieses Problems ist das konsequente Vermeiden größerer körperlicher Belastung, bis die Beschwerden abgeklungen sind. In dieser Zeit solltest du nur ganz spielerisch trainieren, das heißt leichtes Joggen oder Radfahren.

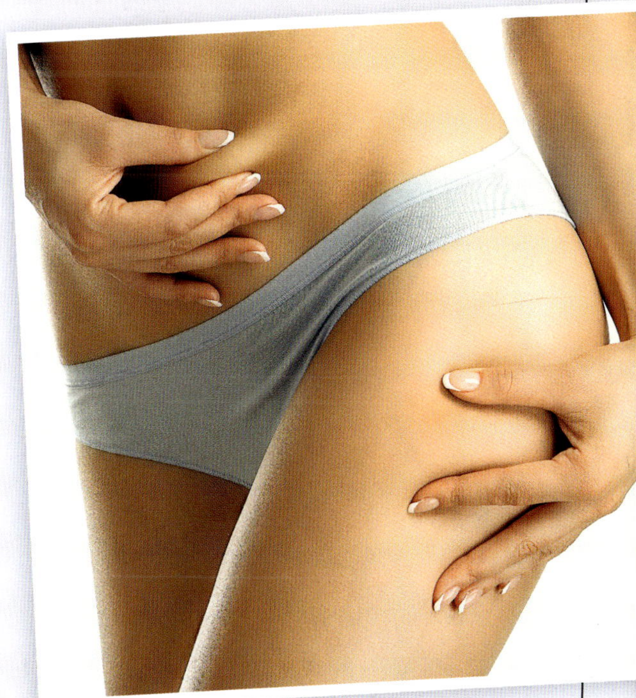

ICH HABE ANGST, DURCH ZU VIEL KRAFTTRAINING ZU VERMÄNNLICHEN. STIMMT DAS?

Werden Frauen durch Krafttraining tatsächlich nun zu kleinen Arnolds (Schwarzenegger)? Ganz sicher nicht. Zum einen haben Frauen viel weniger Muskelmasse, und zum anderen fehlt ihnen das männliche Sexualhormon Testosteron. Beides verhindert, dass dein Bizeps Fußballgröße annimmt und deine Schultern nicht mehr durch den Türrahmen passen. Was du aber mit dem Krafttraining erreichst, ist eine Straffung des Gewebes und eine verbesserte Körperhaltung. Zudem verhindert ein leichter Muskelzuwachs das Auftreten des gefürchteten Jo-Jo-Effekts, da deine Muskeln mehr Energie benötigen als andere Gewebe. Also nur Mut, ein bisschen »Eisenfressen« kommt auch der weiblichen Figur zugute.

WANN SOLL ICH MICH DEHNEN, VOR ODER NACH DEM TRAINING?

Dehnen und Stretchen vor dem Training macht wenig Sinn, abgesehen von Sportarten wie Turnen, Karate, Taekwondo oder Rhythmischer Sportgymnastik, da hierbei eine große Gelenkbeweglichkeit gefragt ist. Zur Vorbereitung auf ein normales Training reicht es, sich ein wenig warm zu laufen, oder noch besser, die ersten Minuten mit angezogener Handbremse zu trainieren. Besser ist es, das Dehnen und Stretchen in einer eigenen Trainingseinheit zusammenzufassen.

WAS KANN ICH GEGEN MEINEN MUSKELKATER TUN?

Du wirst in den ersten Tagen nach dem Training vielleicht einen gehörigen Muskelkater haben. Das kommt daher, dass sich in den Muskeln winzige Verletzungen bilden, die sehr schmerzhaft sind. Abhilfe schaffen hier oft ein warmes Bad und ein leichtes Training, das die Muskulatur nicht zu sehr belastet. Auf diese Weise ist der Muskelkater nach einigen Tagen verschwunden, und du kannst wieder normal trainieren. Das so beliebte Dehnen nach dem Training solltest du vermeiden; wie inzwischen bekannt, wird durch das Dehnen die Muskulatur nur weiter geschädigt, und der Muskelkater verschlimmert sich noch.

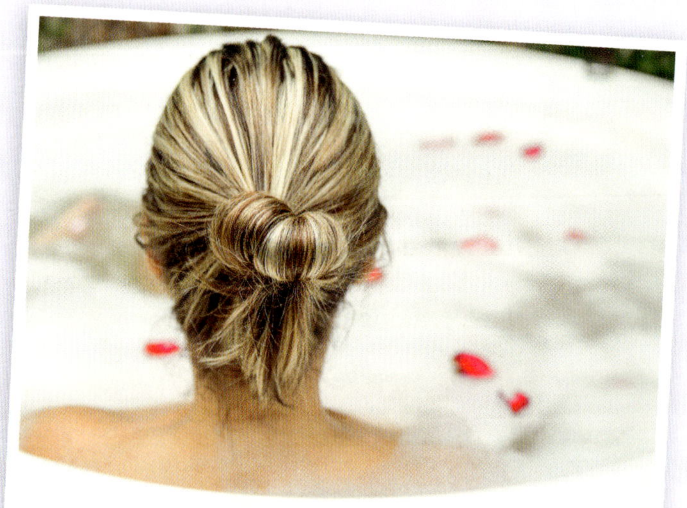

DEINE TAGESPLÄNE FÜR TAG 1 BIS 21 IM BIKINI-BOOTCAMP

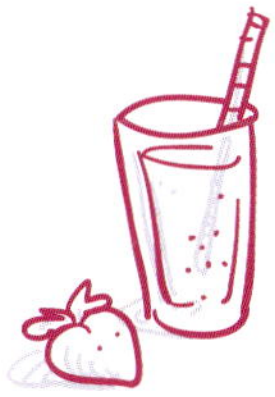

Herzlichen Glückwunsch zu deiner Entscheidung, die nächsten 21 Tage gemeinsam mit uns zu gehen. Es wird eine anstrengende, aber sehr erfahrungsreiche Zeit. Du wirst Muskeln spüren, die du bis jetzt noch nicht kanntest. Du wirst an deine persönlichen Grenzen gehen und merken, wie gut du dich danach fühlst.

DEIN TAG IM BIKINI-BOOTCAMP

Sieben Bausteine bilden die Wegweiser, die dich durch jeden Camptag führen. Betrachte es als Gerüst, mit dem wir dich – wie versprochen – durch die Camptage begleiten und dir Halt geben. Wir schreiben dir nicht vor, was du Stunde um Stunde zu tun hast, doch am Ende des Tages darf kein Baustein unerledigt übrig bleiben.

Dem Tag 0, deinem Bodycheck und Cleaning Day (Seite 45), folgen jetzt die 21 Bikini-Bootcamp-Tage, die alle mit einer kleinen motivierenden Einleitung beginnen und jeweils folgende Bausteine umfassen:

BAUSTEIN 1: DEIN HEUTIGES MENÜ

Wir geben dir täglich drei Mahlzeiten vor. Die Rezepte dazu findest du – tageweise aufgeführt – im Kapitel »Die Rezepte für Tag 1 bis 21« (ab Seite 168). An den Gerichten wirst du deine Freude haben, denn wir haben sehr darauf geachtet, dass sie unkompliziert sind und sich schnell zubereiten lassen. Im »Notfall« kannst du auf unseren SOS-Shake zurückzugreifen (Seite 166).

Nicht vorgegeben werden dir die Uhrzeiten und die Reihenfolge der Mahlzeiten. Wie oft du isst, bleibt ebenfalls dir überlassen. Wenn du beispielsweise morgens keinen Hunger hast, kannst du mittags Mahlzeit 1 und 2 gleichzeitig verzehren. Auch an Vegetarierinnen haben wir gedacht, indem wir, wenn nötig, passende Alternativen angeben.

Aufschlussreich, nein, geradezu spannend sind die Basics für deine Ernährung (siehe Seite 142), denn dort erfährst du eine Menge über die Rezeptzutaten und deine Getränke – und vor allem, was sie dir in deinem Abnehmprozess und bei der Veränderung deines Essverhaltens bringen.

BAUSTEIN 2: SPECIAL TASK

Jeden Tag gibt es eine Special Task, eine Spezialaufgabe, für dich, und es ist wichtig, dass du sie täglich erfüllst. Abnehmen ist nicht nur eine Sache der richtigen Ernährung und des Bewegungsverhaltens. Nein, es ist zuerst eine Sache, die im Kopf beginnt und für den Erfolg im ersten Schritt verantwortlich ist. Deshalb haben wir diese täglichen Aufgaben ganz gezielt so zusammengestellt, dass du Schritt für Schritt lernst, dich wieder selbst wahrzunehmen, umzudenken und dein Verhalten zu verändern, denn: Nur wer etwas ändert, kann etwas ändern.

BAUSTEIN 3: TEATIME

Ganz nach dem Motto »Meine persönliche Teatime – jederzeit und überall«. Eine Teepause mit dampfendem Tee tut gut und ist ideal zum Runterkommen, Abschalten, Nachdenken und um sich selbst wieder besser wahrzunehmen. Genau das wollen wir neben der Gewichtsabnahme in den 21 Camptagen erreichen. Welche umfassende mentale Bedeutung diese Teatime für dich hat, haben wir auf Seite 38 ausführlich erklärt, und auf Seite 153 sagen wir dir, warum Tee dir hilft, gesünder zu leben, und welche Teesorten wir dir dafür empfehlen.

BAUSTEIN 4: DEINE PERSÖNLICHE MOTIVATIONSHILFE

Wir haben festgestellt, dass neben der ausgewogenen Ernährung, einem gut aufgebauten Workout und der mentalen Unterstützung auch die Stärkung der Motivation eine sehr große Rolle spielt. Waren beispielsweise die Teilnehmer des TV-Formats *The Biggest Loser* an einem Tag noch hoch motiviert, sah dies am anderen Tag schon wieder ganz anders aus. Eine wichtige Aufgabe für uns als Coaches war und ist es, unsere Schützlinge jeden Tag neu zu motivieren und sie immer genau dort abzuholen, wo sie sich gerade befinden.

BAUSTEIN 5: DEIN HEUTIGES TRAININGSPROGRAMM – DIE WÖCHENTLICHE CHALLENGE

Wir haben dir für jeden Tag dein spezielles Sportprogramm zusammengestellt, das dich von Woche zu Woche mehr fordert. Zusätzlich hast du drei Challenges (Tag 3, 10, 17) zu bestehen, die dir alles abverlangen werden.

- Die Workouts sind für jeden Tag festgelegt – du wirst nach den Workouts auf der beigelegten DVD und den mit Fotos versehenen Übungsanleitungen trainieren (siehe ab Seite 104).
- Damit du die Wirkungen der Workouts einschätzen kannst, haben wir unseren speziellen Fatburnfaktor und Bodyformindex entwickelt (siehe Seite 103).

BAUSTEIN 6: BEST OF AUSREDEN

Jetzt ist Schluss mit den Ausreden. Wir führen dir jeden Tag Beispiele der Best of Ausreden vor Augen. Einige werden dir sehr bekannt vorkommen und vielleicht sogar deine Lieblingsausreden sein. Bis jetzt, denn wir haben für jede Ausrede die ultimative Lösung, damit du es nicht länger zulässt, dass Ausreden dich daran hindern, dein Ziel zu erreichen.

BAUSTEIN 7: DEINE PERSÖNLICHEN NOTIZEN

Deine persönlichen Notizen beinhalten folgende Punkte:

Wie war dein Tag?
Mach dir Notizen zu den Fragen: Wie lief mein Tag heute? Wie habe ich mich heute gefühlt? Was will ich am nächsten Tag anders/besser machen?

Mein größter Erfolg heute
Schreib auf, was dir an dem Tag besonders gut gelungen ist und/oder worauf du besonders stolz sein kannst.

Das habe ich heute gelernt
Was kannst du an diesem Tag an Erkenntnis für dich mitnehmen?

Und die »Supernotiz«: An Tag 0, 7, 14, 21 heißt es: Hurra, heute wird gewogen! Das wöchentliche Wiegen ist das Highlight im Bikini-Bootcamp. Dabei mischt sich häufig Freude mit Nervosität. Mit enormer Spannung wirst du auf die Beantwortung der Frage »Wie viel habe ich abgenommen?« warten. Fällt nach dem Wiegen alle Anspannung von dir ab? Wirst du überglücklich oder mit dem Ergebnis nicht besonders zufrieden sein? Wir stehen auch in diesem Moment gedanklich an deiner Seite, feiern mit dir oder bauen dich auf, wenn du dein Ziel nicht ganz erreicht hast. Wichtig ist für uns, dass wir gemeinsam den Weg bis zum Ende gehen, denn »Erfolg kommt garantiert, wenn wir da weitermachen, wo andere aufhören«.
Worauf es beim Wiegen ankommt, haben wir dir ja schon bei deinem Bodycheck am Tag 0 erklärt (siehe Seite 45). Noch mal kurz gefasst: gleiche Bedingungen, gleiche Uhrzeit, gleiche Kleidung, am besten fast nackt, und vor der ersten Mahlzeit. Notiere folgende Punkte: deine Gewichtsabnahme in Kilogramm, was hat besonders gut in der vergangenen Woche geklappt und deinen Leitsatz beziehungsweise dein Ziel für die nächste Woche.

LIES BITTE NOCH MAL ...
HIER VERWEISEN WIR AUF TEXTABSCHNITTE, DIE DU (NOCH EINMAL) LESEN SOLLTEST, DAMIT SICH DAS WISSEN GUT IN DEINEM GEDÄCHTNIS VERANKERT. DU BRAUCHST DIESES WISSEN NICHT NUR WÄHREND DER 21 TAGE IM BIKINI-BOOTCAMP, SONDERN ES HILFT DIR AUCH, IN ZUKUNFT FIT ZU BLEIBEN.

TAG 1

Herzlichen Glückwunsch zur Entscheidung, gemeinsam diese 21 Tage mit uns zu gehen. Es wird eine anstrengende, aber sehr erfahrungsreiche Zeit. Du wirst Muskeln spüren, die du bis jetzt noch nicht kanntest. Du wirst an deine persönlichen Grenzen gehen und merken, wie gut du dich danach fühlst. Wir glauben an dich! Sobald du auch daran glaubst, es zu schaffen, hast du es fast geschafft.

DEIN HEUTIGES MENÜ	SEITE 172-173
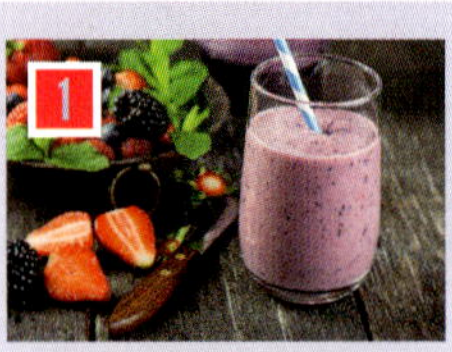	***Mahlzeit 1:*** Beerentraum
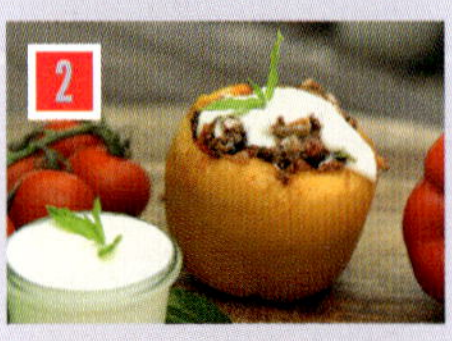	***Mahlzeit 2:*** Gefüllte Paprika + Alternative für Vegetarier
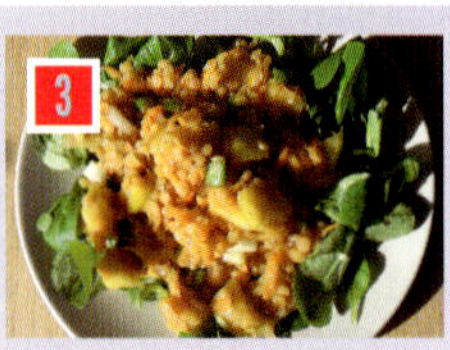	***Mahlzeit 3:*** Bunter Linsensalat mit Mango

SPECIAL TASK

Heute ist dein ganz persönlicher Tag. Du belohnst dich selbst, indem du dir etwas schenkst. Ganz egal, was es ist, du hast es verdient.

TEATIME

Pfefferminztee – den Tee kannst du auch selbst aus frischen Pfefferminzblättern herstellen: Einfach ein paar Blätter waschen, in eine Teekanne geben, mit heißem Wasser aufgießen und einige Minuten ziehen lassen.

DEINE PERSÖNLICHE MOTIVATIONSHILFE

Ab heute hörst du auf, von deinem Traumkörper zu träumen, und beginnst, für deinen Traumkörper zu trainieren.

BEST OF AUSREDEN

»Ich hatte einen schlechten Tag.« – Mal wieder einen schlechten Tag gehabt. Stress im Büro, Probleme mit dem Partner/mit den Eltern, einen anstrengenden Tag mit den Kindern und so weiter. *Ultimative Lösung:* Einen schlechten Tag kannst du immer wieder mal haben. Das ist aber kein Grund, deine Ziele aus den Augen zu verlieren. Zeige es dem schlechten Tag und mache einen besseren daraus.

DEINE PERSÖNLICHEN NOTIZEN

Wie war dein Tag?

Mein größter Erfolg heute:

Das habe ich heute gelernt:

LIES BITTE NOCH MAL ...
TEATIME – ENTSPANNUNG UND SELBSTREFLEXION
(SEITE 38)

DEIN HEUTIGES TRAININGSPROGRAMM

(SIEHE "DEINE WORKOUTS" AB SEITE 102)

KRAFTTRAINING (4 SÄTZE)

1	**Superman** (Seite 134)	10 × 10 Sekunden halten
2	**Push-up Wide** (Seite 124)	10 ×
3	**Prisoner Lunge** (Seite 108)	10 × rechts – 10 × links im Wechsel
4	**Prisoner Jump Squat** (Seite 112)	15 ×
5	**Doorman** (Seite 122)	12 ×
6	**Hip Thrustler** (Seite 117)	10 ×

Fatburnfaktor 3 · Bodyformindex 5

WORKOUT MIT DVD

MORGENS

7	**Perfektes Warm-up**	Fatburnfaktor 3 · Bodyformindex 2
8	**Sexy Beine, Po, oho!**	Fatburnfaktor 4 · Bodyformindex 5

ABENDS

7	**Perfektes Warm-up**	Fatburnfaktor 3 · Bodyformindex 2
9	**Feste Brüste, Arme, wow!**	Fatburnfaktor 3 · Bodyformindex 5

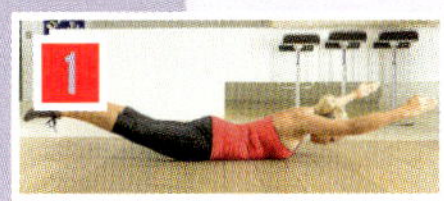

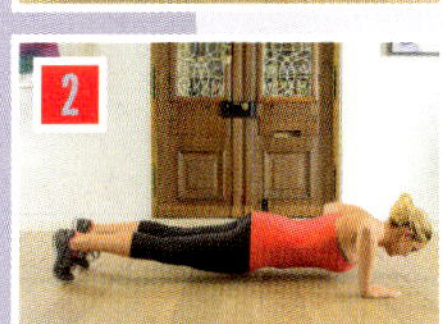

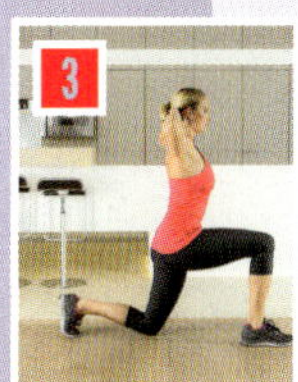

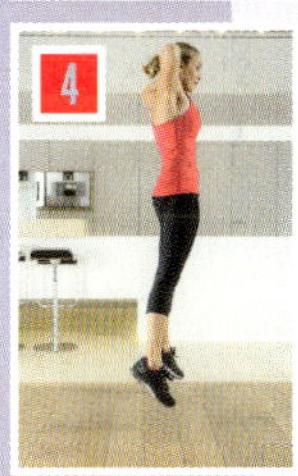

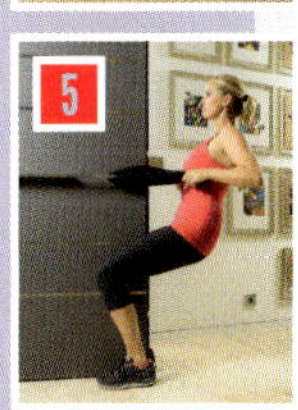

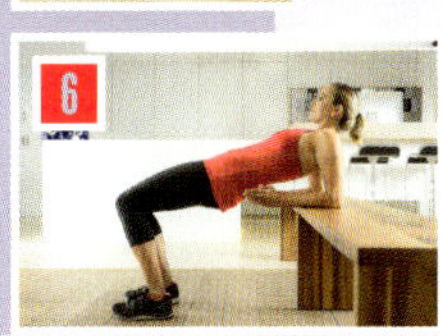

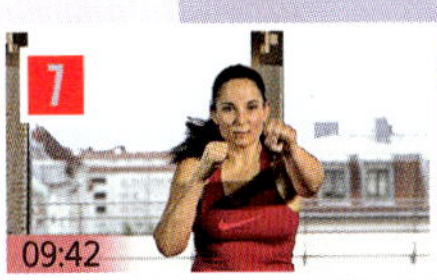

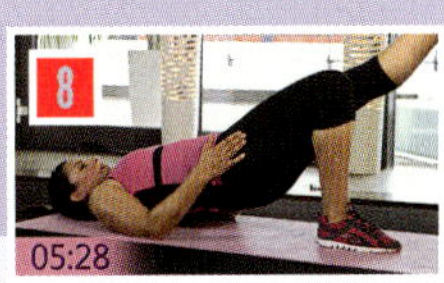

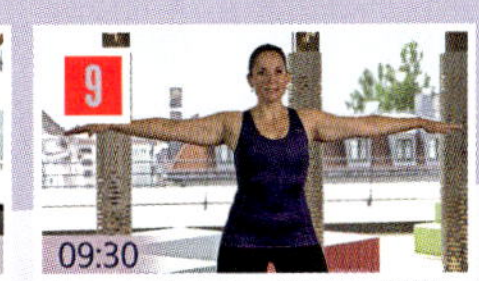

TAG 2

Heute merkst du schon etwas von deinem veränderten Sport- und Essverhalten. Vergiss nicht, wir unterstützen dich und stehen hinter dir. Wir wissen, dass du den ersten Schritt getan hast und voll motiviert bist. Im Gegensatz zu uns werden nicht alle Menschen in deinem Umfeld absolutes Verständnis für dich haben. Viele meinen es nicht böse, wenn sie dich von deinem Weg abbringen wollen, zum Beispiel mit Sätzen wie »Ach komm, genieße doch mit mir den Wein, und morgen fängst du dann an« oder »Musst du das gerade jetzt machen?«. Denke daran, wer nicht hinter dir steht, steht dir im Weg!

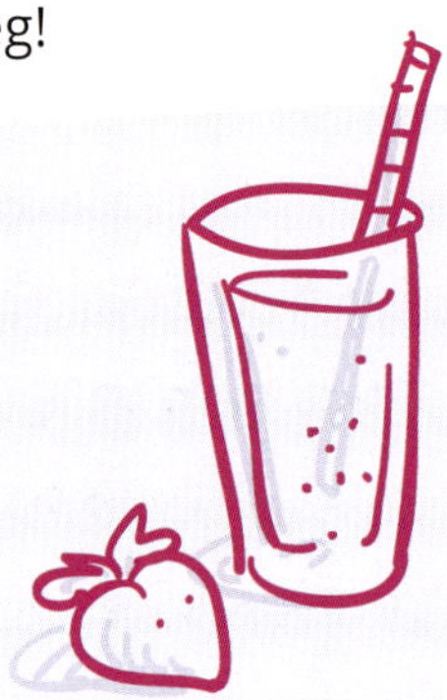

DEIN HEUTIGES MENÜ	SEITE 174-175
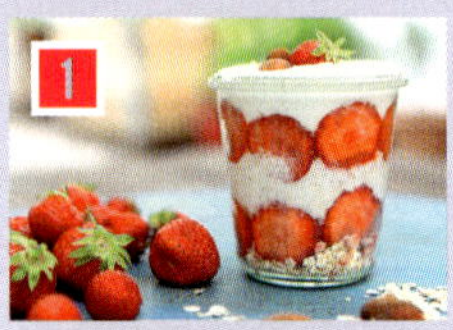	***Mahlzeit 1:*** Beerenmüsli
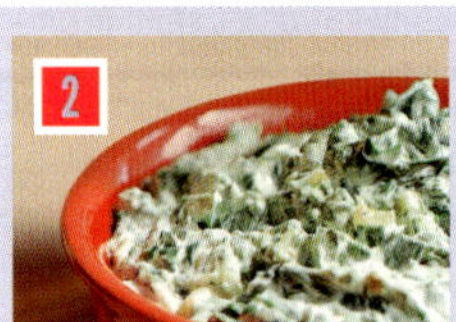	***Mahlzeit 2:*** Feldsalatcreme mit Wasabi und Koriander auf Vollkornbrot
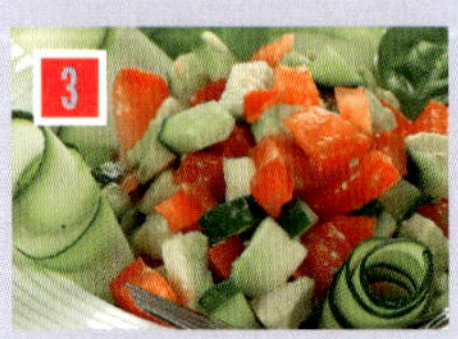	***Mahlzeit 3:*** Avocadosalat

SPECIAL TASK

Schlafe heute ohne dein Handy neben dir ein!

TEATIME

Jasmintee – dieser mit Jasminblüten aromatisierte Grüntee hat einen ganz besonderen und angenehmen Duft.

DEINE PERSÖNLICHE MOTIVATIONSHILFE

Mach heute etwas, worauf du morgen stolz sein kannst.

BEST OF AUSREDEN

»Ich hasse Sport!« – Schon in der Schule hat man sich durch den Sportunterricht gequält. Zahlreiche Versuche, im Fitnessstudio sportlich aktiv zu werden, haben nur dazu geführt, über eine lange Zeit ein zahlendes passives Mitglied zu sein. Das eigens angeschaffte Sportgerät steht zu Hause unbenutzt herum und versperrt nur den Platz. Alles gut gemeinte Versuche, aber immer wieder kam man zu der Erkenntnis: Ich hasse Sport!

Ultimative Lösung: Suche die Sportart, die dir am meisten Spaß macht. Sage deinem inneren Schweinehund den Kampf an, um ihn dann oft zu besiegen. Nimm Erfolge wahr und spüre sie. Dein altes, bequemes Ich sagte: »Ich hasse Sport.« Dein neues, aktives Ich sagt jetzt klipp und klar: »Ich liebe Sport!«

DEINE PERSÖNLICHEN NOTIZEN

Wie war dein Tag?

Mein größter Erfolg heute:

Das habe ich heute gelernt:

LIES BITTE NOCH MAL …
WARUM IST HIIT SO EFFEKTIV?
(SEITE 36)

DEIN HEUTIGES TRAININGSPROGRAMM

(SIEHE "DEINE WORKOUTS" AB SEITE 102)

KRAFTTRAINING (4 SÄTZE)

1	**Leg Raise Plank** (Seite 132)	10 × rechts – 10 × links im Wechsel
2	**Russian Twist** (Seite 138)	10 × rechts – 10 × links im Wechsel
3	**Prisoner Jump Squat** (Seite 112)	15 ×
4	**Step-up** (Seite 114)	20 × rechts – 20 × links im Wechsel
5	**Pull-up by Desk Level I** (Seite 120)	10 ×
6	**Spiderman** (Seite 127)	6 × rechts – 6 × links im Wechsel

Fatburnfaktor 4 · Bodyformindex 4

WORKOUT MIT DVD

MORGENS

7	**Perfektes Warm-up**	Fatburnfaktor 3 · Bodyformindex 2
8	**Straff die Mitte (Core)**	Fatburnfaktor 3 · Bodyformindex 5

ABENDS

7	**Perfektes Warm-up**	Fatburnfaktor 3 · Bodyformindex 2
9	**Tschüss Problemzonen**	Fatburnfaktor 3 · Bodyformindex 5

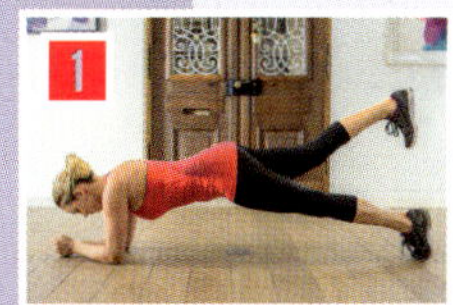

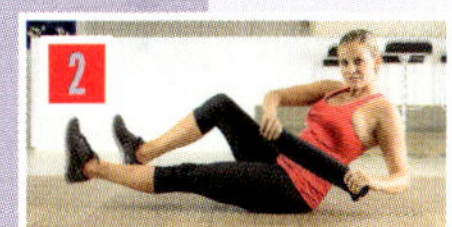

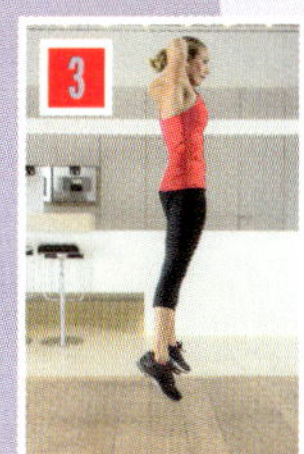

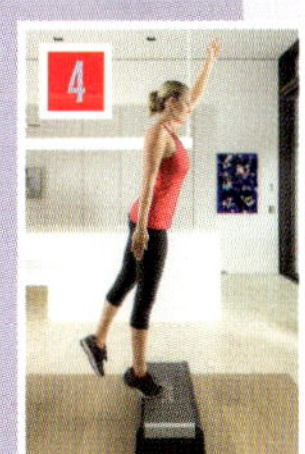

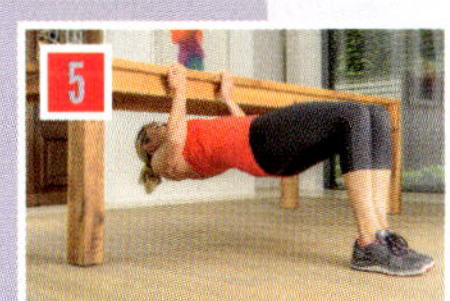

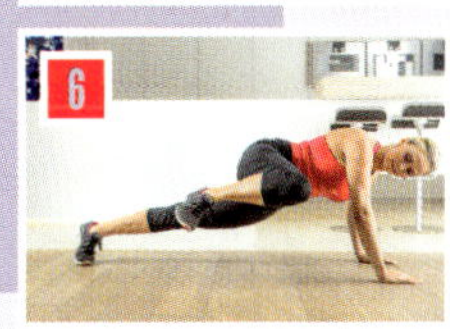

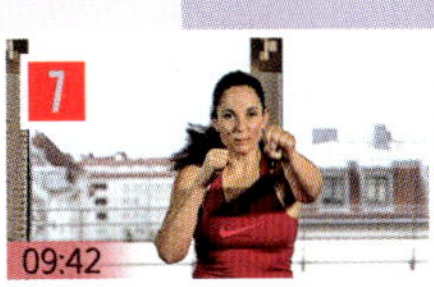

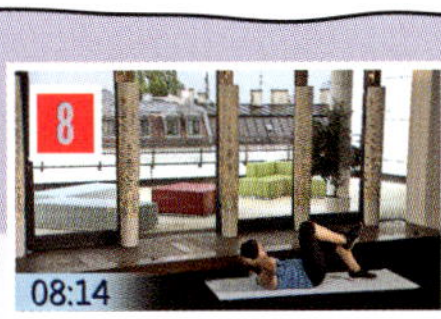

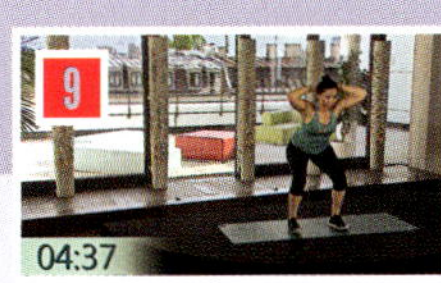

TAG 3

... UND DEINE ERSTE CHALLENGE

Hurra, du kannst dich freuen, heute steht die erste große Herausforderung an. Ob es sich um einen Berg oder nur um einen Hügel handelt, bestimmst nur du.

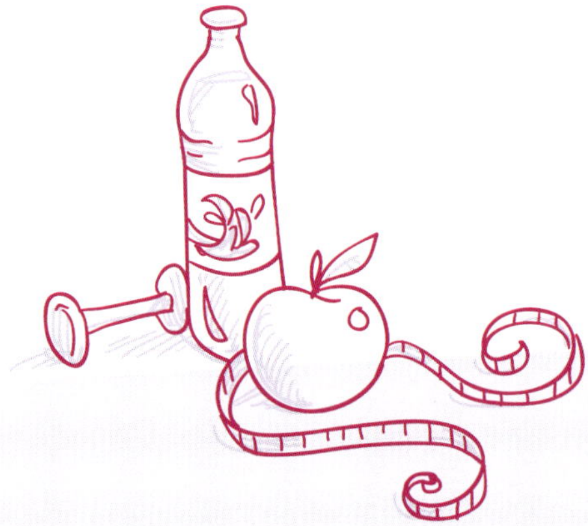

DEIN HEUTIGES MENÜ	SEITE 176–177
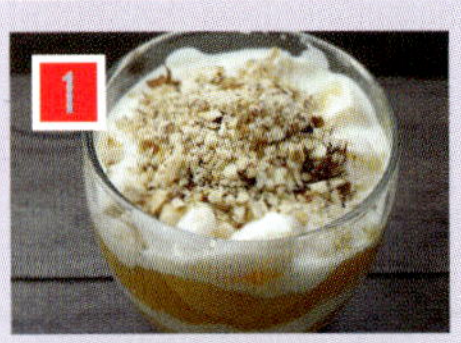	***Mahlzeit 1:*** Mangomüsli
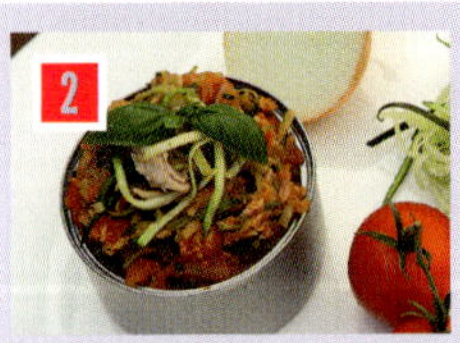	***Mahlzeit 2:*** Zucchini-Spaghetti mit Tomaten-Thunfisch-Sauce + Alternative für Vegetarier
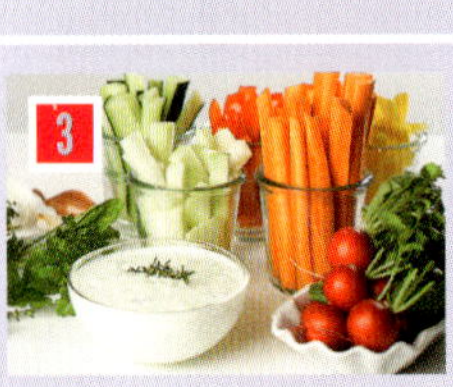	***Mahlzeit 3:*** Gemüsesticks mit leckerem Dip

TEATIME

Sencha – der gedämpfte japanische Tee ist der am häufigsten getrunkene Grüntee in Japan.

DEINE PERSÖNLICHE MOTIVATIONSHILFE

Heute ist der Tag, an dem du dich selbst herausforderst, und dies wird dich sehr stolz machen.

BEST OF AUSREDEN

»Mir war langweilig.« – Du hast gerade nichts zu tun, langweilst dich, sitzt vor dem Fernseher und siehst Werbung, die dir Appetit macht. Du gehst Richtung Kühlschrank und bekämpfst deine Langeweile mit Essen.
Ultimative Lösung: Bereite dir einen Tee mit frischen Zutaten wie Ingwer, Zitrone oder Pfefferminzblättern zu. Die Zubereitung und das Trinken lenken dich ab. Eine gute Idee ist auch ein Rohkostteller mit verschiedenen Gemüsesorten (Paprika, Möhren, Kohlrabi, Tomaten usw.) und einem Dip aus Magerquark und frischen Kräutern. So löst sich das Problem, und du musst kein schlechtes Gewissen haben.

SPECIAL TASK

Begrüße heute jeden, der dir entgegenkommt, mit einem Lächeln und freundlichen »Hallo«.

DEINE PERSÖNLICHEN NOTIZEN

Wie war dein Tag?

Mein größter Erfolg heute:

Das habe ich heute gelernt:

LIES BITTE NOCH MAL ...
DIE CHALLENGE ALS SPORTLICHEN WETTKAMPF POSITIV NUTZEN
(SEITE 37)

CHALLENGE NR. 1

BEI DEINER ERSTEN CHALLENGE HANDELT ES SICH UM EINE MISCHUNG AUS KRAFTAUSDAUERTRAINING UND HIIT (SIEHE "DEINE WORKOUTS" SEITE 102). WÄRME DICH 2 MINUTEN NACH BELIEBEN AUF, UND DANN GEHT'S LOS. ALLES, WAS DU BRAUCHST, IST EINE UHR MIT GUT SICHTBAREM SEKUNDENZEIGER.

1	60 Sekunden Jumping Jacks (Hampelmänner)	15 Sekunden Pause
2	60 Squats (Kniebeugen)	20 Sekunden Pause
3	50 Lunges (Ausfallschritte, je Seite 25)	30 Sekunden Pause
4	90 Sekunden Chair Dips Level II (siehe Seite 129), immer bis zum Muskelversagen durchführen, kurze Pause, und dann geht es weiter	30 Sekunden Pause
5	90 Sekunden Hip Thrustlers (siehe Seite 117)	2 Minuten Pause
6	12 Minuten Intervalltraining zum Abschluss, dabei wechseln sich jeweils 100 Meter schnelles Laufen mit 100 Meter entspanntem Joggen ab. Die dabei insgesamt zurückgelegte Strecke ist unerheblich.	

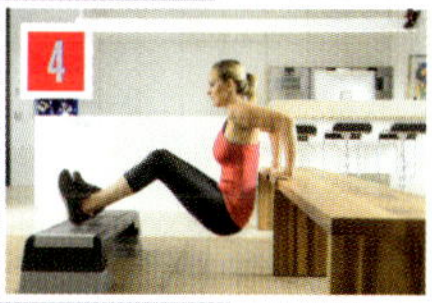

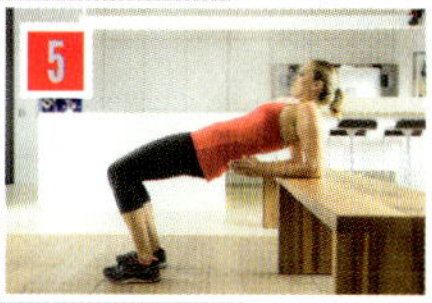

- Ermittle direkt nach der Challenge deine Pulsfrequenz, indem du mit dem Zeige- und Mittelfinger entweder am Handgelenk oder am Hals 60 Sekunden deine Pulsschläge zählst.
- Notiere diese Pulsfrequenz sowie die Zeit, die vergeht, bis dein Puls wieder unter 90 Schlägen pro Minute ist. So hast du die Möglichkeit, diese Werte mit den folgenden Challenges zu vergleichen.
- Bravo, die erste Challenge hast du nun erfolgreich gemeistert, genieße deine wohlverdiente Ruhepause.

TAG 4

Wir wissen, es fällt dir heute besonders schwer, dich zu motivieren. Lasse den Schmerz zum Freund werden. Schmerz ist die Schwäche, die deinen Körper verlässt.

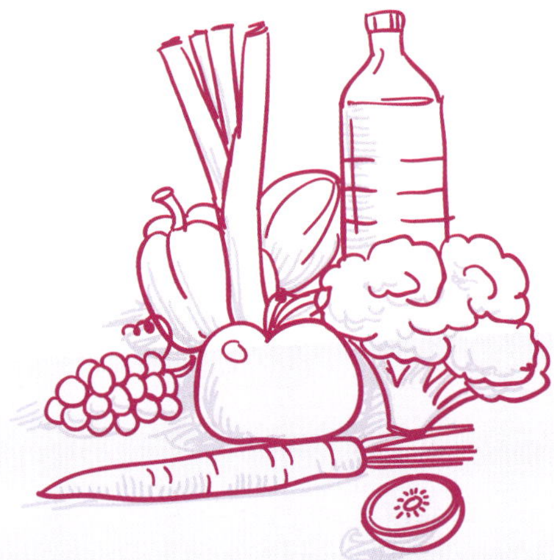

DEIN HEUTIGES MENÜ	SEITE 178–179
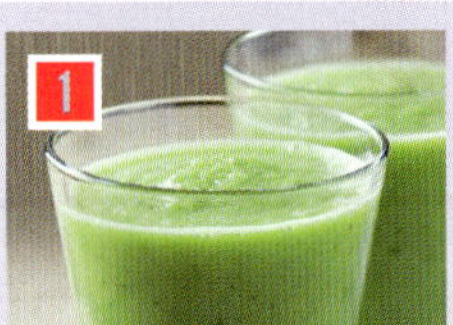 1	***Mahlzeit 1:*** Grüner Matcha-Smoothie
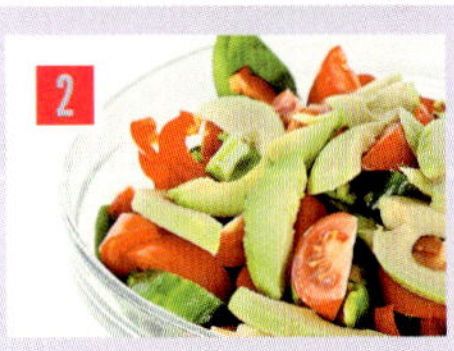 2	***Mahlzeit 2:*** Tomaten-Paprika-Gurken-Salat mit Avocado
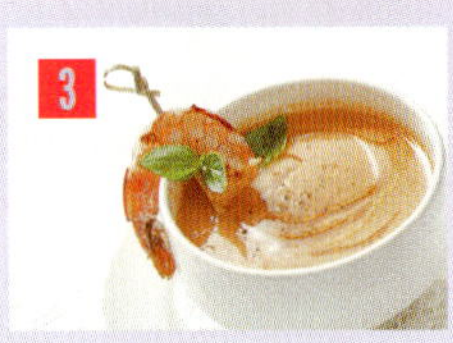 3	***Mahlzeit 3:*** Feurige Tomatensuppe mit Garnelen + Alternative für Vegetarier

SPECIAL TASK

Rufe eine Person aus deiner Kontaktliste an und lade sie zu einem Treffen ein.

TEATIME

Darjeeling – der schwarze Tee stammt aus dem Norden Indiens. Er schmeckt weich, etwas süß und blumig.

DEINE PERSÖNLICHE MOTIVATIONSHILFE

Denke immer daran, Ausreden verbrennen keine Kalorien!

BEST OF AUSREDEN

»Ich bin so schwach und habe keine Willenskraft.« – Wenn du so denkst, brauchst du erst gar nicht anzufangen abzunehmen. Natürlich sind Einschränkungen bei einer Gewichtsabnahme nötig, und genau das ist deine persönliche Herausforderung. Du musst dir bewusst machen, dass eine Gewichtsabnahme ein gewisses Maß an Willenskraft und Entbehrungen voraussetzt. *Ultimative Lösung:* Betrachte diese Entbehrungen beziehungsweise Veränderungen als eine Art gute Freundin. Gute Freunde meinen es gut mit dir und wollen nur das Beste für dich. So bekommst du ein positives Gefühl zu deinen Entbehrungen und trickst deinen Kopf aus. Dein Kopf entscheidet über Erfolg und Misserfolg!

DEINE PERSÖNLICHEN NOTIZEN

Wie war dein Tag?

Mein größter Erfolg heute:

Das habe ich heute gelernt:

LIES BITTE NOCH MAL …
DAS A UND O:
DIE NEGATIVE KALORIENBILANZ
(SEITE 34)

DEIN HEUTIGES TRAININGSPROGRAMM

(SIEHE "DEINE WORKOUTS" AB SEITE 102)

KRAFTTRAINING (4 SÄTZE)

1	**Lateral Leg Raise** (Seite 133)	10 × rechts – 10 × links im Wechsel
2	**Shoulder Bridge Up and Down** (Seite 139)	10 ×
3	**Side Lunge** (Seite 109)	15 × rechts – 15 × links im Wechsel
4	**Skater Jump** (Seite 116)	15 × rechts – 15 × links im Wechsel
5	**Push-up Tight** (Seite 123)	10 ×
6	**Chair Dip Level I** (Seite 128)	20 ×

Fatburnfaktor 4 · Bodyformindex 4

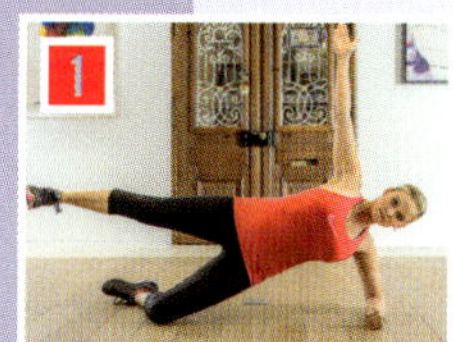

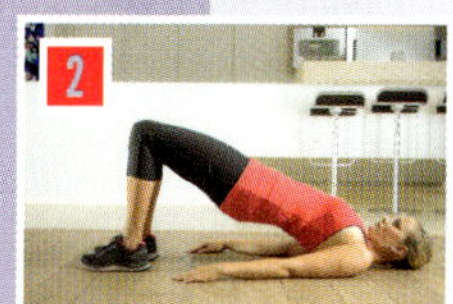

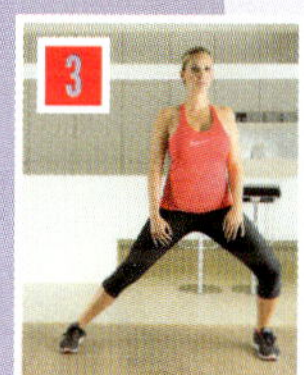

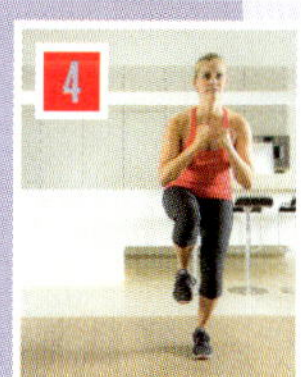

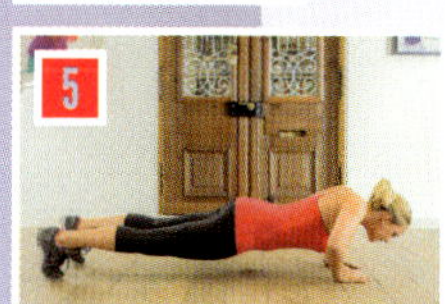

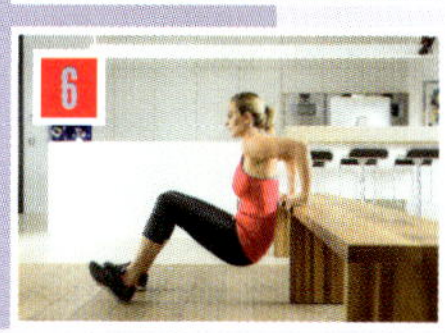

WORKOUT MIT DVD

MORGENS

7	**Perfektes Warm-up**	Fatburnfaktor 3 · Bodyformindex 2
8	**Feste Brüste, Arme, wow!**	Fatburnfaktor 3 · Bodyformindex 5

ABENDS

9	**Intensiv-Power-Zirkel (HIIT)**	Fatburnfaktor 5 · Bodyformindex 3
10	**Tschüss Problemzonen**	Fatburnfaktor 3 · Bodyformindex 5

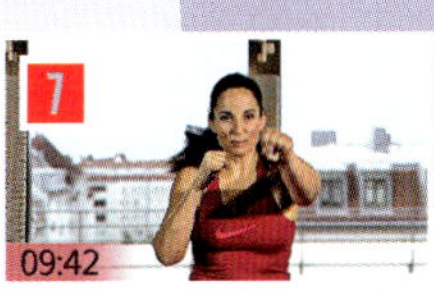

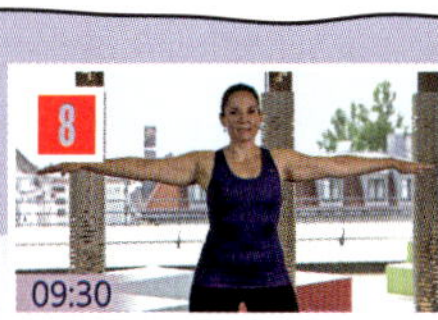

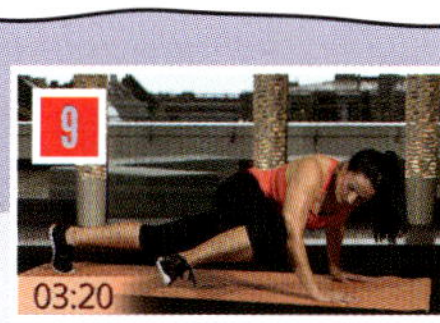

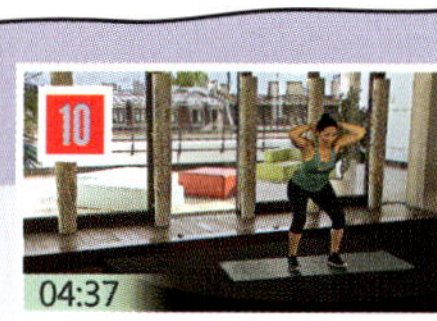

TAG 5

Du merkst, dass sich dein Körper langsam an deinen neuen Lebensstil gewöhnt. Er befindet sich jetzt auf dem Weg, den dein Kopf ihm vorgibt.

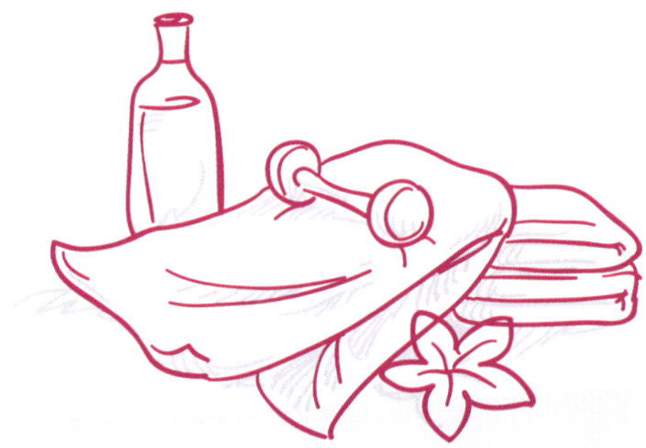

DEIN HEUTIGES MENÜ	SEITE 180–181
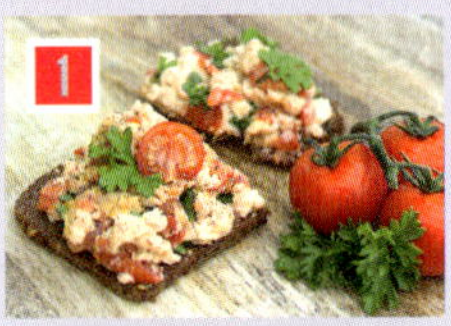	***Mahlzeit 1:*** Tomaten-Rührei auf Vollkornbrot
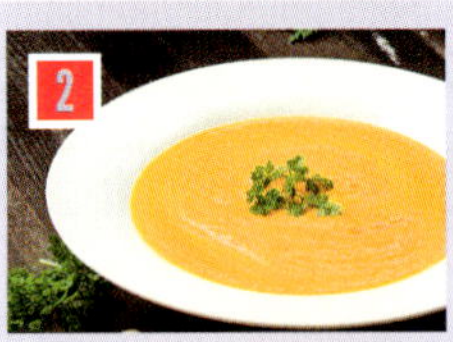	***Mahlzeit 2:*** Möhrensuppe mit Ingwer
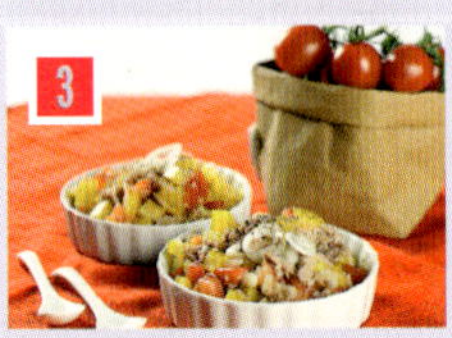	***Mahlzeit 3:*** Thunfischsalat mit Kapern + Alternative für Vegetarier

SPECIAL TASK

Heute machst du drei Menschen glücklich, indem du ihnen ehrlich gemeinte Komplimente machst.

TEATIME

Ingwertee – bereite den Tee in Ruhe zu: 2 bis 3 cm frischen Ingwer in feine Scheiben schneiden, in die Teekanne geben und einen Liter kochendes Wasser zugießen. Mindestens 5 Minuten ziehen lassen. Je länger der Tee zieht, umso schärfer wird er.

DEINE PERSÖNLICHE MOTIVATIONSHILFE

Du wirst Erfolg haben, wenn du da weitermachst, wo du früher immer aufgehört hast.

BEST OF AUSREDEN

»Ich habe Muskelkater.«, »Mir tut alles weh.«, »Ich kann mich nicht mehr bewegen.«, »Ich muss heute pausieren.« – Von wegen!

Ultimative Lösung: Dein Muskelkater erscheint immer dann, wenn du Muskelgruppen trainierst, die du lange nicht trainiert oder beansprucht hast. Das ist ganz normal, und du musst dir keine Sorgen machen. Dies hat keine negativen Auswirkungen auf dich. Beweg dich einfach weiter, und du wirst merken, dass der Muskelkater nach und nach verschwindet. Muskelkater ist kein Grund, mit dem Sport aufzuhören. Muskelkater ist ein Zeichen dafür, dass du auf dem richtigen Weg bist.

DEINE PERSÖNLICHEN NOTIZEN

Wie war dein Tag?

Mein größter Erfolg heute:

Das habe ich heute gelernt:

LIES BITTE NOCH MAL ...
FETTABBAU UND FETTVERBRENNUNG
(SEITE 25)

DEIN HEUTIGES TRAININGSPROGRAMM

(SIEHE "DEINE WORKOUTS" AB SEITE 102)

KRAFTTRAINING (4 SÄTZE)

1	**Leg Raise Plank** (Seite 132)	15 × rechts – 15 × links im Wechsel
2	**Starfish** (Seite 141)	10 × rechts, danach 10 × links
3	**Tic Toc** (Seite 110)	15 × rechts – 15 × links im Wechsel
4	**Jump-up** (Seite 115)	20 ×
5	**Pull-up by Desk Level II** (Seite 121)	10 ×
6	**Push-up Isometric** (Seite 126)	6 × 10 Sekunden halten

Fatburnfaktor 4 · Bodyformindex 4

WORKOUT MIT DVD

MORGENS

7	**Perfektes Warm-up**	Fatburnfaktor 3 · Bodyformindex 2
8	**Sexy Beine, Po, oho!**	Fatburnfaktor 4 · Bodyformindex 5

ABENDS

9	**Workout von Kopf bis Fuß**	Fatburnfaktor 4 · Bodyformindex 5
10	**Perfektes Stretching**	Fatburnfaktor 1 · Bodyformindex 3

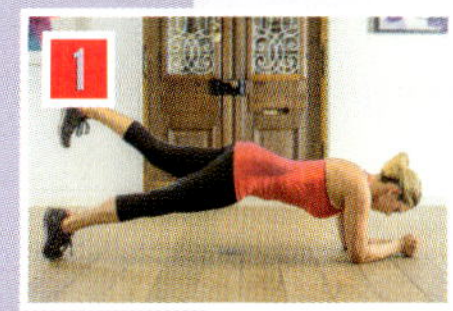

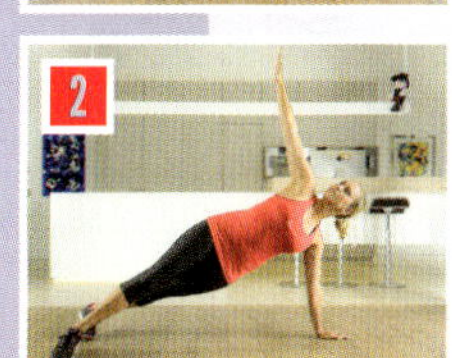

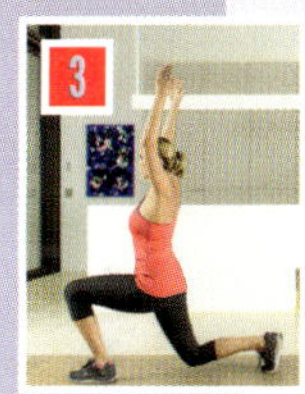

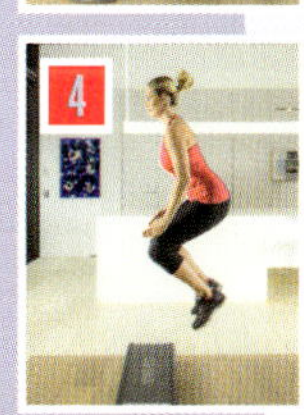

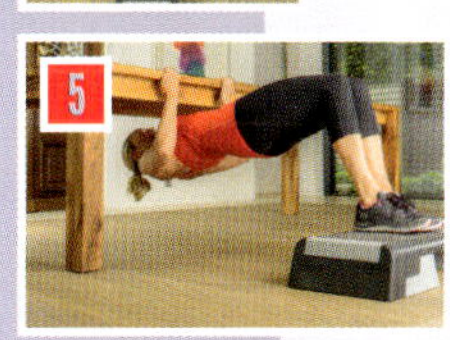

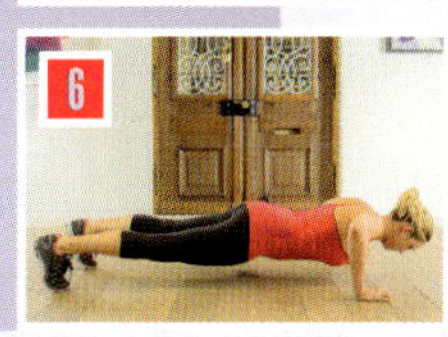

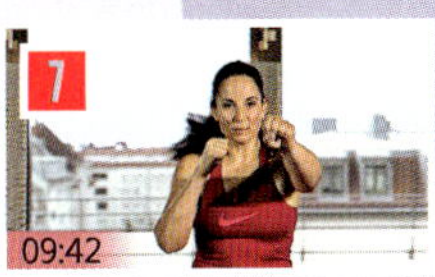

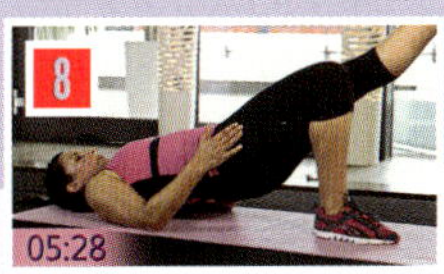

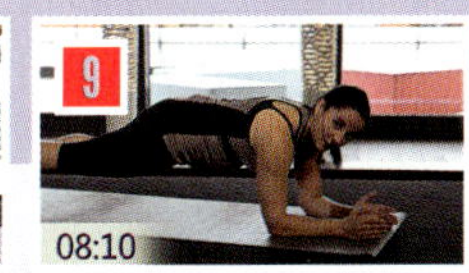

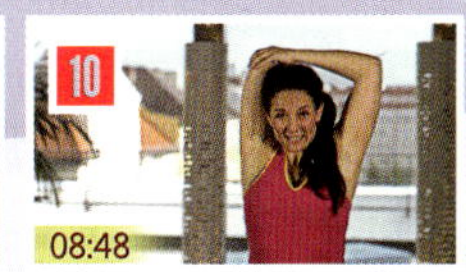

TAG 6

Du hast die erste Woche nun bald geschafft, damit hast du den schwierigsten Teil bereits hinter dir. Du kannst ziemlich stolz auf dich sein. Denke immer daran, wie toll es sich anfühlt, seinem Ziel näher zu kommen.

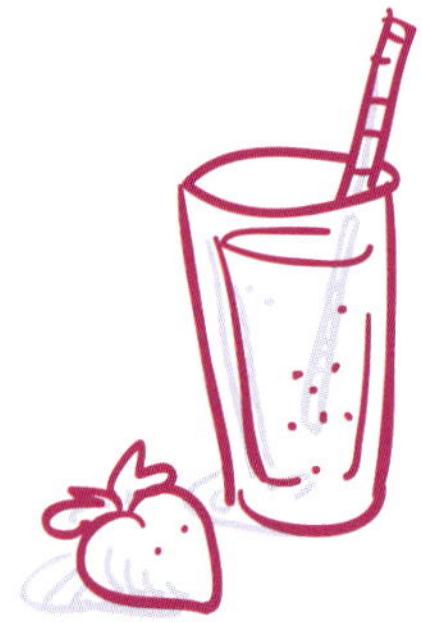

DEIN HEUTIGES MENÜ	SEITE 182–183
1 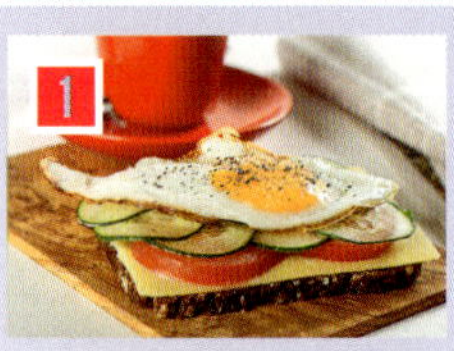	***Mahlzeit 1:*** Silkes Strammer Max + Alternative für Vegetarier
2 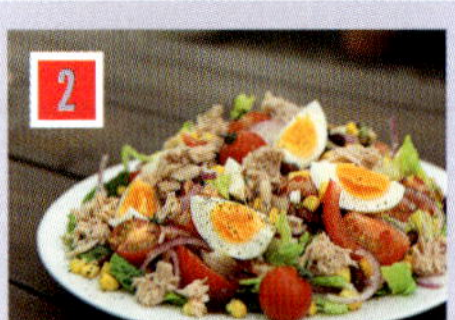	***Mahlzeit 2:*** Thunfisch-Eier-Salat + Alternative für Vegetarier
3 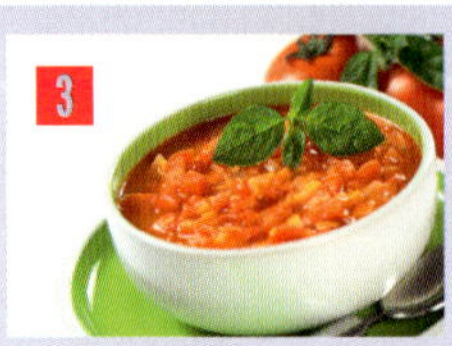	***Mahlzeit 3:*** Tomaten-Möhren-Ingwer-Suppe

SPECIAL TASK

Verschenke heute einen Gegenstand, den du nicht mehr benötigst.

TEATIME

Brennnesseltee – dieser Tee ist seit Langem als Heilmittel bekannt. Er ist sehr vitaminreich und wirkt entwässernd. Geschmacklich ist er etwas gewöhnungsbedürftig, doch mit ein paar Spritzern Zitronen- oder Limettensaft lässt sich der Geschmack deutlich verbessern.

DEINE PERSÖNLICHE MOTIVATIONSHILFE

Wenn etwas nicht gelingt, ist das immer die Chance, es beim nächsten Mal besser zu machen.

BEST OF AUSREDEN

»Ich lasse mein Training heute ausfallen. Ich habe mich heute den ganzen Tag über viel bewegt.« – Du hast das Gefühl, du hättest dich den ganzen Tag über genug bewegt und könntest dir deshalb das Training sparen? Sobald dieser Satz oder Gedanke kommt, liegt die Bereitschaft zum Aufgeben nicht fern.

Ultimative Lösung: Mach dir bewusst, was du genau verbrauchst, wenn du ein paar Stunden auf den Beinen bist. Die meisten überschätzen das Resultat. Natürlich verbraucht man Kalorien dabei, aber längst nicht so viel wie gedacht. Ein Beispiel: Eine Stunde Gehen verbraucht ca. 250 kcal – doch ein einziger Latte macchiato beispielsweise hat schon etwa 200 kcal. Also setze nicht auf einen »bewegungsreichen Tag«, sondern trainiere und vergrößere deine Muskeln und erhöhe so deinen Kalorienverbrauch.

DEINE PERSÖNLICHEN NOTIZEN

Wie war dein Tag?

Mein größter Erfolg heute:

Das habe ich heute gelernt:

LIES BITTE NOCH MAL ... SO IST DAS MIT DER MUSKELMASSE (SEITE 29)

DEIN HEUTIGES TRAININGSPROGRAMM

(SIEHE "DEINE WORKOUTS" AB SEITE 102)

KRAFTTRAINING (4 SÄTZE)

1	**Back Leg Raise** (Seite 113)	10 × rechts – 10 × links im Wechsel
2	**Skater Jump** (Seite 116)	20 × rechts – 20 × links im Wechsel
3	**Lateral Leg Raise** (Seite 133)	12 × rechts – 12 × links im Wechsel
4	**Shoulder Bridge Leg Raise** (Seite 140)	10 × rechts – 10 × links im Wechsel
5	**Push-up Shifted** (Seite 125)	8 × rechts – 8 × links im Wechsel
6	**Slide Push-up** (Seite 130)	6 × rechts – 6 × links im Wechsel

Fatburnfaktor 3 · Bodyformindex 5

WORKOUT MIT DVD

MORGENS

7	**Perfektes Warm-up**	Fatburnfaktor 3 · Bodyformindex 2
8	**Straff die Mitte (Core)**	Fatburnfaktor 3 · Bodyformindex 5

ABENDS

7	**Perfektes Warm-up**	Fatburnfaktor 3 · Bodyformindex 2
9	**Sexy Beine, Po, oho!**	Fatburnfaktor 4 · Bodyformindex 5

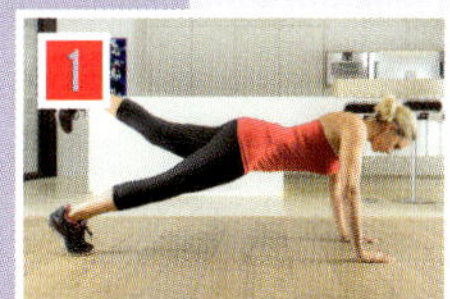

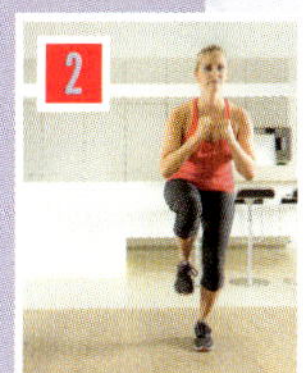

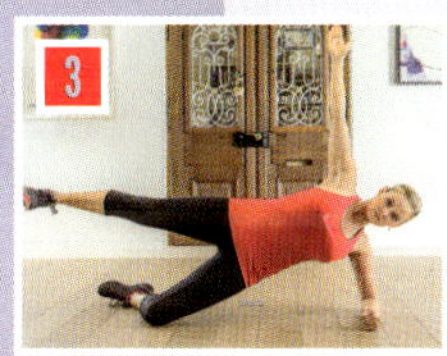

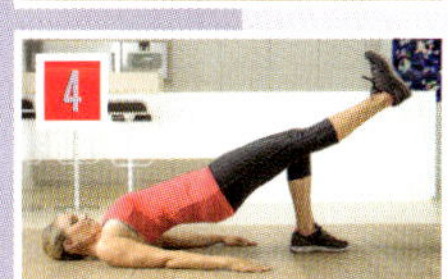

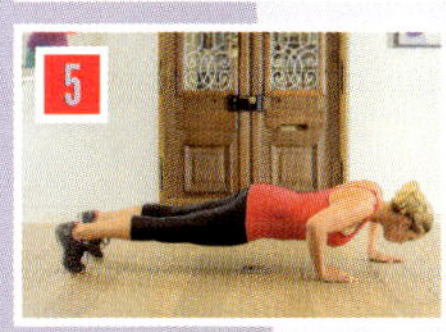

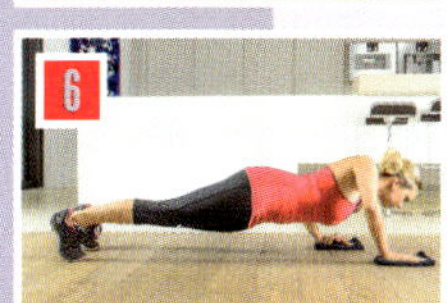

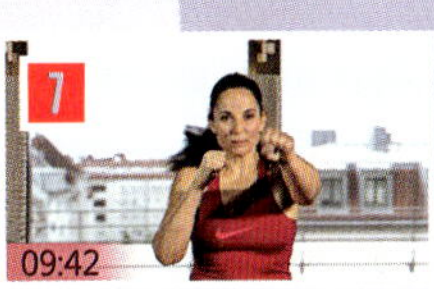

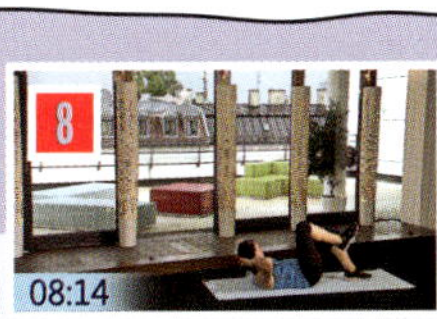

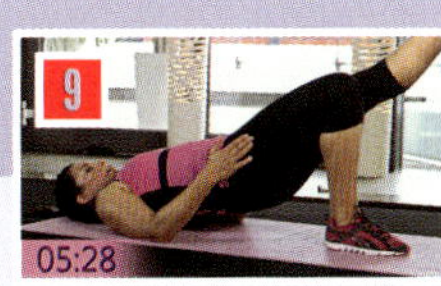

TAG 7

… UND DEIN ERSTER WIEGETAG!

Heute stellst du dich zum ersten Mal auf die Waage. Jedes Gramm weniger ist ein Stück mehr Lebensqualität.

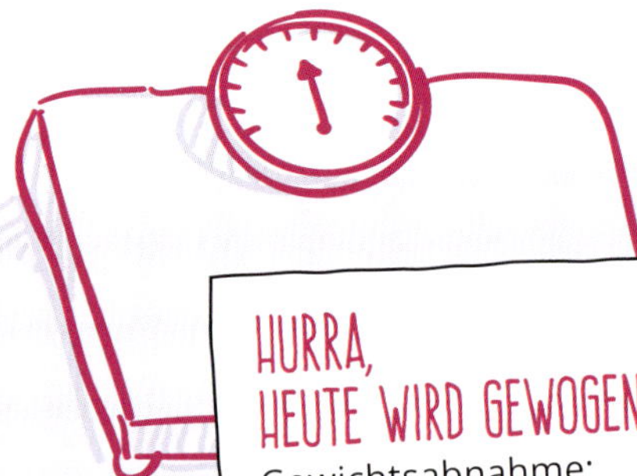

HURRA,
HEUTE WIRD GEWOGEN!
Gewichtsabnahme:

_______ kg!

DEIN HEUTIGES MENÜ	SEITE 184–185
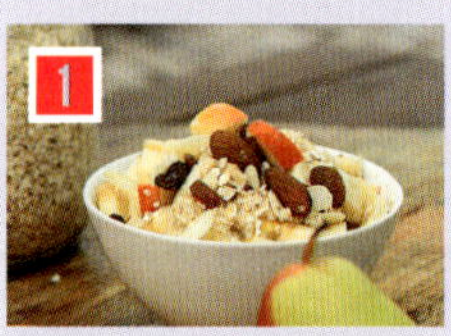	*Mahlzeit 1:* Birchermüsli
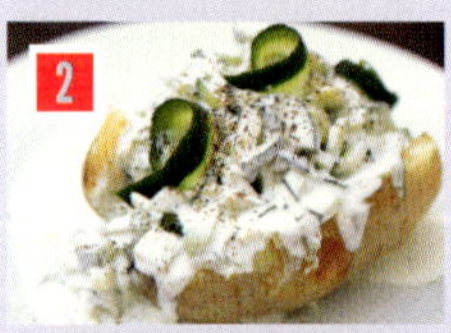	*Mahlzeit 2:* Folienkartoffel mit Cacık
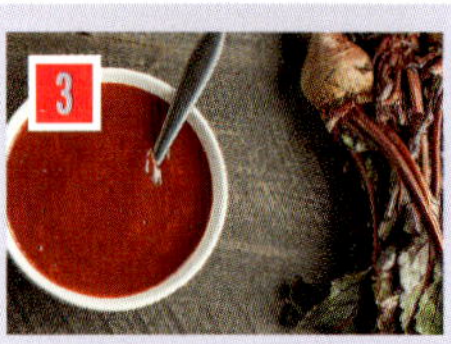	*Mahlzeit 3:* Superschnelle Rote-Bete-Suppe

TEATIME

Assam – der schwarze Tee stammt aus dem Nordosten Indiens. Er ist sehr kräftig und würzig im Geschmack.

DEINE PERSÖNLICHE MOTIVATIONSHILFE

Warte nicht darauf, dass andere dich motivieren, sondern motiviere andere mit deinem Erfolg.

BEST OF AUSREDEN

»Ich wiege so viel, weil meine Knochen so schwer sind.« – Ja, ja, das ist eine sehr beliebte Ausrede. *Ultimative Lösung:* Deine Knochen haben zwar ein bestimmtes Gewicht, dieses macht aber nicht mehr als 10 Prozent deines Körpergewichts aus.

SPECIAL TASK

Heute ist dein freier Tag von Facebook, Twitter, WhatsApp und Co. Nimm die Welt draußen bewusster wahr.

DEINE PERSÖNLICHEN NOTIZEN

Was hat besonders gut in dieser ersten Woche geklappt?

Ziel für die nächste Woche:

LIES BITTE NOCH MAL ...
DEIN PERSÖNLICHER PEU
(SEITE 34)

DEIN HEUTIGES TRAININGSPROGRAMM

(SIEHE "DEINE WORKOUTS" AB SEITE 102)

KRAFTTRAINING (4 SÄTZE)

1	**Plank** (Seite 131)	60 Sekunden halten
2	**Sit-up Transversal** (Seite 137)	12 × rechts – 12 links im Wechsel
3	**Side Lunge** (Seite 109)	20 × rechts – 20 × links im Wechsel
4	**Bulgarian Squat** (Seite 118)	10 × rechtes Bein vorne – 10 × linkes Bein vorne
5	**Doorman** (Seite 122)	15 ×
6	**Pull-up by Desk Level I** (Seite 120)	15×

Fatburnfaktor 3 · Bodyformindex 5

WORKOUT MIT DVD

MORGENS

7	**Perfektes Warm-up**	Fatburnfaktor 3 · Bodyformindex 2
8	**Intensiv-Power-Zirkel (HIIT)**	Fatburnfaktor 5 · Bodyformindex 3

ABENDS

9	**Straff die Mitte (Core)**	Fatburnfaktor 3 · Bodyformindex 5
10	**Perfektes Stretching**	Fatburnfaktor 1 · Bodyformindex 3

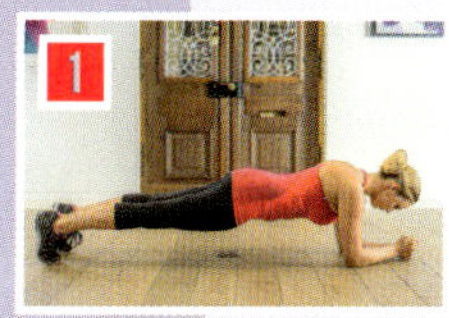

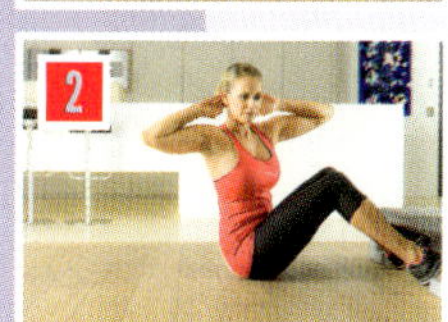

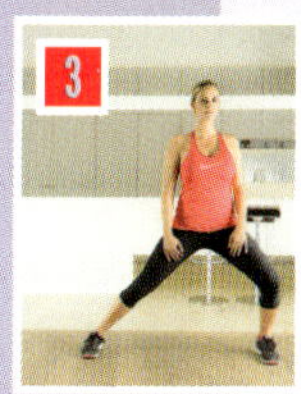

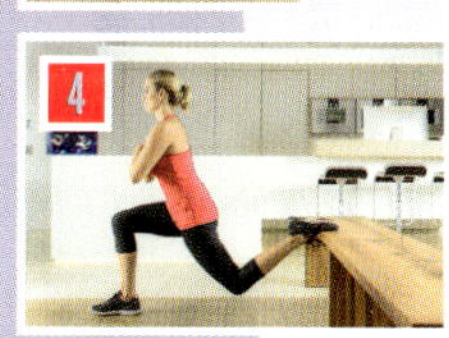

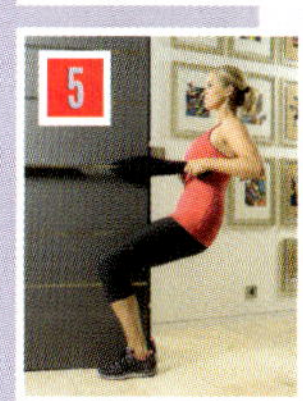

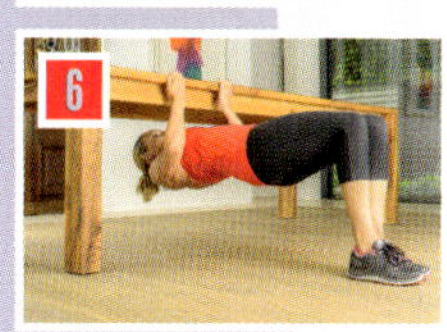

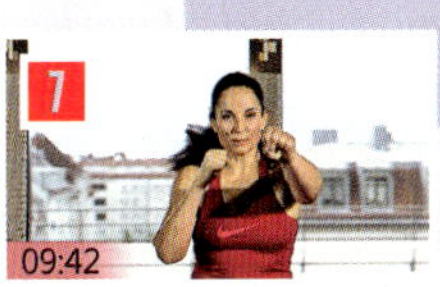

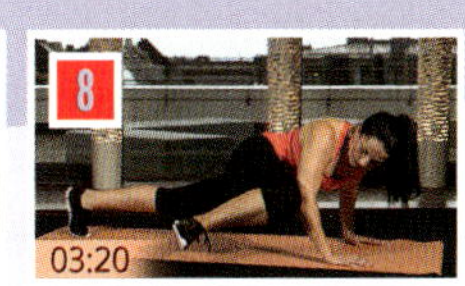

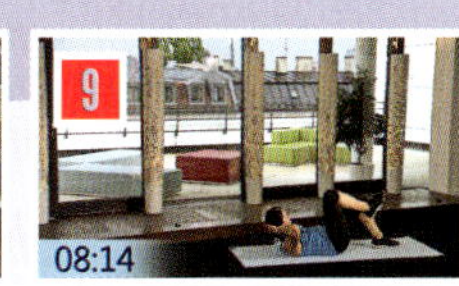

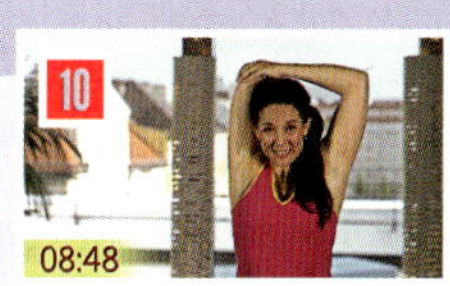

TAG 8

Herzlich willkommen in der zweiten Woche! Wir sind sehr stolz auf dich und freuen uns, mit dir in die nächste Woche zu starten. Merke dir: Starte jede Woche stark und beende jede Woche stärker.

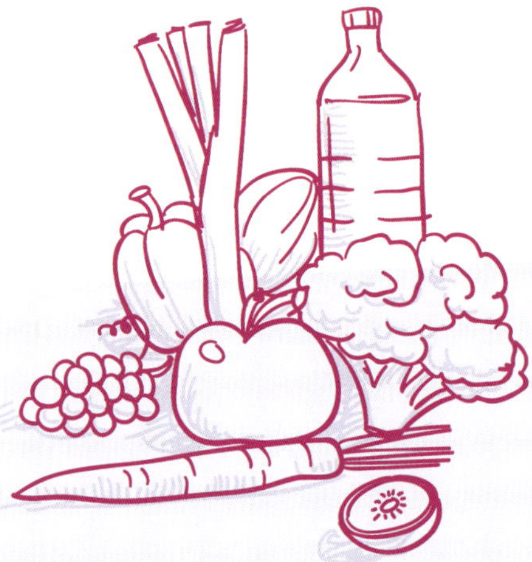

DEIN HEUTIGES MENÜ	SEITE 186–187
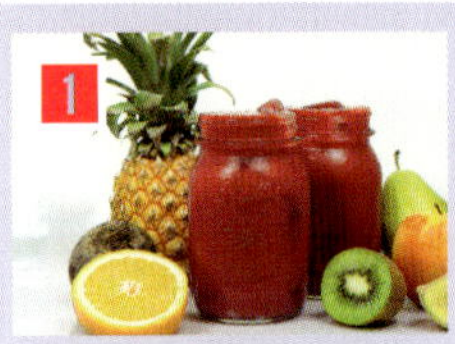	*Mahlzeit 1:* Vitaminbombe in Rot
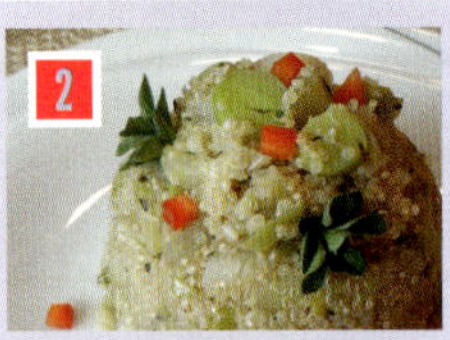	*Mahlzeit 2:* Quinoa mit Lauch
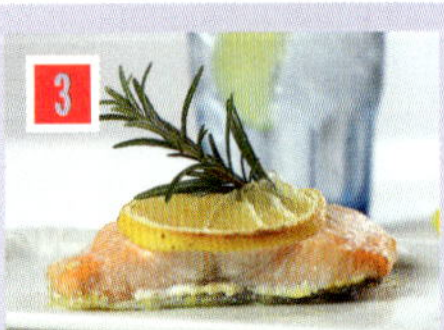	*Mahlzeit 3:* Gegrillter Lachs mit Zitrone + Alternative für Vegetarier

SPECIAL TASK

Schlafe mindestens sieben Stunden.

TEATIME

Fencheltee – als Gewürz- und Arzneipflanze ist Fenchel schon sehr lange bekannt. Seine Inhaltsstoffe haben eine krampflösende, antiseptische, verdauungsfördernde und schleimlösende Wirkung. Seine Samen finden Verwendung als Tee und Gewürz, während die Fenchelknolle lecker in Gemüsegerichten und Salaten schmeckt.

DEINE PERSÖNLICHE MOTIVATIONSHILFE

Wenn du immer nur das tust, was du bereits konntest, wirst du immer das bleiben, was du bereits bist.

BEST OF AUSREDEN

»Das Wetter ist so schlecht.« – Deine Laune leidet unter schlechtem Wetter, und du meinst, mit Schokolade wäre alles besser zu ertragen. Leider funktioniert Abnehmen so nicht.
Ultimative Lösung: Du schaffst es, deine Ziele zu erreichen, wenn du dich anders belohnst. Gehe zum Beispiel ins Kino, gönne dir eine Wellnessbehandlung oder nimm ein tolles Bad und entspanne dich. So belohnst du dich auf wohltuende Weise, und das ganz ohne Kalorien.

DEINE PERSÖNLICHEN NOTIZEN

Wie war dein Tag?

Mein größter Erfolg heute:

Das habe ich heute gelernt:

LIES BITTE NOCH MAL ...
RUND UM DIE NÄHRSTOFFE
(SEITE 23)

DEIN HEUTIGES TRAININGSPROGRAMM

(SIEHE "DEINE WORKOUTS" AB SEITE 102)

KRAFTTRAINING (4 SÄTZE)

1	**Leg Raise Plank** (Seite 132)	15 × rechts – 15 × links im Wechsel
2	**Starfish** (Seite 141)	10 × rechts, danach 10 × links
3	**Prisoner Lunge** (Seite 108)	15 × rechts – 15 × links im Wechsel
4	**Step-up** (Seite 114)	30 × rechts – 30 × links im Wechsel
5	**Push-up Wide** (Seite 124)	15 ×
6	**Chair Dip Level II** (Seite 129)	20 ×

Fatburnfaktor 4 · Bodyformindex 5

WORKOUT MIT DVD

MORGENS

7	**Perfektes Warm-up**	Fatburnfaktor 3 · Bodyformindex 2
8	**Feste Brüste, Arme, wow!**	Fatburnfaktor 3 · Bodyformindex 5

ABENDS

9	**Workout von Kopf bis Fuß**	Fatburnfaktor 4 · Bodyformindex 5
10	**Sexy Beine, Po, oho!**	Fatburnfaktor 4 · Bodyformindex 5

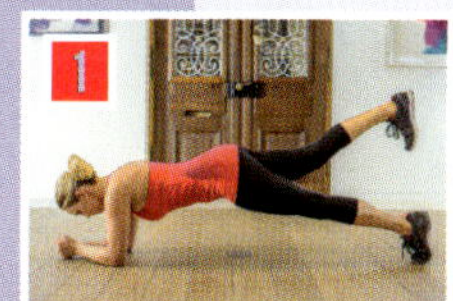

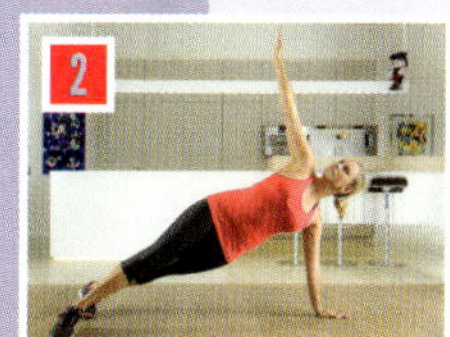

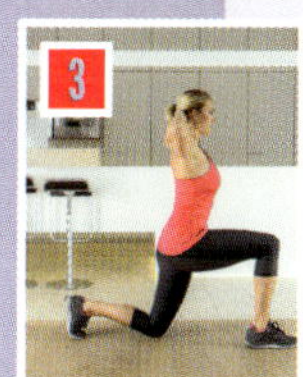

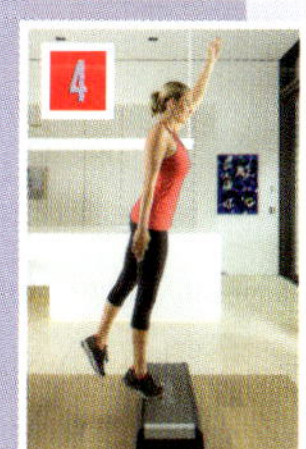

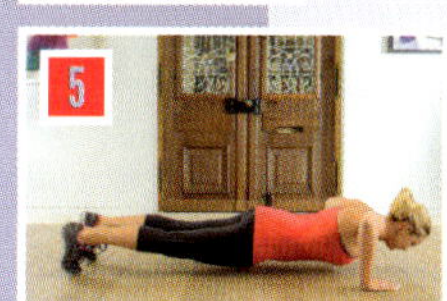

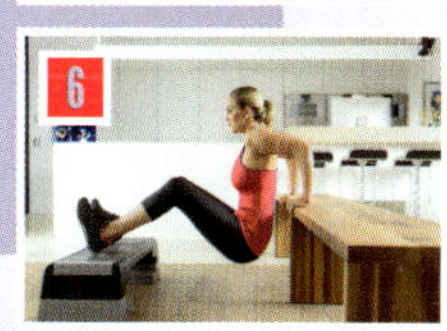

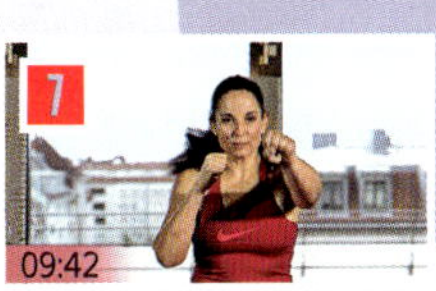

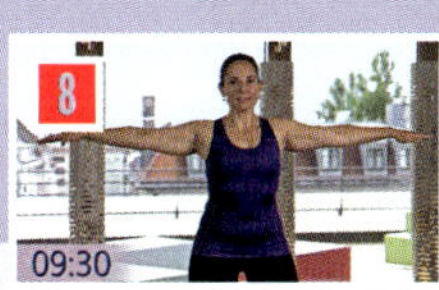

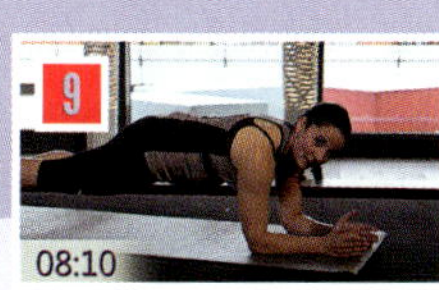

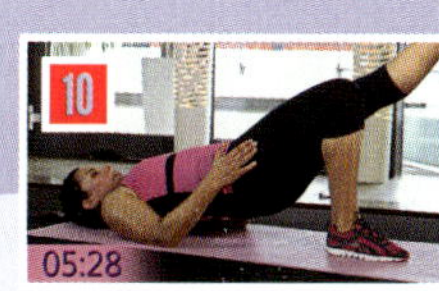

TAG 9

Schon der neunte Tag. Alles fällt dir zunehmend leichter, und dein Wille wird dein stärkster Muskel.

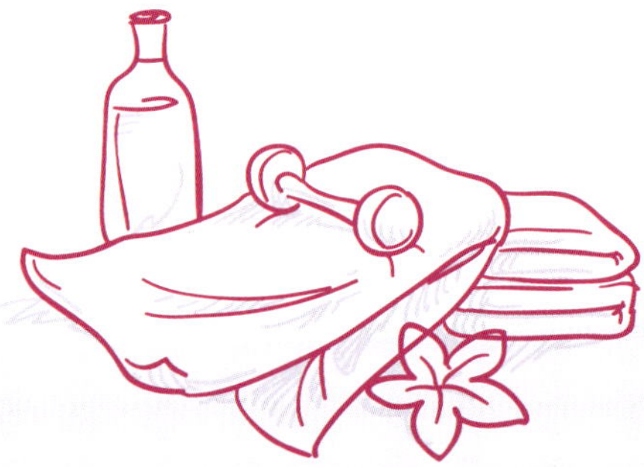

DEIN HEUTIGES MENÜ	SEITE 188–189
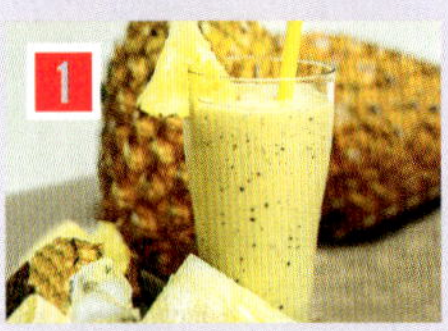	***Mahlzeit 1:*** Ananas-Kiwi-Bananen-Smoothie
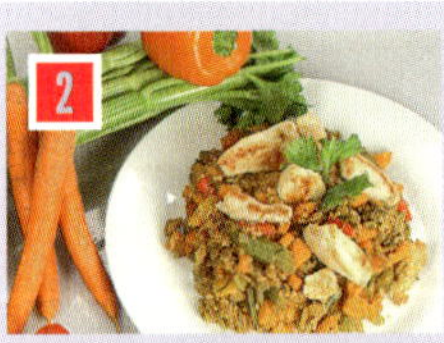	***Mahlzeit 2:*** Couscous mit Hühnchen + Alternative für Vegetarier
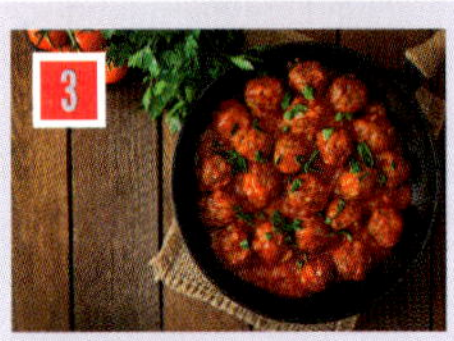	***Mahlzeit 3:*** Tomaten-Gemüse mit Tatarbällchen + Alternative für Vegetarier

SPECIAL TASK

Heute ist dein Verwöhntag. Gönne dir etwas, womit du dich selbst verwöhnst, zum Beispiel ein tolles Bad, ein Körperpeeling, einen Kinobesuch, einen Friseurbesuch oder eine Massage.

TEATIME

Lindenblütentee – die Blüten der Linde sind schon lange als Heilmittel bekannt und werden beispielsweise bei Erkältungen und Husten eingesetzt.

DEINE PERSÖNLICHE MOTIVATIONSHILFE

Sei stärker als deine stärkste Ausrede!

BEST OF AUSREDEN

»Ich bin süchtig nach Süßem.« – Wenn du regelmäßig Süßigkeiten essen musst, weil du das Gefühl hast, dein Blutzuckerspiegel würde sinken, dann haben wir hier eine gute Nachricht!
Ultimative Lösung: Bei gesunden Menschen sinkt der Blutzuckerspiegel in der Regel nicht unter einen kritischen Wert, sodass es auch nicht zu einer Unterzuckerung kommt. Es liegt lediglich an deinem Belohnungssystem, das du darauf trainiert hast, immer nach etwas Süßem zu greifen, wenn du dich belohnen möchtest. Knabbere Mandeln, Nüsse oder andere Snacks mit wenig Zucker. So kannst du nach und nach dein Gehirn umprogrammieren. Auch Sport kann eine Belohnung sein.

DEINE PERSÖNLICHEN NOTIZEN

Wie war dein Tag?

Mein größter Erfolg heute:

Das habe ich heute gelernt:

LIES BITTE NOCH MAL ... MANDELN UND ANDERE SATTMACHHELFER (SEITE 162)

DEIN HEUTIGES TRAININGSPROGRAMM

(SIEHE "DEINE WORKOUTS" AB SEITE 102)

KRAFTTRAINING (4 SÄTZE)

1	**Russian Twist** (Seite 138)	15 × rechts – 15 × links im Wechsel
2	**Shoulder Bridge Leg Raise** (Seite 140)	12 × rechts – 12 × links im Wechsel
3	**Prisoner Squat** (Seite 111)	20 ×
4	**Hip Thrustler** (Seite 117)	12 ×
5	**Spiderman** (Seite 127)	8 × rechts – 8 × links im Wechsel
6	**Slide Push-up** (Seite 130)	8 × rechts – 8 × links im Wechsel

Fatburnfaktor 4 · Bodyformindex 4

WORKOUT MIT DVD

MORGENS

7	**Perfektes Warm-up**	Fatburnfaktor 3 · Bodyformindex 2
8	**Workout von Kopf bis Fuß**	Fatburnfaktor 4 · Bodyformindex 5

ABENDS

9	**Intensiv-Power-Zirkel (HIIT)**	Fatburnfaktor 5 · Bodyformindex 3
10	**Feste Brüste, Arme, wow!**	Fatburnfaktor 3 · Bodyformindex 5

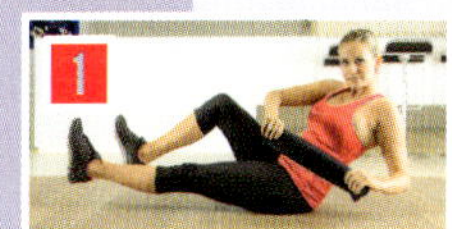

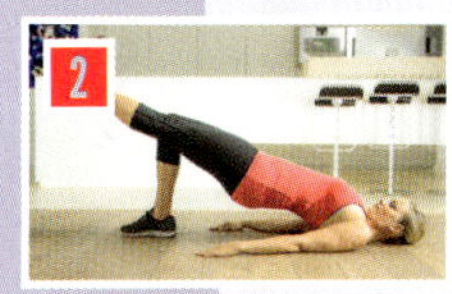

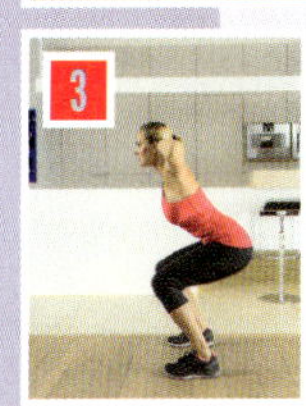

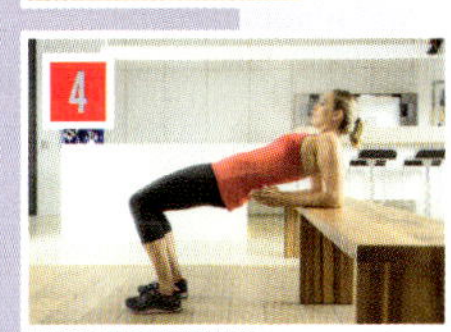

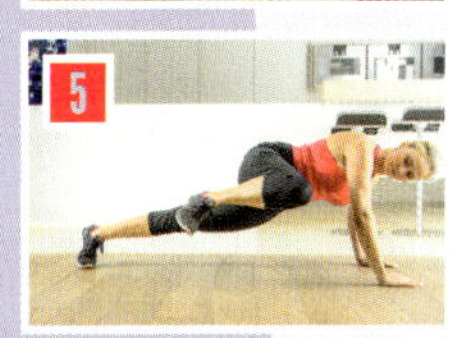

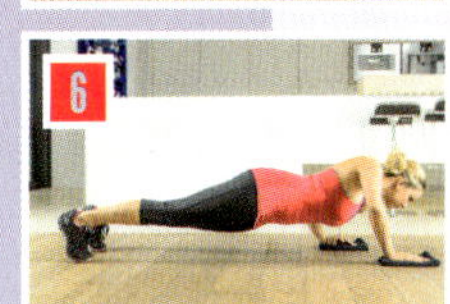

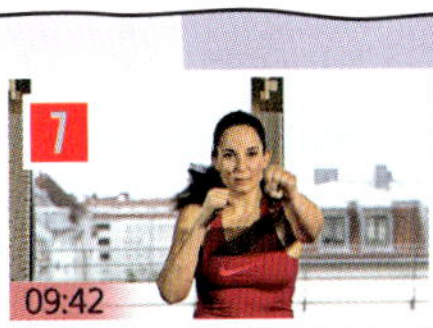

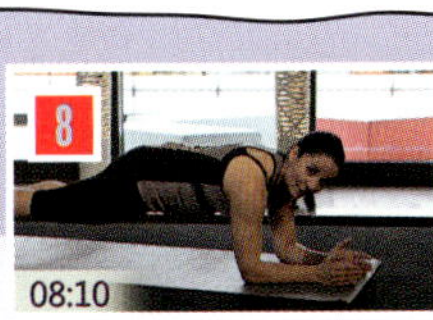

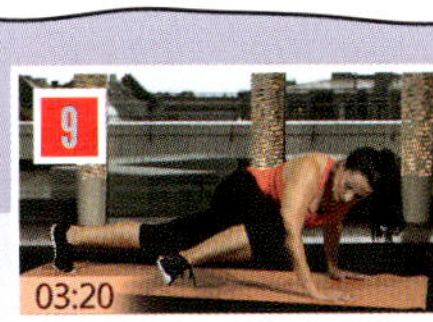

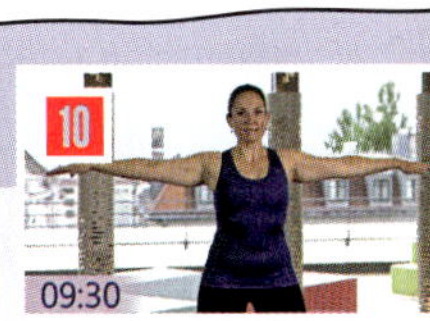

TAG 10

… UND DEINE ZWEITE CHALLENGE

Freu dich auf deine zweite Challenge! Es ist ganz normal, dass du etwas nervös bist, und das ist auch gut so. Nur wenige Menschen haben vor einem Wettkampf kein Lampenfieber. Ein gewisses Maß an Nervosität ist sogar fast ein Muss! Dieser Zustand steigert deine Leistungsfähigkeit, also nutze dieses Gefühl!

DEIN HEUTIGES MENÜ	SEITE 190–191
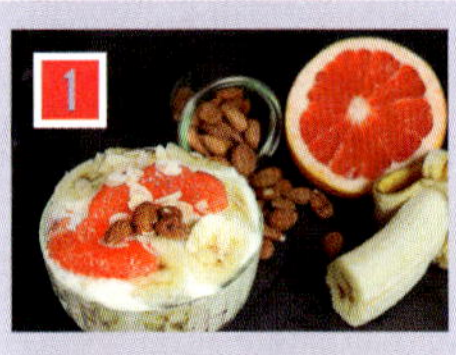	***Mahlzeit 1:*** Grapefruit-Bananen-Joghurt-Becher
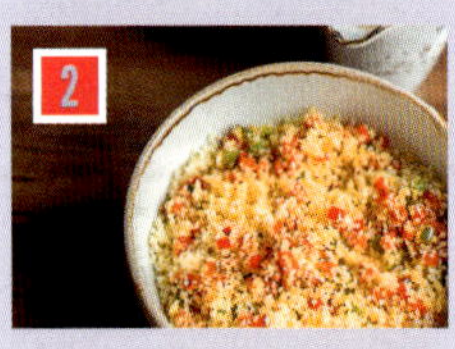	***Mahlzeit 2:*** Hirsesalat mit Zitronenmelisse
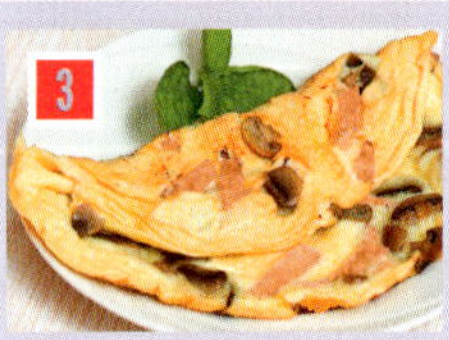	***Mahlzeit 3:*** Puten-Champignon-Omelett + Alternative für Vegetarier

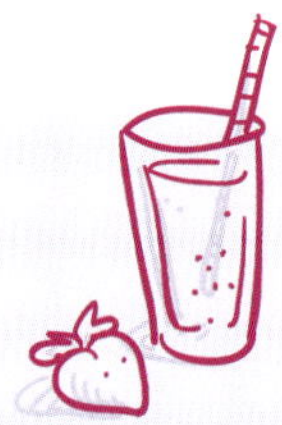

SPECIAL TASK

Schalte zwei Stunden, bevor du ins Bett gehst, sämtliche Bildschirme aus.

TEATIME

Jasmintee – er hat ein starkes Aroma mit angenehmem, lieblichem Duft. Mit seiner beruhigenden Wirkung tut er Körper und Seele gut.

DEINE PERSÖNLICHE MOTIVATIONSHILFE

Stark machen dich nicht Dinge, die du bereits kannst. Stärker wirst du, wenn du etwas schaffst, von dem du nie gedacht hast, es zu schaffen.

BEST OF AUSREDEN

»Ich will nicht so dicke Muskeln.«, »Ich möchte nicht so männlich aussehen.«, »Ich will keine dicken Oberarme.«, »Ich will nicht wie ein Bodybuilder aussehen.« – Wenn dir diese Sätze bekannt vorkommen, haben wir genau hier die richtige Lösung.

Ultimative Lösung: Diese Ausreden hört man oft von Frauen, die dann eher Cardio-Geräte verwenden und das Krafttraining lieber meiden. Aber was ist dein Ziel? Mit Sicherheit willst du Gewicht verlieren, einen knackigeren Po, schöne, straffe Beine haben und endlich mal nicht mehr auf jede Kalorie achten müssen. Um diese Ziele zu erreichen, musst du etwas an deinem Training ändern. Die Lösung heißt: Krafttraining! Muskeln verbrennen mehr Fett. Frauen bekommen keine dicken Muskeln, dafür sorgen ihre Hormone. Hartes Krafttraining verbrennt mehr Kalorien als Cardio-Training. Krafttraining sorgt für einen größeren Grundumsatz, und somit werden mehr Kalorien verbrannt.

DEINE PERSÖNLICHEN NOTIZEN

Wie war dein Tag?

Mein größter Erfolg heute:

Das habe ich heute gelernt:

LIES BITTE NOCH MAL ...
DENKE POSITIV
(SEITE 38)

CHALLENGE NR. 2

HEUTE WERDEN DEINE AUSDAUER UND DEINE BEREITSCHAFT, DICH ZU QUÄLEN, BESONDERS GEFORDERT.

1. Suche dir eine ansteigende Strecke und schreite 300 Schritte ab. Markiere den Anfangs- und Endpunkt.
2. Laufe diese Strecke so zügig wie möglich hoch. Oben machst du 20 Squats und joggst dann die Strecke zurück, bevor du ohne Pause wieder hochläufst.
3. Wiederhole dieses Intervalltraining 30 Minuten lang. Weniger Geübte können auch schnell walken beziehungsweise abwechselnd laufen und walken. Wichtig ist, die Übung ohne Pause zu absolvieren wie oft du die Strecke schaffst, spielt keine Rolle.

- Ermittle direkt nach der Challenge deine Pulsfrequenz, indem du mit dem Zeige- und Mittelfinger entweder am Handgelenk oder am Hals 60 Sekunden deine Pulsschläge zählst.
- Notiere diese Pulsfrequenz sowie die Zeit, die vergeht, bis dein Puls wieder unter 90 Schläge pro Minute ist, und vergleiche die Werte mit denen der ersten Challenge.
- Prima, du siehst, dein Training zahlt sich aus. In der letzten Woche kannst du dich nochmals steigern.

TAG 11

Wir müssen dir ein Kompliment machen! Du hast jetzt über die Hälfte geschafft. Denke immer daran: Nur du bist für deinen Erfolg zuständig, und nur du erhältst den Lohn dafür.

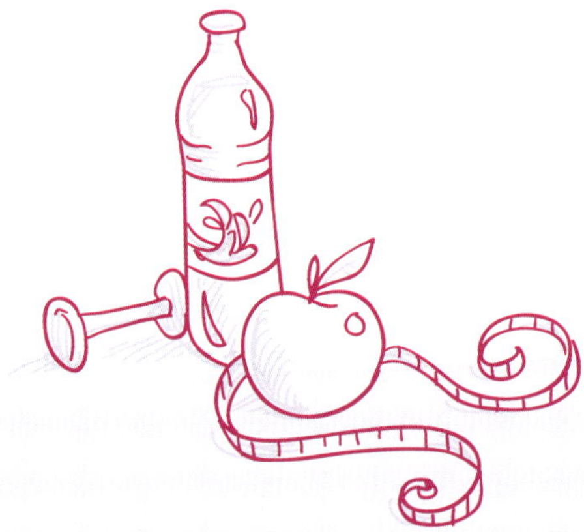

DEIN HEUTIGES MENÜ	SEITE 192-193
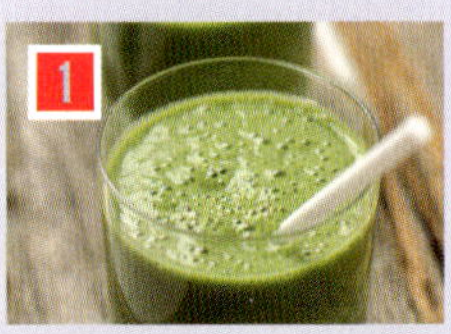	***Mahlzeit 1:*** Hallo-Wach-Matcha-Smoothie
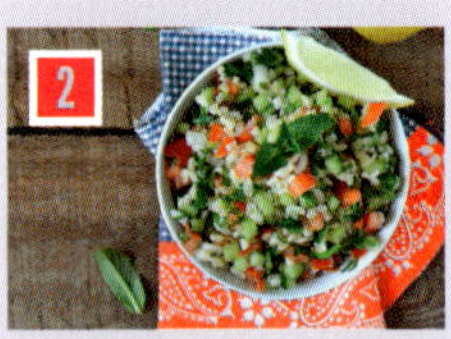	***Mahlzeit 2:*** Türkischer Bulgursalat mit Avocado
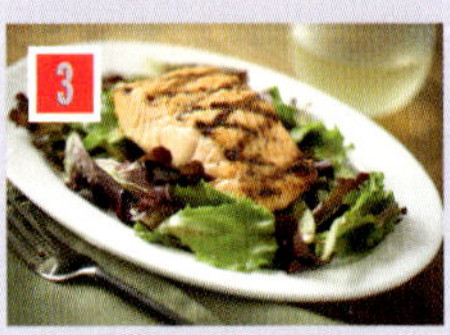	***Mahlzeit 3:*** Lachs auf Salat + Alternative für Vegetarier

SPECIAL TASK

Heute isst du eine Gemüse- oder Obstsorte, die du noch nie gegessen hast.

TEATIME

Ceylontee – oder genauer gesagt: eine der verschiedenen Teesorten, die auf Sri Lanka (früher Ceylon genannt) angebaut und verarbeitet werden und unter der Bezeichnung »Ceylontee« in den Handel kommen. Ceylontees eignen sich sehr gut für Eistees, da sie beim Abkühlen nicht trübe werden.

DEINE PERSÖNLICHE MOTIVATIONSHILFE

Es geht nicht immer darum, dass du die Beste bist, es geht darum, dass du besser bist als gestern.

BEST OF AUSREDEN

»Ich musste häufig im Restaurant essen.« – Keine Frage, es ist schwieriger, seinen Kalorienfahrplan einzuhalten, wenn man in einem Restaurant isst. Doch mit ein paar kleinen Tricks kannst du dein Ziel trotzdem weiterverfolgen.
Ultimative Lösung: Verzichte auf das Brot mit Dip am Anfang. Wähle ein proteinreiches, fettarmes Gericht. Gemüse mit einem Stück Fisch oder Fleisch gibt es in den meisten Restaurants. Verzichte auf Vor- und Nachspeise und Alkohol.

DEINE PERSÖNLICHEN NOTIZEN

Wie war dein Tag?

Mein größter Erfolg heute:

Das habe ich heute gelernt:

LIES BITTE NOCH MAL ...
GEMÜSE "ALL YOU CAN EAT"
(SEITE 157)

DEIN HEUTIGES TRAININGSPROGRAMM

(SIEHE "DEINE WORKOUTS" AB SEITE 102)

KRAFTTRAINING (4 SÄTZE)

1	**Swimmer** (Seite 135)	45 Sekunden
2	**Superman** (Seite 134)	45 Sekunden halten
3	**Back Leg Raise** (Seite 113)	12 × rechts – 12 × links im Wechsel
4	**Side Kick** (Seite 119)	10 × rechts – 10 × links
5	**Doorman** (Seite 122)	15 ×
6	**Push-up Wide** (Seite 124)	15 ×

Fatburnfaktor 3 · Bodyformindex 4

WORKOUT MIT DVD

MORGENS

7	**Perfektes Warm-up**	Fatburnfaktor 3 · Bodyformindex 2
8	**Straff die Mitte (Core)**	Fatburnfaktor 3 · Bodyformindex 5

ABENDS

9	**Intensiv-Power-Zirkel (HIIT)**	Fatburnfaktor 5 · Bodyformindex 3
10	**Perfektes Stretching**	Fatburnfaktor 1 · Bodyformindex 3

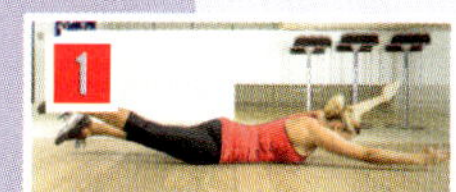

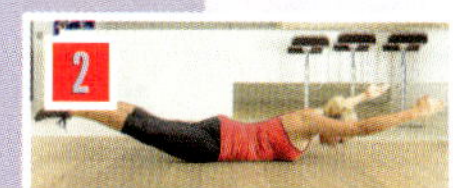

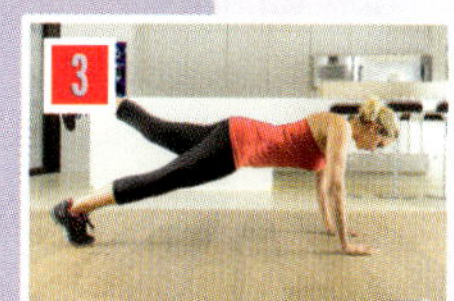

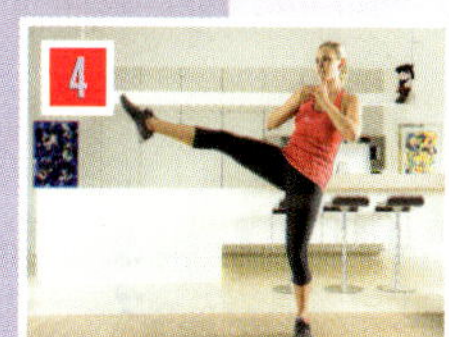

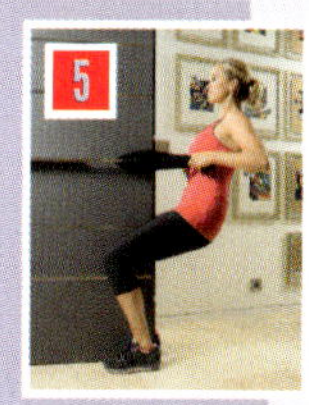

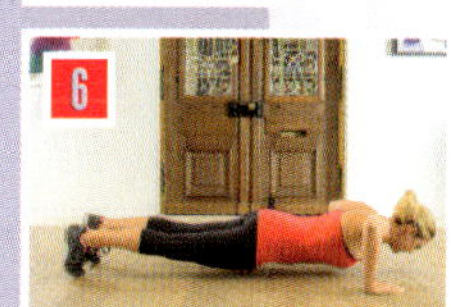

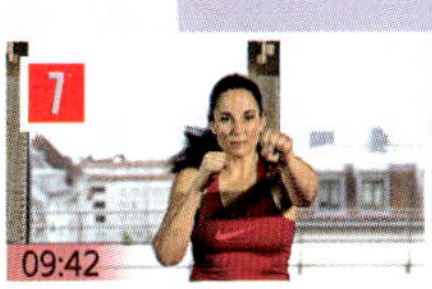

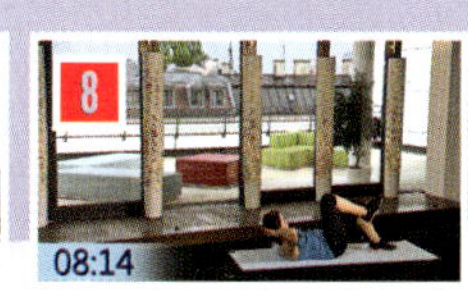

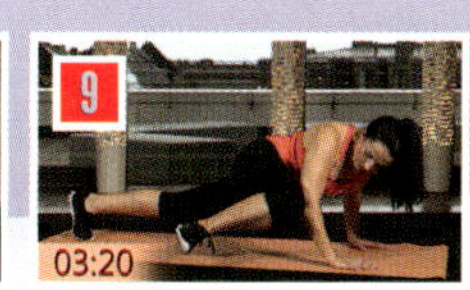

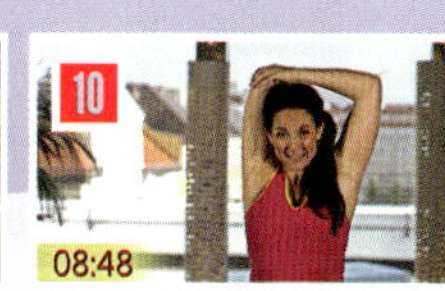

TAG 12

Du merkst, dass du jeden Tag aufs Neue über dich hinauswächst. Schaue heute in den Spiegel und sag dir, wie stolz du auf dich bist und dass du dich liebst!

DEIN HEUTIGES MENÜ	SEITE 194–195
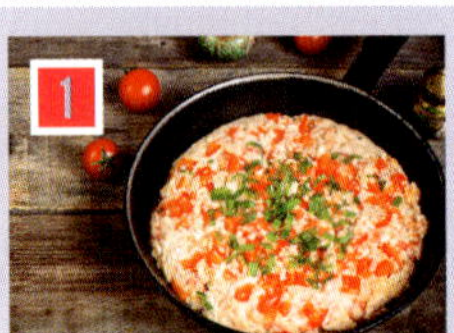	Mahlzeit 1: Türkisches Eierfrühstück mit Tomaten à la Menemen
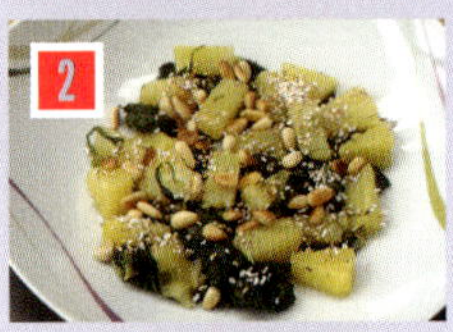	*Mahlzeit 2:* Spinat-Ananas-Gemüse
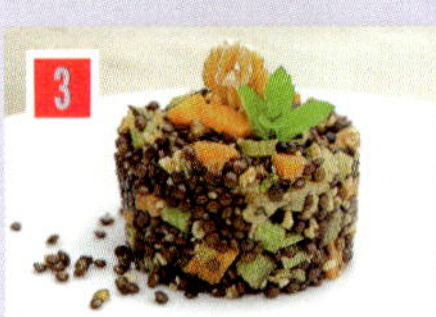	*Mahlzeit 3:* Schneller Linsensalat

SPECIAL TASK

Beobachte heute bewusst die Essgewohnheiten anderer Menschen.

TEATIME

Matcha – dieser zu sehr feinem Pulver vermahlene Grüntee wird in der japanischen Teezeremonie verwendet. Er ist gesund, regt an und enthält mehr wohltuende Inhaltsstoffe als andere Teesorten. Aufgrund des aufwendigen Herstellungsverfahrens ist Matcha teuer (der Preis hängt von der Qualitätsstufe ab). Auf jeden Fall solltest du nur Bioware kaufen, und das entweder in einem guten Tee- oder Bioladen oder einem renommierten Tee- oder Bioshop im Internet.
Für eine Portion übergießt du 2 bis 3 Gramm Teepulver in einer Teeschale mit heißem Wasser (ca. 80 °C) und schlägst es mit einem Matchabesen auf (statt dieses Bambusbesens tut es auch ein Schneebesen). Das ist die einfache Methode – besinnlicher ist das klassische japanische Zubereitungsritual mit stilechten Utensilien (Videos dazu gibt es im Internet).

DEINE PERSÖNLICHE MOTIVATIONSHILFE

Wenn du aufgeben willst, denke immer daran, warum du angefangen hast.

BEST OF AUSREDEN

»Ich habe keine Zeit für Sport.« – Wenn du keine Zeit hast, Sport zu treiben, heißt das meistens auch, du hast keine Lust auf sportliche Betätigung.
Ultimative Lösung: Erkenne die Vorteile des Sports! Menschen gewöhnen sich an vieles. Wer regelmäßig Sport treibt, kann sich ein Leben ohne Sport gar nicht mehr vorstellen. Es würde ihm etwas fehlen, denn sein Körper hat sich daran gewöhnt. Umgekehrt ist es genauso; wer keinen Sport treibt, dem fehlt nichts, weil er sich daran gewöhnt hat, körperlich nicht aktiv zu sein. Wenn du aber erst einmal eine Zeit lang Sport gemacht hast, wirst du die tollen Vorteile erleben und spüren: Wie gut es sich nach dem Training anfühlt, wie ausgeglichener du bist und wie großartig es ist, körperlich an seine Grenzen zu gehen.

DEINE PERSÖNLICHEN NOTIZEN

Wie war dein Tag?

Mein größter Erfolg heute:

Das habe ich heute gelernt:

LIES BITTE NOCH MAL ...
KOHLENHYDRATE UND WAS DAMIT ZUSAMMENHÄNGT
(SEITE 27)

DEIN HEUTIGES TRAININGSPROGRAMM

(SIEHE "DEINE WORKOUTS" AB SEITE 102)

KRAFTTRAINING (4 SÄTZE)

1	**Sit-up Straight** (Seite 136)	30 ×
2	**Starfish** (Seite 141)	10 × rechts, danach 10 × links
3	**Bulgarian Squat** (Seite 118)	12 × rechtes Bein vorne – 12 × linkes Bein vorne
4	**Prisoner Lunge** (Seite 108)	15 × rechts – 15 × links im Wechsel
5	**Pull-up by Desk Level II** (Seite 121)	12 ×
6	**Chair Dip Level II** (Seite 129)	20 ×

Fatburnfaktor 4 · Bodyformindex 5

WORKOUT MIT DVD

MORGENS

7	**Perfektes Warm-up**	Fatburnfaktor 3 · Bodyformindex 2
8	**Tschüss Problemzonen**	Fatburnfaktor 3 · Bodyformindex 5

ABENDS

9	**Workout von Kopf bis Fuß**	Fatburnfaktor 4 · Bodyformindex 5
10	**Sexy Beine, Po, oho!**	Fatburnfaktor 4 · Bodyformindex 5

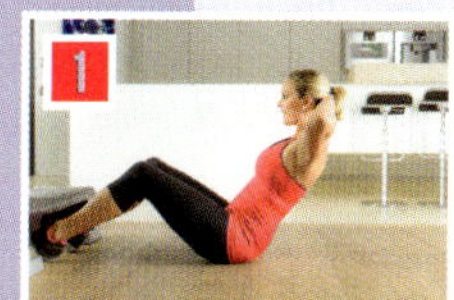

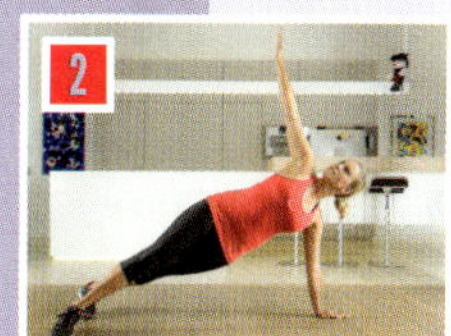

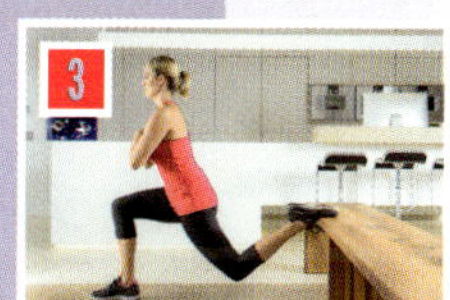

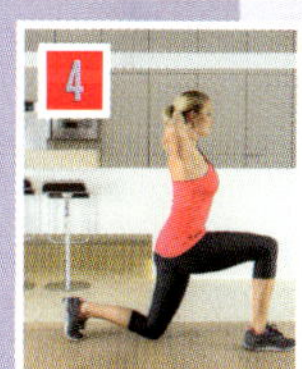

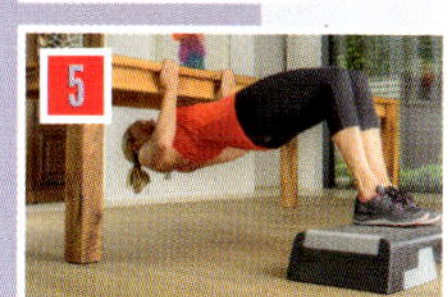

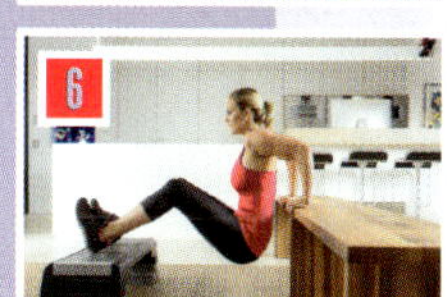

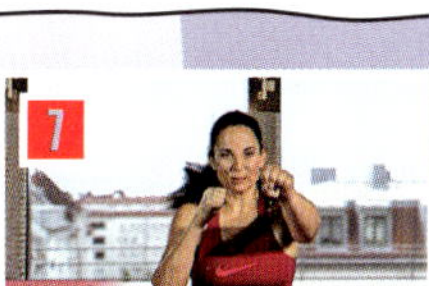

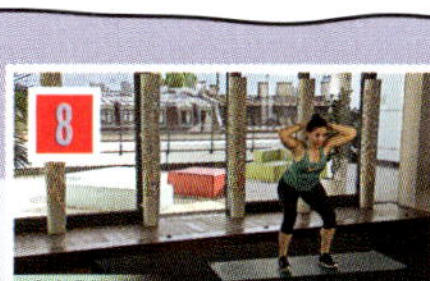

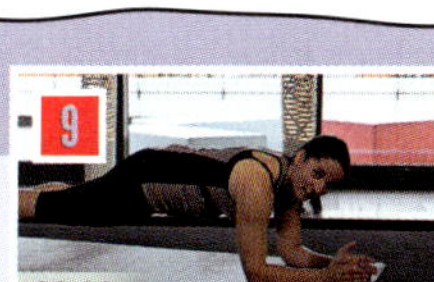

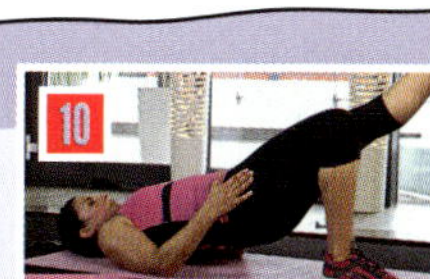

TAG 13

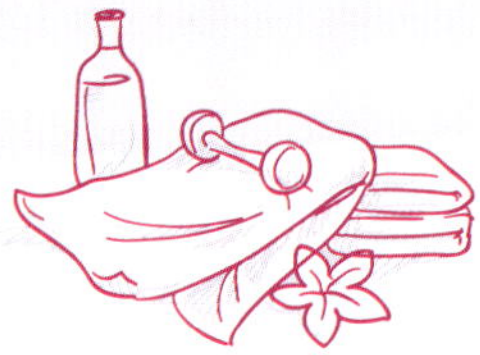

AUF LOS GEHT'S LOS!

Mittlerweile müsstest du merken, wie sehr sich deine Einstellung verändert hat. Du bist selbstbewusster und traust dir mehr zu. Du weißt genau, was du leisten kannst, und dein eigener Antrieb lässt dich deinem Ziel immer näher kommen. Du benötigst keinen Druck mehr von außen, weder Partner noch Freundin, die dir raten, ein paar Kilos abzunehmen. Denn abnehmen und besonders das Gewicht halten kannst du nur, wenn du es selbst aus eigenem Antrieb willst.

DEIN HEUTIGES MENÜ	SEITE 196–197
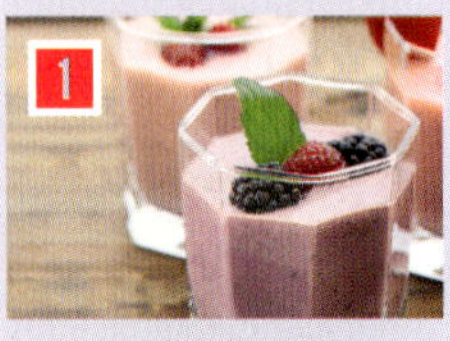	***Mahlzeit 1:*** Beeren-Amaranth-Smoothie
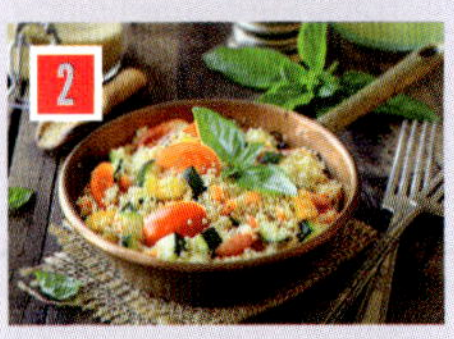	***Mahlzeit 2:*** Leichter Hirsesalat
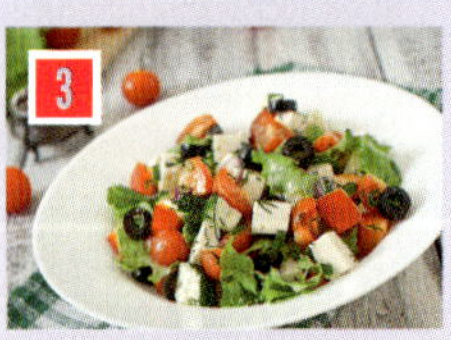	***Mahlzeit 3:*** Griechischer Salat

SPECIAL TASK

Heute ist dein Antistress-Tag, auch Oohm-Tag genannt! Nimm die Hektik und die Schnelligkeit aus deinem Tag. Erledige eine Sache nach der anderen, ganz in Ruhe. Beobachte bewusster deine Umwelt und lass jede Hektik, jeden Ärger, jeden Stress an dir abprallen.

TEATIME

Fencheltee – dieser Tee ist nicht nur ein Heilmittel gegen Hals- und Bauchbeschwerden, sondern er schmeckt auch sehr gut. Drücke bei der Zubereitung die Fenchelsamen etwas an, so werden ihre ätherischen Öle besser freigesetzt. Übergieße die Fenchelsamen mit kochend heißem Wasser und genieße die aufsteigenden Dämpfe. Je heißer das Wasser, desto schneller ist der Tee fertig.

DEINE PERSÖNLICHE MOTIVATIONSHILFE

Du darfst versagen, du darfst nur nie aufgeben.

BEST OF AUSREDEN

»Ich kann jetzt nicht abnehmen, ich fahre in den Urlaub.« – Gerade hast du dein Essverhalten ganz gut im Griff und hast auch schon einige Kilos abgenommen. Mit dem Sport klappt es auch schon gut, du hast deinen Rhythmus gefunden und bist auf dem richtigen Weg. Doch dann steht dein Urlaub vor der Tür. Wie schaffst du es trotzdem, an deinen Vorsätzen festzuhalten?

Ultimative Lösung: Der Urlaub ist kein Grund, deine bisherigen Erfolge zu gefährden. Nimm weiterhin drei Mahlzeiten zu dir und achte dabei auf die Kalorienbilanz. Lass dich auch nicht durch üppige Buffets verführen. Es ist hilfreich, stets nur mit einem Dessertteller zum Buffet zu gehen. Baue auch im Urlaub eine Sporteinheit in deinen Tagesablauf ein.

Verinnerliche den Spruch: Du hast ein Recht auf deinen Urlaub. Aber du hast keinen Urlaub von einem gesunden Leben.

DEINE PERSÖNLICHEN NOTIZEN

Wie war dein Tag?

Mein größter Erfolg heute:

Das habe ich heute gelernt:

LIES BITTE NOCH MAL ...
TEE – GETRÄNK FÜR LEIB UND SEELE
(SEITE 153)

DEIN HEUTIGES TRAININGSPROGRAMM

(SIEHE "DEINE WORKOUTS" AB SEITE 102)

KRAFTTRAINING (4 SÄTZE)

1	**Lateral Leg Raise** (Seite 133)	20 × rechts – 20 × links im Wechsel
2	**Plank** (Seite 131)	60 Sekunden halten
3	**Prisoner Lunge** (Seite 108)	20 × rechts – 20 × links im Wechsel
4	**Side Kick** (Seite 119)	15 × rechts – 15 × links
5	**Slide Push-up** (Seite 130)	8 × rechts – 8 × links im Wechsel
6	**Spiderman** (Seite 127)	8 × rechts – 8 × links im Wechsel

Fatburnfaktor 3 · Bodyformindex 4

WORKOUT MIT DVD

MORGENS

7	**Perfektes Warm-up**	Fatburnfaktor 3 · Bodyformindex 2
8	**Intensiv-Power-Zirkel (HIIT)**	Fatburnfaktor 5 · Bodyformindex 3

ABENDS

9	**Tschüss Problemzonen**	Fatburnfaktor 3 · Bodyformindex 5
10	**Workout von Kopf bis Fuß**	Fatburnfaktor 4 · Bodyformindex 5

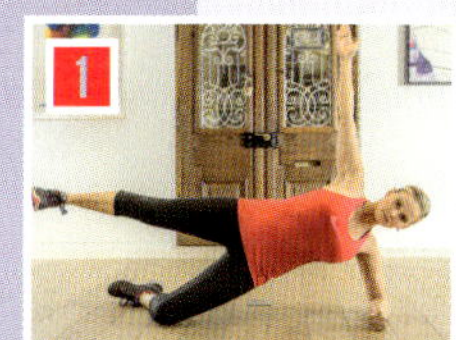

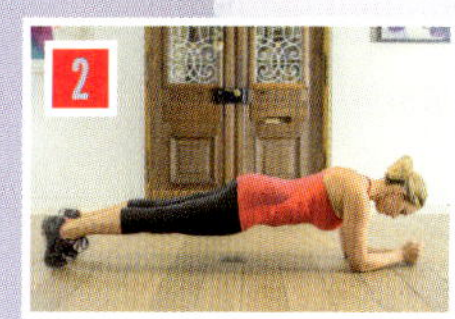

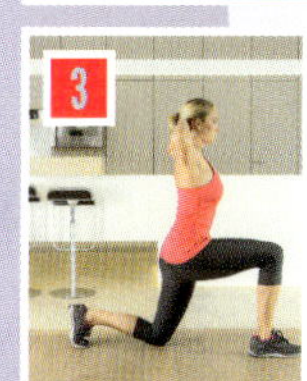

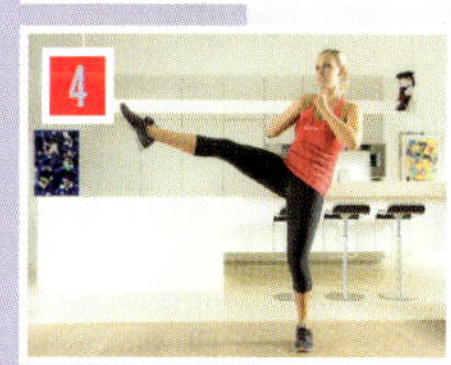

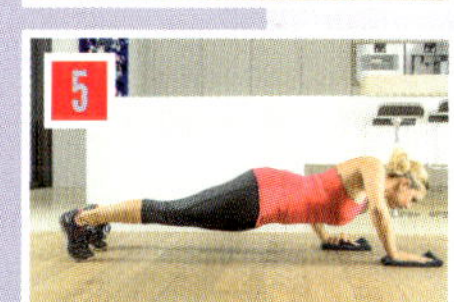

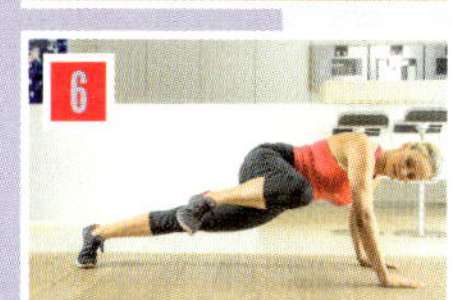

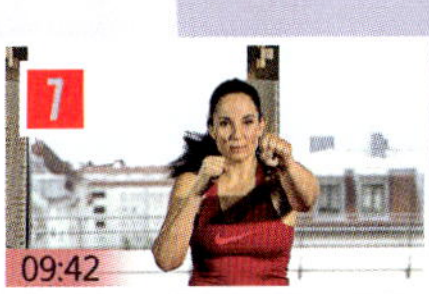

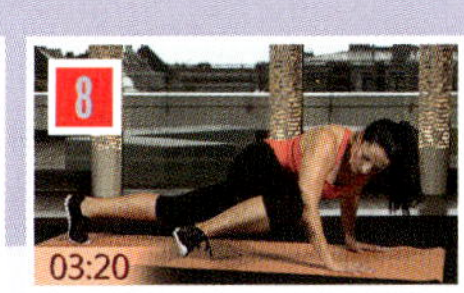

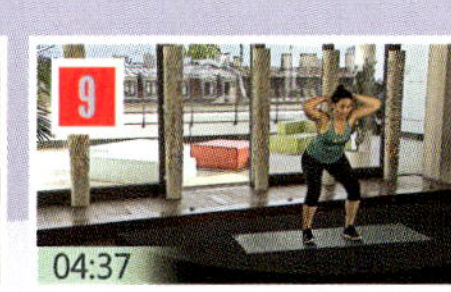

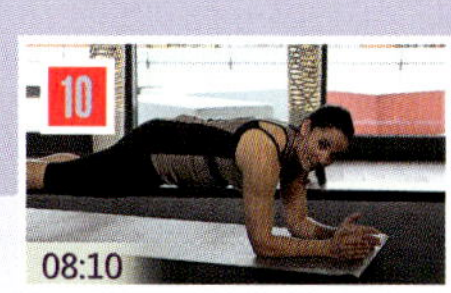

TAG 14

… UND DEIN ZWEITER WIEGETAG!

Heute ist das zweite Wiegen dran, und du hast dir nichts vorzuwerfen. Du hast dein Bestes gegeben, und genau so machst du in der dritten Woche weiter. Du hast mit Beginn des Bikini-Bootcamps aufgehört, von einem Traumkörper zu träumen, und hast angefangen, für deinen Traumkörper zu trainieren.

HURRA, HEUTE WIRD GEWOGEN!

Gewichtsabnahme:

_______ kg!

DEIN HEUTIGES MENÜ	SEITE 198–199
1 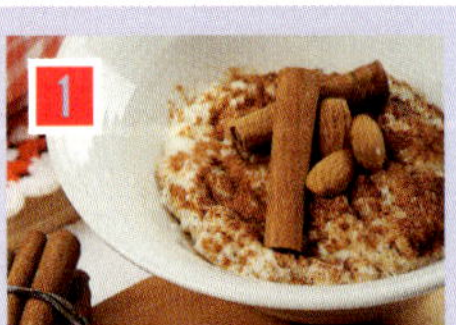	***Mahlzeit 1:*** Milchreis mit Mandeln
2 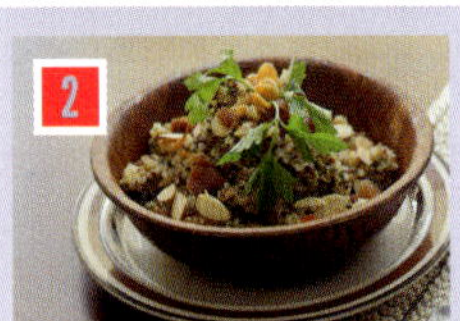	***Mahlzeit 2:*** Gebratener Mandel-Quinoa mit Curry
3 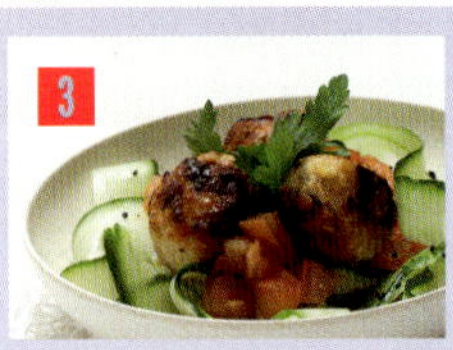	***Mahlzeit 3:*** Petersiliensalat mit Köfte + Alternative für Vegetarier

AUF LOS GEHT'S LOS!

SPECIAL TASK

Heute ist dein Lachtag. Ganz nach dem Motto: »Jeder Tag, an dem du nicht lächelst, ist ein verlorener Tag.« (Charlie Chaplin) Denke generell öfter daran, zwischendurch zu lächeln. Du fühlst dich besser, wenn du lächelst, als wenn du mit traurigem oder ernstem Gesichtsausdruck durch die Gegend läufst.

TEATIME

Orangen-Ingwer-Tee – für die Zubereitung schneide ein kleines Stück (ca. 1 cm) Ingwer in feine Scheiben. Wasche eine unbehandelte Orange, halbiere sie und schneide eine Hälfte ebenfalls in dünne Scheiben. Fülle die Zutaten in eine Teekanne und gieße mit heißem Wasser auf. Lass den Tee etwa 5 Minuten ziehen.

DEINE PERSÖNLICHE MOTIVATIONSHILFE

Egal, wie langsam du vorankommst. Du bist immer schneller als die, die es erst gar nicht versuchen.

BEST OF AUSREDEN

»Das habe ich mir verdient.« – Du kennst sicher solche Situationen: Du hast einen anstrengenden, aber erfolgreichen Arbeitstag hinter dir, vielleicht hast du einen brillanten Deal abgeschlossen, oder du hattest ein sehr konstruktives Gespräch mit einem Mitarbeiter, oder du hast eine wichtige Präsentation erfolgreich vorgebracht oder … oder … Jetzt hast du das Gefühl, du musst dich erst einmal selbst belohnen. Mit etwas Süßem, einem Glas Wein oder einem guten Essen. Damit zeigst du das bekannte Belohnungsverhalten, das tief in fast jedem von uns steckt. Wer bekam als Kind nicht immer etwas Süßes zur Belohnung? *Ultimative Lösung:* Schaffe dir Alternativen und programmiere dich um. Belohne dich ab jetzt mit etwas anderem als mit Essen. Gönne dir vielleicht ein gutes Buch, ein Bad im Kerzenschein, eine Massage, einen tollen Film oder ein tolles Training. Ganz nach dem Motto: Du kannst etwas ändern. Jeden Tag und zu jeder Zeit.

DEINE PERSÖNLICHEN NOTIZEN

Was hat besonders gut in dieser zweiten Woche geklappt?

Ziel für die nächste Woche:

LIES BITTE NOCH MAL ...
WAS ZUCKER MIT UNS MACHT
(SEITE 155)

DEIN HEUTIGES TRAININGSPROGRAMM

(SIEHE "DEINE WORKOUTS" AB SEITE 102)

KRAFTTRAINING (4 SÄTZE)

1	**Sit-up Transversal** (Seite 137)	15 × rechts – 15 × links im Wechsel
2	**Swimmer** (Seite 135)	60 Sekunden
3	**Tic Toc** (Seite 110)	15 × rechts – 15 × links im Wechsel
4	**Skater Jump** (Seite 116)	20 × rechts – 20 × links im Wechsel
5	**Push-up Tight** (Seite 123)	12 ×
6	**Chair Dip Level II** (Seite 129)	20 ×

Fatburnfaktor 4 · Bodyformindex 5

WORKOUT MIT DVD

MORGENS

7	**Perfektes Warm-up**	Fatburnfaktor 3 · Bodyformindex 2
8	**Straff die Mitte (Core)**	Fatburnfaktor 3 · Bodyformindex 5

ABENDS

9	**Feste Brüste, Arme, wow!**	Fatburnfaktor 3 · Bodyformindex 5
10	**Sexy Beine, Po, oho!**	Fatburnfaktor 4 · Bodyformindex 5

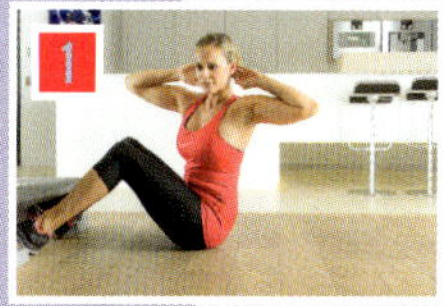

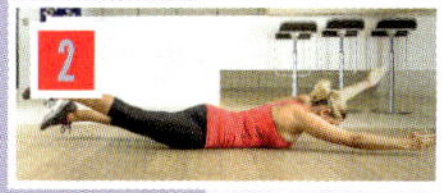

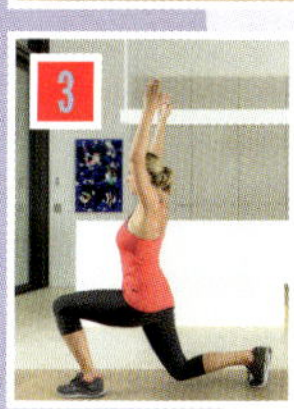

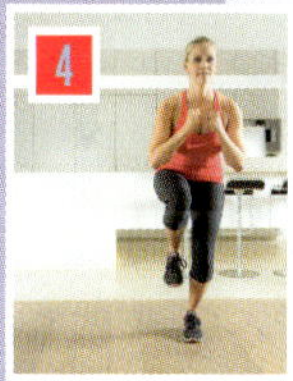

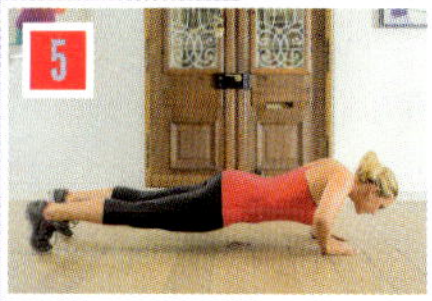

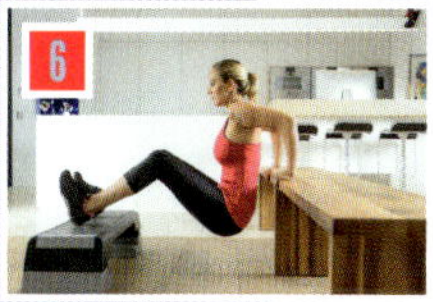

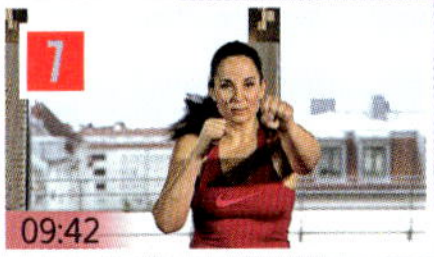

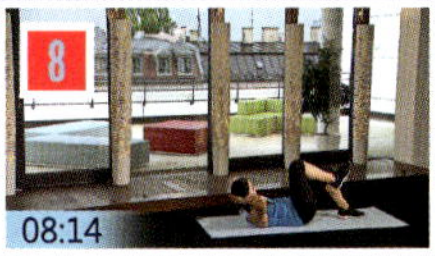

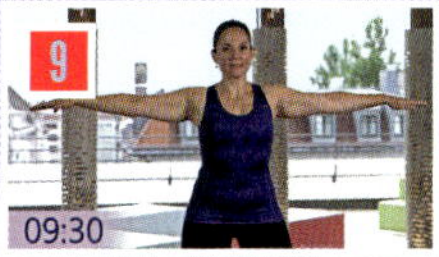

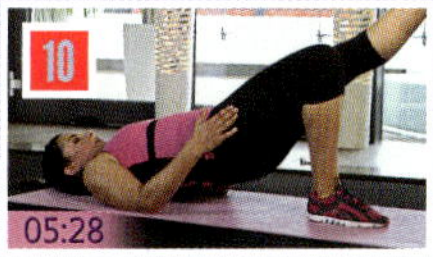

TAG 15

Heute ist dein ganz besonderer Tag. Du freust dich über jeden deiner auch noch so kleinen Fortschritte. Alle negativen Emotionen werden heute strikt ausgeblendet. Nimm heute alles leichter und gehe ganz entspannt durch den Tag.

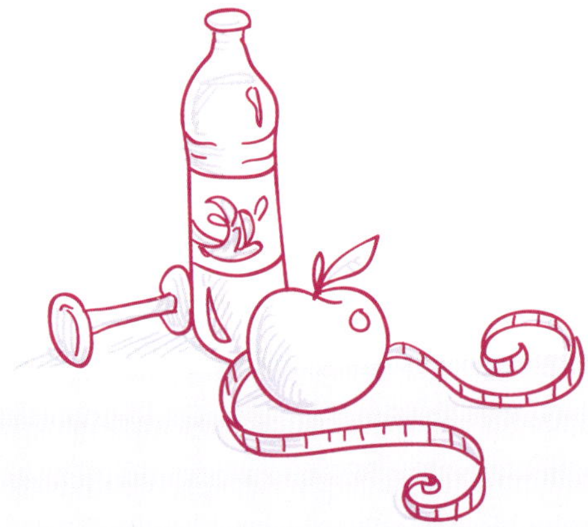

DEIN HEUTIGES MENÜ	SEITE 200–201
1 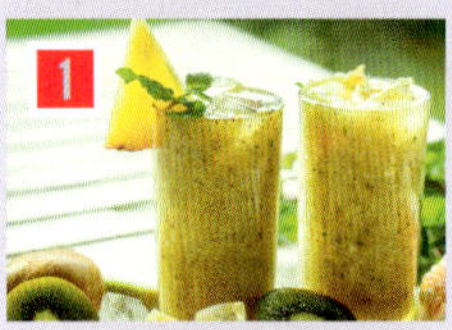	***Mahlzeit 1:*** Schneller Smoothie
2 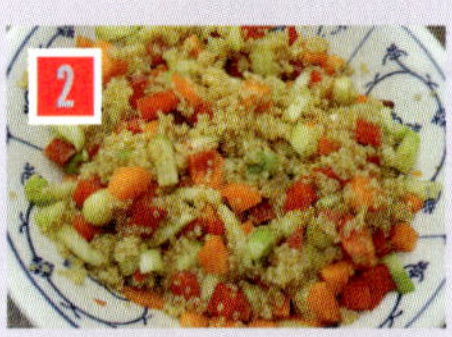	***Mahlzeit 2:*** Quinoasalat mit Zucchini, Möhren und roter Paprika
3 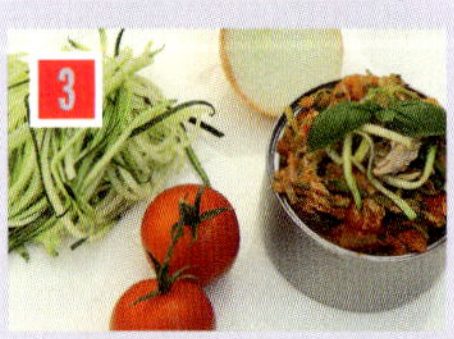	***Mahlzeit 3:*** Zucchini-Spaghetti mit Hackfleischsauce + Alternative für Vegetarier

SPECIAL TASK

Heute sprichst du einen Menschen an, den du eigentlich nie ansprechen würdest.

TEATIME

Rooibostee – auch Rotbuschtee genannt. Rooibos ist ein Strauch, der in Südafrika wächst. Der Name stammt von der rotbraunen Farbe der Blätter, die bei der Verarbeitung entsteht. In Südafrika ist dieser Tee das beliebteste Getränk und wird zu allen Tageszeiten getrunken. Er enthält kein Koffein und kann deshalb auch abends getrunken werden.

DEINE PERSÖNLICHE MOTIVATIONSHILFE

Stell dir vor, du kannst deinen Kleiderschrank öffnen und alles anziehen, was du willst, weil alles passt und sehr gut an dir aussieht.

BEST OF AUSREDEN

»Wenn andere abends Chips und Co. knabbern, kann ich nicht widerstehen.« – Du sitzt abends mit deinem Partner gemütlich zusammen, und plötzlich holt er etwas von diesem Knabberzeug aus dem Schrank. Eigentlich wolltest du nichts mehr essen, aber jetzt fällt es dir schwer, dieser Versuchung zu widerstehen.
Ultimative Lösung: Kaufe nichts ein, was du nicht essen möchtest. Halte für solche verführerischen Situationen immer ein paar gesunde Snacks wie Mandeln, Obst oder Gemüsesticks bereit. So hat jeder von euch etwas zu knabbern, und du brauchst dich nicht um deine Kalorienbilanz zu sorgen.

DEINE PERSÖNLICHEN NOTIZEN

Wie war dein Tag?

Mein größter Erfolg heute:

Das habe ich heute gelernt:

LIES BITTE NOCH MAL ...
NOTFALLHELFER – DER SOS-PROTEINSHAKE
(SEITE 165)

DEIN HEUTIGES TRAININGSPROGRAMM

(SIEHE "DEINE WORKOUTS" AB SEITE 102)

KRAFTTRAINING (5 SÄTZE)

1	**Leg Raise Plank** (Seite 132)	20 × rechts – 20 × links im Wechsel
2	**Superman** (Seite 134)	60 Sekunden halten
3	**Prisoner Jump Squat** (Seite 112)	25 ×
4	**Side Kick** (Seite 119)	15 × rechts – 15 × links
5	**Doorman** (Seite 122)	15 ×
6	**Push-up Wide** (Seite 124)	15 ×

Fatburnfaktor 4 · Bodyformindex 4

WORKOUT MIT DVD

MORGENS

7	**Perfektes Warm-up**	Fatburnfaktor 3 · Bodyformindex 2
8	**Workout von Kopf bis Fuß**	Fatburnfaktor 4 · Bodyformindex 5
9	**Feste Brüste, Arme, wow!**	Fatburnfaktor 3 · Bodyformindex 5

ABENDS

10	**Straff die Mitte (Core)**	Fatburnfaktor 3 · Bodyformindex 5
11	**Tschüss Problemzonen**	Fatburnfaktor 3 · Bodyformindex 5
12	**Perfektes Stretching**	Fatburnfaktor 1 · Bodyformindex 3

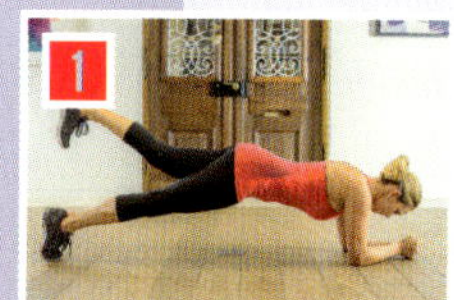

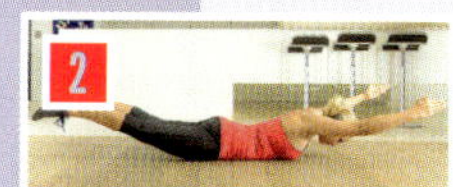

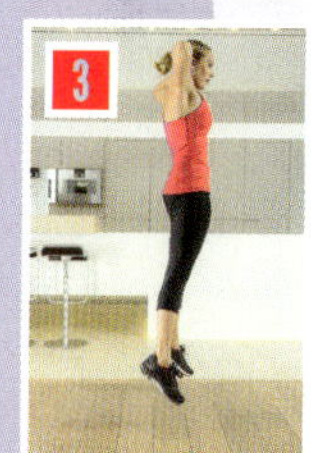

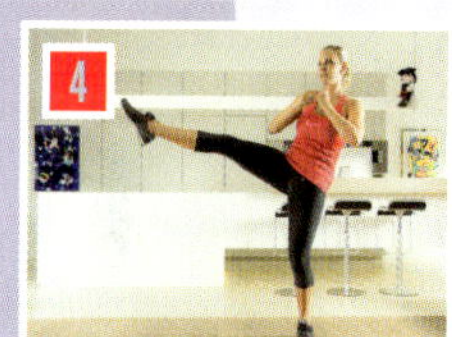

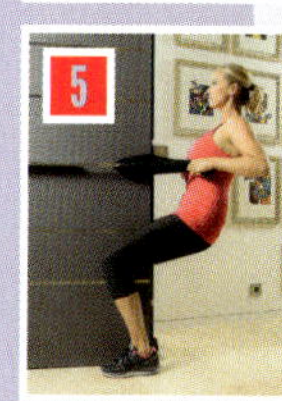

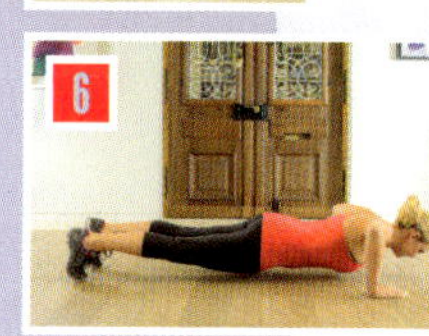

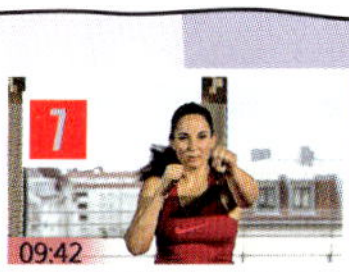

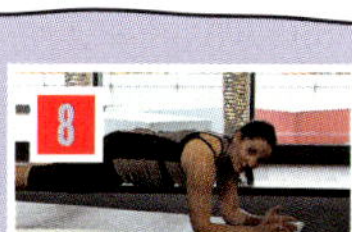

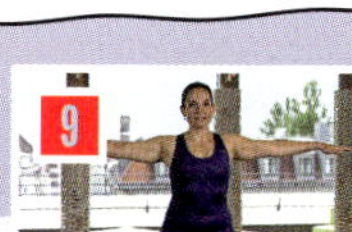

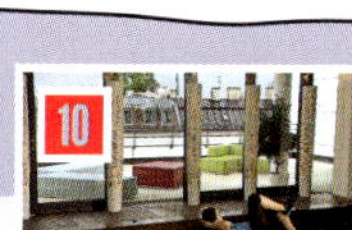

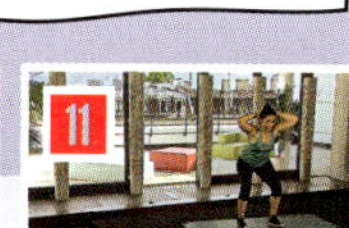

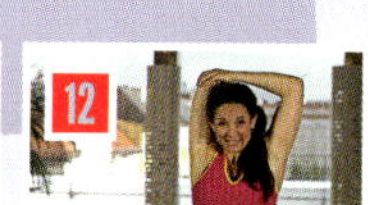

TAG 16

So langsam näherst du dich dem Ziel. Du merkst, wie deine innere Kraft immer größer wird, wie du dich immer weniger ablenken lässt und deinen Weg unbeirrt und konzentriert gehst. Du hast dich nicht nur äußerlich verändert, auch innerlich bemerkst du eine Veränderung. Du hast an innerer Stärke und Selbstbewusstsein gewonnen.

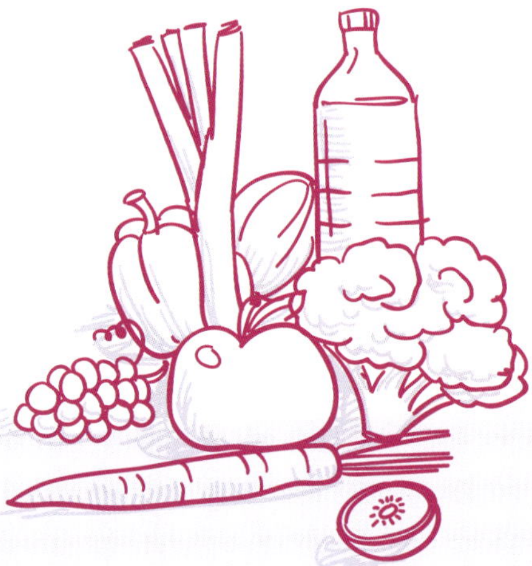

DEIN HEUTIGES MENÜ	SEITE 202-203
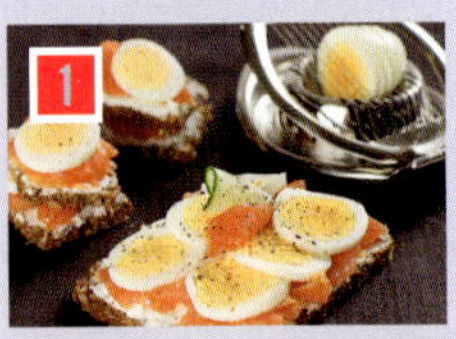	***Mahlzeit 1:*** Lachs auf Vollkornbrot mit Ei + Alternative für Vegetarier
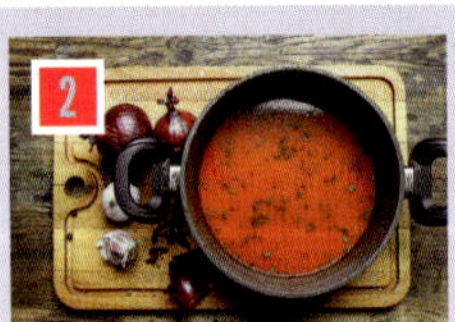	***Mahlzeit 2:*** Schnelle Tomatensuppe
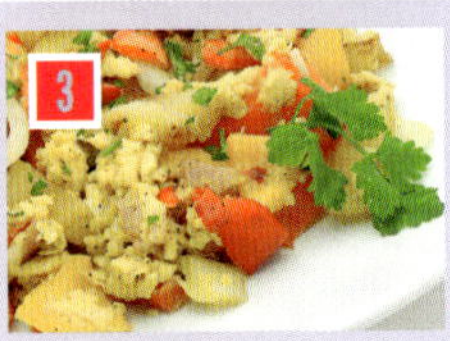	***Mahlzeit 3:*** Gemüse-Rührei

TEATIME

Assam – dieser schwarze Tee hat sehr viel Vitamin B_1 und einen hohen Koffeingehalt. Viele trinken ihn gern mit Milch, da der Geschmack recht intensiv ist.

DEINE PERSÖNLICHE MOTIVATIONSHILFE

Dein Körper kann vieles schaffen! Es ist dein Kopf, den du überzeugen musst.

BEST OF AUSREDEN

»Gesundes Essen ist teuer.« – Das ist eine sehr beliebte Ausrede, um sich weiterhin ungesund zu ernähren und nichts an seiner Ernährungsweise ändern zu müssen. Diese Ausrede ist aber sehr schnell zu widerlegen.

Ultimative Lösung: Die Lösung ist ganz einfach, hier nur einige Ideen für Mahlzeiten unter 3 Euro:

- Gefüllte Paprika
- Zucchinispagetti mit Tomaten-Thunfischsauce
- Mozzarella mit Tomate
- Griechischer Salat
- Gemüse mit Putenfleisch
- Tomatensuppe

SPECIAL TASK

Heute ist dein »Colour Day«! Nimm heute Nahrungsmittel, die mindestens fünf verschiedene Farben haben, zu dir.

DEINE PERSÖNLICHEN NOTIZEN

Wie war dein Tag?

Mein größter Erfolg heute:

Das habe ich heute gelernt:

LIES BITTE NOCH MAL ... ALTERNATIVEN ZU NUDELN UND CO. (SEITE 148)

DEIN HEUTIGES TRAININGSPROGRAMM

(SIEHE "DEINE WORKOUTS" AB SEITE 102)

KRAFTTRAINING (5 SÄTZE)

1	**Leg Raise Plank** (Seite 132)	20 × rechts – 20 × links im Wechsel
2	**Shoulder Bridge Up and Down** (Seite 139)	12 ×
3	**Prisoner Squat** (Seite 111)	25 ×
4	**Bulgarian Squat** (Seite 118)	12 × rechtes Bein vorne – 12 × linkes Bein vorne
5	**Doorman** (Seite 122)	15 ×
6	**Slide Push-up** (Seite 130)	10 × rechts – 10 × links im Wechsel

Fatburnfaktor 4 · Bodyformindex 5

WORKOUT MIT DVD

MORGENS

7	**Perfektes Warm-up**	Fatburnfaktor 3 · Bodyformindex 2
8	**Workout von Kopf bis Fuß**	Fatburnfaktor 4 · Bodyformindex 5
9	**Sexy Beine, Po, oho!**	Fatburnfaktor 4 · Bodyformindex 5

ABENDS

10	**Tschüss Problemzonen**	Fatburnfaktor 3 · Bodyformindex 5
11	**Intensiv-Power-Zirkel (HIIT)**	Fatburnfaktor 5 · Bodyformindex 3
12	**Straff die Mitte (Core)**	Fatburnfaktor 3 · Bodyformindex 5

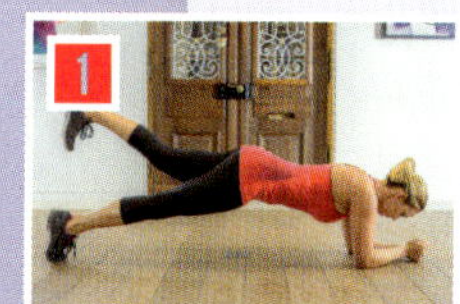

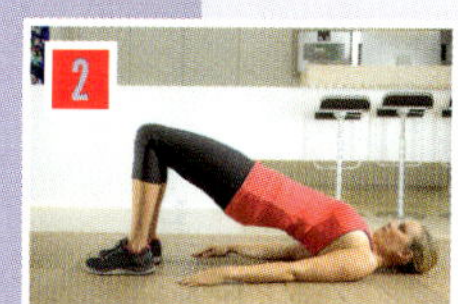

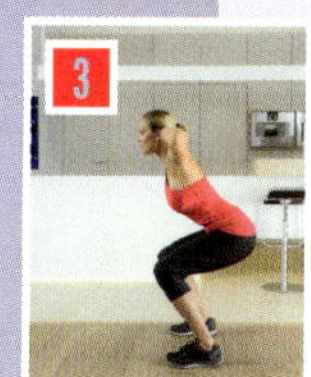

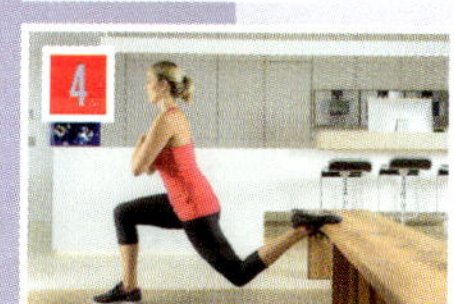

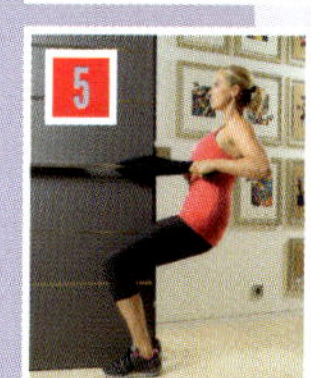

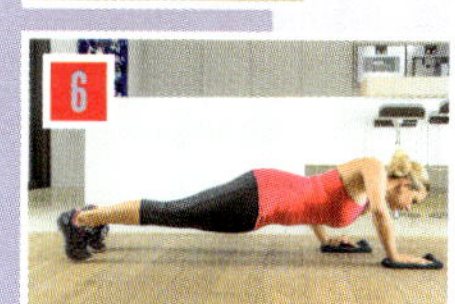

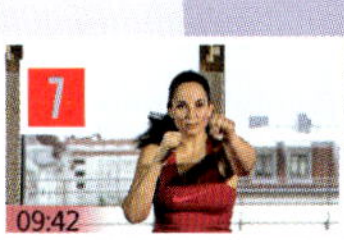

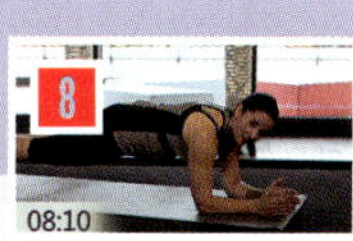

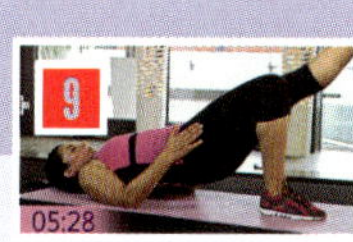

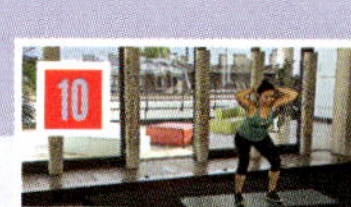

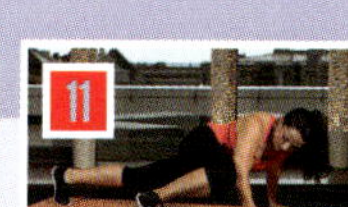

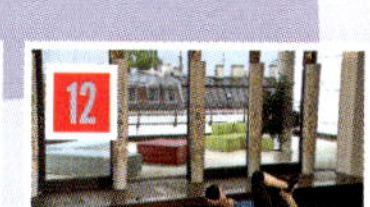

TAG 17

… UND DEINE DRITTE CHALLENGE

Heute ist der Tag der letzten großen Challenge, und du merkst, dass du schon ganz anders mit Herausforderungen umgehst. Du weißt genau, was dein Körper leisten kann, und du hast gelernt, auf den Punkt genau deine Leistung abzurufen. Du freust dich darauf und kannst es gar nicht erwarten.

DEIN HEUTIGES MENÜ	SEITE 204–205
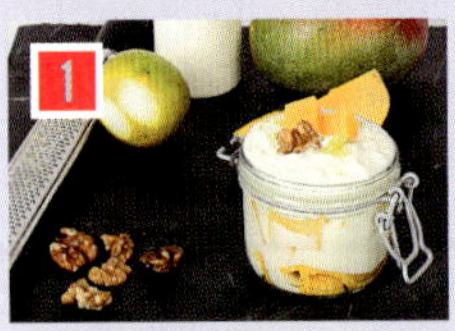	*Mahlzeit 1:* Cremiger Mangojoghurt
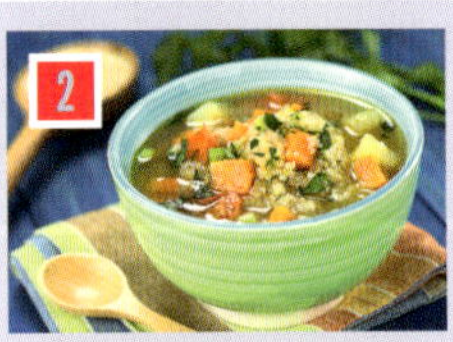	*Mahlzeit 2:* Schnelle Couscous-Gemüse-Suppe
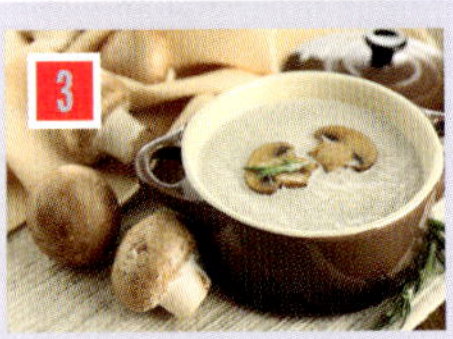	*Mahlzeit 3:* Champignonsuppe mit Fenchel

SPECIAL TASK

Heute sagst du einem wichtigen Menschen in deinem Leben, wie wichtig er für dich ist.

TEATIME

Sencha – diesen japanischen Tee gibt es in unterschiedlichsten Qualitäten aus drei Erntezeiten im Jahr. Je früher die Ernte, umso höher die Qualität.

DEINE PERSÖNLICHE MOTIVATIONSHILFE

Du kannst deine Grenzen nur kennenlernen, wenn du sie überschreitest.

BEST OF AUSREDEN

»Ich kann machen, was ich will, und nehme nicht ab!« – Du hast schon alles ausprobiert, aber immer bist du an einen Punkt gekommen, an dem dein Körper sich nicht mehr von überschüssigen Pfunden trennen wollte. Deshalb hast du immer wieder aufgegeben.

Ultimative Lösung: Wenn irgendwann deine Gewichtsabnahme ins Stocken gerät, bedeutet das, du isst bezogen auf deinen Grundumsatz immer noch zu viel. Schreibe ab diesem Zeitpunkt jeden Tag alles, was du zu dir nimmst, genau auf. Verwende dafür eine der gängigen Kalorien-Apps. Wichtig ist, dass du in solchen Situationen nicht aufgibst, sondern konsequent weitermachst. Und stell in solchen Phasen die Waage ganz weit weg und höre auf, dich zu wiegen.

DEINE PERSÖNLICHEN NOTIZEN

Wie war dein Tag?

Mein größter Erfolg heute:

Das habe ich heute gelernt:

LIES BITTE NOCH MAL …
WAS ESSEN WIR EIGENTLICH?
(SEITE 143)

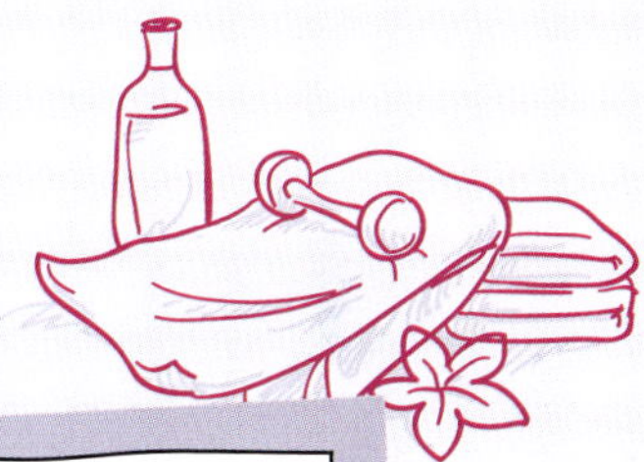

CHALLENGE NR. 3

DIE LETZTE CHALLENGE WIRD NOCH MAL ALLES VON DIR FORDERN. ABER DU HAST GUT TRAINIERT UND WIRST AUCH DIESE HERAUSFORDERUNG MEISTERN.

1. Such dir eine Treppe, die mindesten 15 Stufen hat.
2. Laufe oder gehe diese 15 Stufen 50 Mal hintereinander hinauf und herunter.
3. Jedes Mal, wenn du unten angekommen bist, machst du zwei Liegestütze, bevor du die Stufen wieder hochläufst. Wenn die Oberschenkel brennen, machst du alles richtig.

- Ermittle direkt nach der Challenge deine Pulsfrequenz, indem du mit dem Zeige- und Mittelfinger entweder am Handgelenk oder am Hals 60 Sekunden deine Pulsschläge zählst.
- Notiere diese Pulsfrequenz sowie die Zeit, die vergeht, bis dein Puls wieder unter 90 Schläge pro Minute ist und vergleiche die Werte mit denen der ersten beiden Challenges.

TAG 18

Egal wie gestern deine Leistung war. Was du erreicht hast, ist großartig. Du hast gelernt, nicht nach Fehlern zu suchen, sondern nur nach Lösungen.

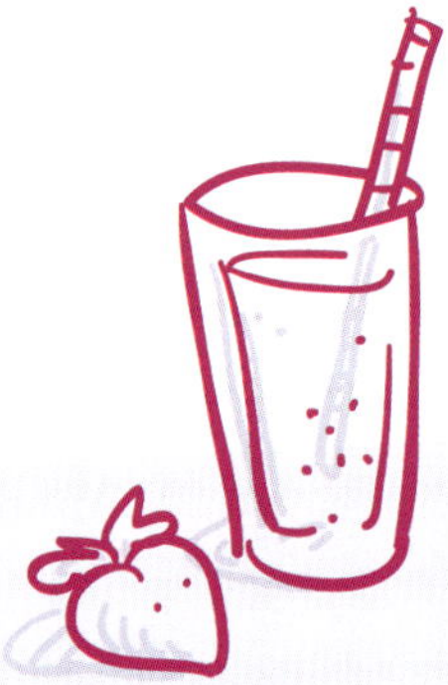

DEIN HEUTIGES MENÜ	SEITE 206–207
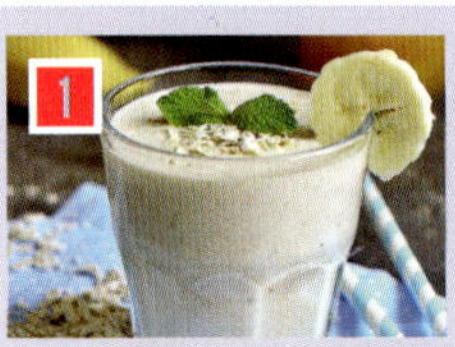 1	***Mahlzeit 1:*** Bananenshake mit Haferflocken
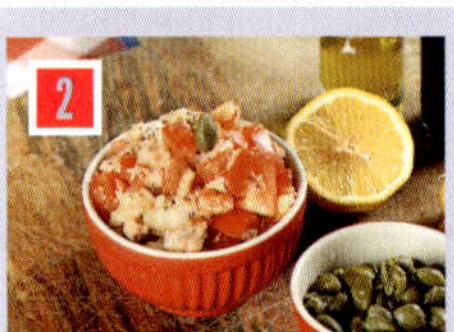 2	***Mahlzeit 2:*** Schneller Thunfischsalat + Alternative für Vegetarier
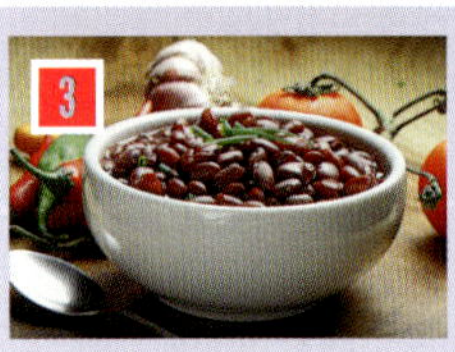 3	***Mahlzeit 3:*** Bohneneintopf mit Chili

SPECIAL TASK

Kauf dir eine tolle Pflanze oder einen schönen, bunten Blumenstrauß für die Wohnung und genieße den Anblick und die Veränderung deines Zuhauses.

TEATIME

Ceylontee – die verschiedenen Sorten haben einen herben, frischen, leicht malzigen Geschmack, der häufig an Zitrusfrüchte erinnert. Ceylontee ist der Hauptbestandteil der typischen englischen Teemischungen.

DEINE PERSÖNLICHE MOTIVATIONSHILFE

Ein Workout ist nicht schlecht. Kein Workout, das ist schlecht.

BEST OF AUSREDEN

»Andere haben auch ohne Sport abgenommen.« – Die ein oder andere deiner Freundinnen behauptet, sie hätte ohne jeden Sport nur mit einer besonderen Diät abgenommen. Eigentlich ein guter Grund, keinen Sport zu treiben. Meistens vergessen diese Menschen zu erwähnen, dass sie innerhalb eines Jahres nicht nur ihr altes Gewicht wieder erreicht hatten, sondern sich darüber hinaus noch einige Pfunde mehr auf ihren Hüften tummelten.

Ultimative Lösung: Eine langfristige und nachhaltige Gewichtsabnahme ist nur durch eine konsequente Änderung deines Lebensstils möglich. Hierzu gehören sowohl eine Änderung des Essverhaltens als auch die regelmäßige sportliche Betätigung, um dem keineswegs attraktiven Muskelabbau vorzubeugen. Nur so lässt sich der gefürchtete Jo-Jo-Effekt verhindern.

DEINE PERSÖNLICHEN NOTIZEN

Wie war dein Tag?

Mein größter Erfolg heute:

Das habe ich heute gelernt:

LIES BITTE NOCH MAL ...
UNSER KRAFTTRAINING
(SEITE 36)

DEIN HEUTIGES TRAININGSPROGRAMM

(SIEHE "DEINE WORKOUTS" AB SEITE 102)

KRAFTTRAINING (5 SÄTZE)

1	**Leg Raise Plank** (Seite 132)	20 × rechts – 20 × links im Wechsel
2	**Shoulder Bridge Leg Raise** (Seite 140)	12 × rechts – 12 × links im Wechsel
3	**Skater Jump** (Seite 116)	20 × rechts – 20 × links im Wechsel
4	**Step-up** (Seite 114)	30 × rechts – 30 × links im Wechsel
5	**Chair Dip Level I** (Seite 128)	20 ×
6	**Push-up Shifted** (Seite 125)	10 × rechts – 10 × links im Wechsel

Fatburnfaktor 5 · Bodyformindex 5

WORKOUT MIT DVD

MORGENS

7	**Perfektes Warm-up**	Fatburnfaktor 3 · Bodyformindex 2
8	**Feste Brüste, Arme, wow!**	Fatburnfaktor 3 · Bodyformindex 5
9	**Sexy Beine, Po, oho!**	Fatburnfaktor 4 · Bodyformindex 5

ABENDS

10	**Tschüss Problemzonen**	Fatburnfaktor 3 · Bodyformindex 5
11	**Intensiv-Power-Zirkel (HIIT)**	Fatburnfaktor 5 · Bodyformindex 3
12	**Perfektes Stretching**	Fatburnfaktor 1 · Bodyformindex 3

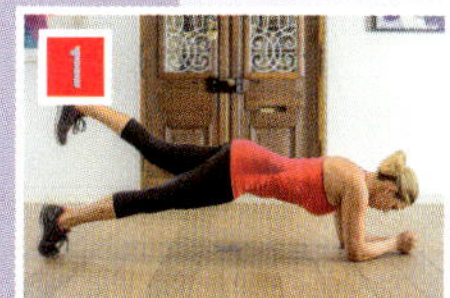

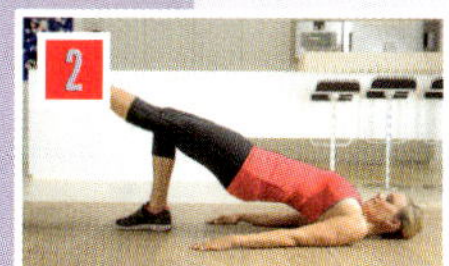

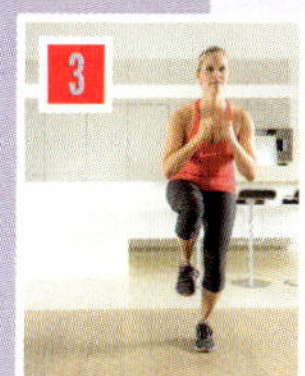

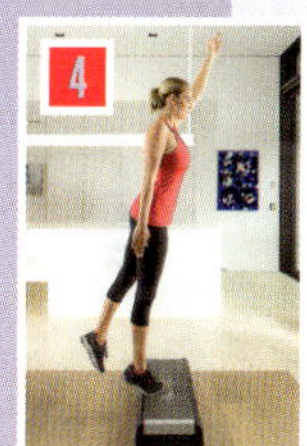

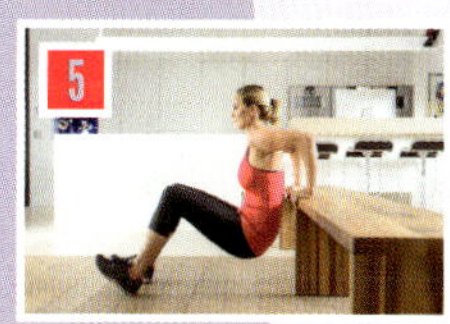

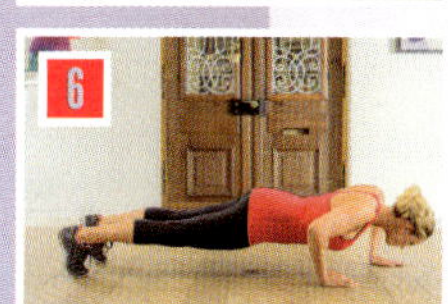

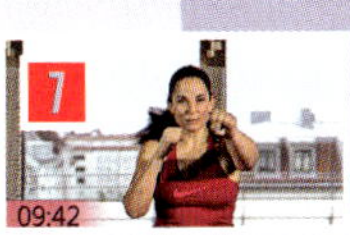

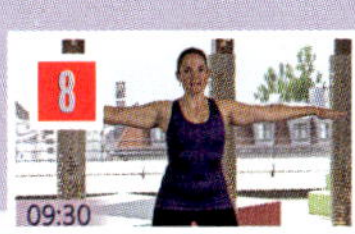

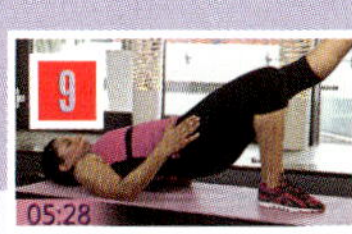

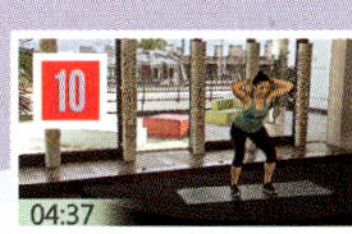

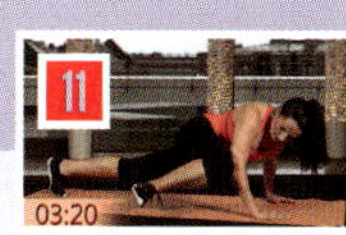

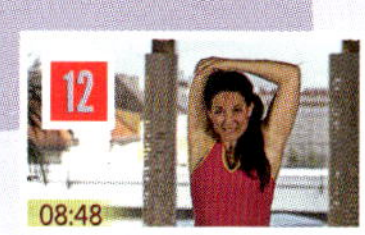

TAG 19

Wahnsinn! Die Zeit verging wie im Flug. Es sind nur noch drei Tage, und die 21 Tage sind vorbei. Leider, denn du fühlst dich toll. Du merkst, wie gut dir diese Tage getan haben, wie sportlich du geworden bist und wie leicht es dir gefallen ist, auf deine alten Ernährungsgewohnheiten zu verzichten.

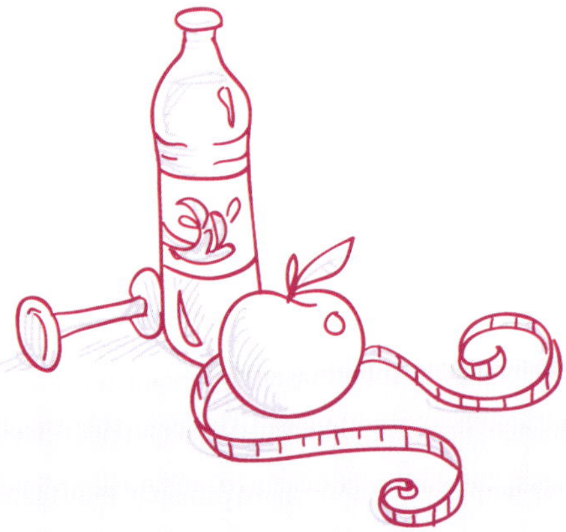

DEIN HEUTIGES MENÜ	SEITE 208–209
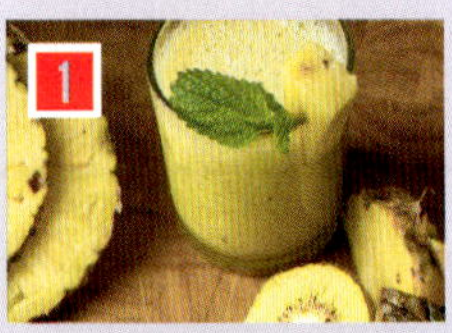 1	***Mahlzeit 1:*** Gelber Smoothie
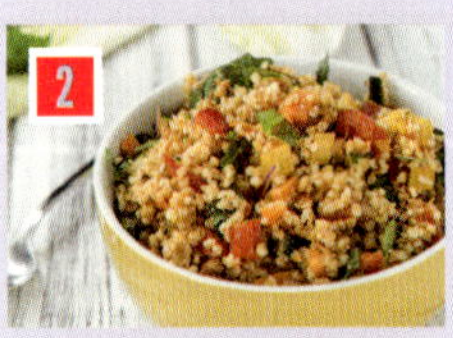 2	***Mahlzeit 2:*** Türkischer Bulgursalat mit Paprika
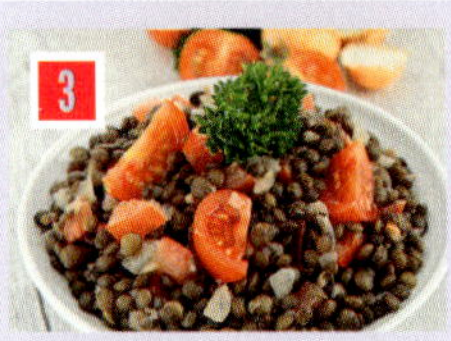 3	***Mahlzeit 3:*** Linsensalat mit Tomate

SPECIAL TASK

Notiere heute fünf deiner positiven Eigenschaften. Du kannst auch andere dazu befragen.

TEATIME

Matcha – der zu feinstem Pulver vermahlene Tee hat eine sehr intensive grüne Farbe und schmeckt lieblich-süßlich oder leicht herb.

DEINE PERSÖNLICHE MOTIVATIONSHILFE

Dein Leben ist so leicht wie eine Pusteblume: Wenn du dich fallen lässt, lernst du, selber zu fliegen.

BEST OF AUSREDEN

»Ich bin zu müde.« – Du kennst das bestimmt auch. Eigentlich wolltest du zum Sport, aber nach dem anstrengenden Tag bist du dafür einfach zu müde.

Ultimative Lösung: Sobald dein Körper in Bewegung kommt, verschwindet die Müdigkeit meist ganz schnell. Es spricht also nichts dagegen, auch müde mit deinem Sport zu beginnen. Wenn du abends nach der Arbeit häufig total erschöpft bist, verlegst du deinen Sport am besten in den Morgen. Wenn du dich einmal daran gewöhnt hast, dein Workout morgens zu machen, wirst du es bald nicht mehr missen wollen.

DEINE PERSÖNLICHEN NOTIZEN

Wie war dein Tag?

Mein größter Erfolg heute:

Das habe ich heute gelernt:

LIES BITTE NOCH MAL …
GRÜNE SMOOTHIES – EIN WAHRER ZAUBERTRANK
(SEITE 161)

DEIN HEUTIGES TRAININGSPROGRAMM

(SIEHE "DEINE WORKOUTS" AB SEITE 102)

KRAFTTRAINING (5 SÄTZE)

1	**Shoulder Bridge Up and Down** (Seite 139)	12 ×
2	**Swimmer** (Seite 135)	60 Sekunden
3	**Bulgarian Squat** (Seite 118)	12 × rechtes Bein vorne – 12 × linkes Bein vorne
4	**Hip Thrustler** (Seite 117)	12 ×
5	**Pull-up by Desk Level II** (Seite 121)	12 ×
6	**Doorman** (Seite 122)	15 ×

Fatburnfaktor 5 · Bodyformindex 5

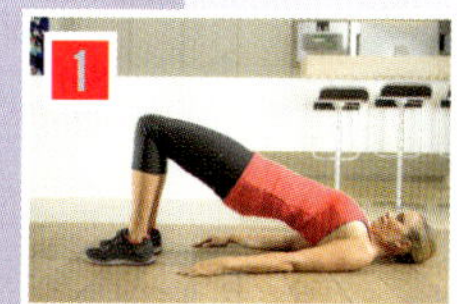

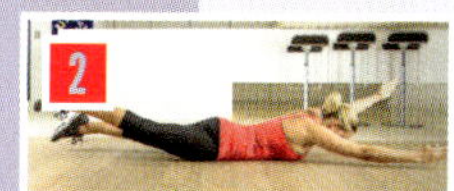

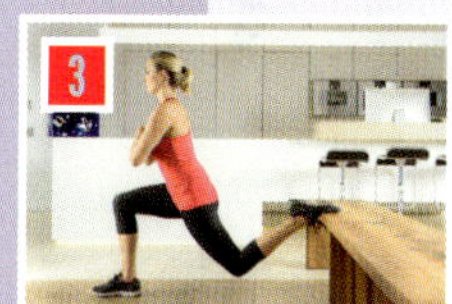

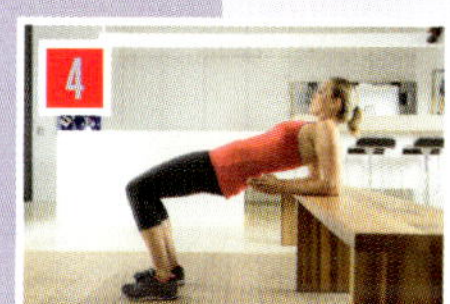

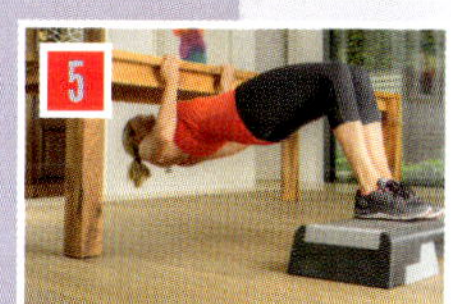

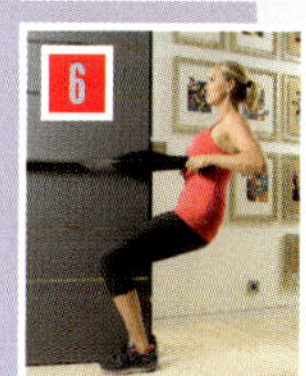

WORKOUT MIT DVD

MORGENS

7	**Perfektes Warm-up**	Fatburnfaktor 3 · Bodyformindex 2
8	**Sexy Beine, Po, oho!**	Fatburnfaktor 4 · Bodyformindex 5
9	**Straff die Mitte (Core)**	Fatburnfaktor 3 · Bodyformindex 5

ABENDS

10	**Tschüss Problemzonen**	Fatburnfaktor 3 · Bodyformindex 5
11	**Workout von Kopf bis Fuß**	Fatburnfaktor 4 · Bodyformindex 5
12	**Perfektes Stretching**	Fatburnfaktor 1 · Bodyformindex 3

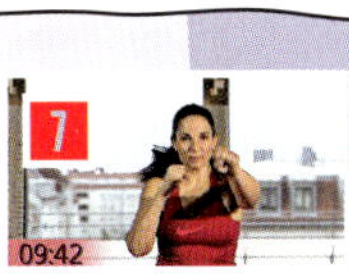

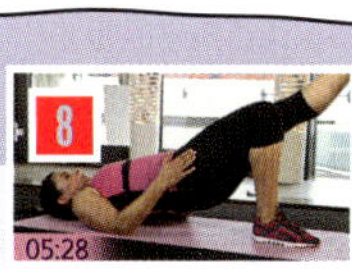

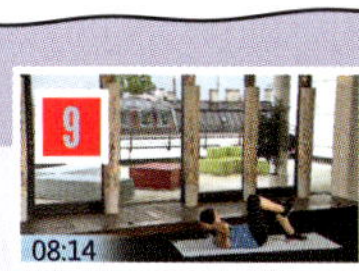

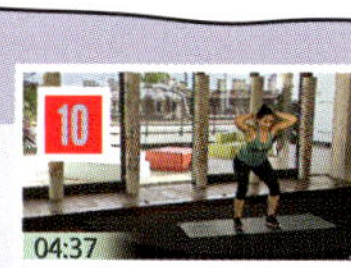

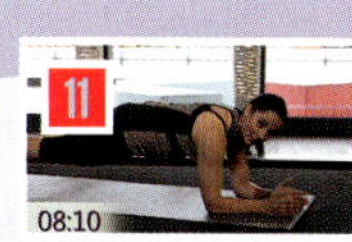

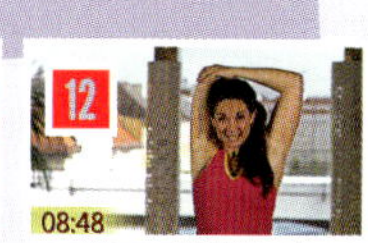

TAG 20

Heute ist der 20. Tag und heute absolvierst du deine letzten Trainingseinheiten. Wir danken dir schon jetzt für dein Vertrauen, das du uns entgegengebracht hast.

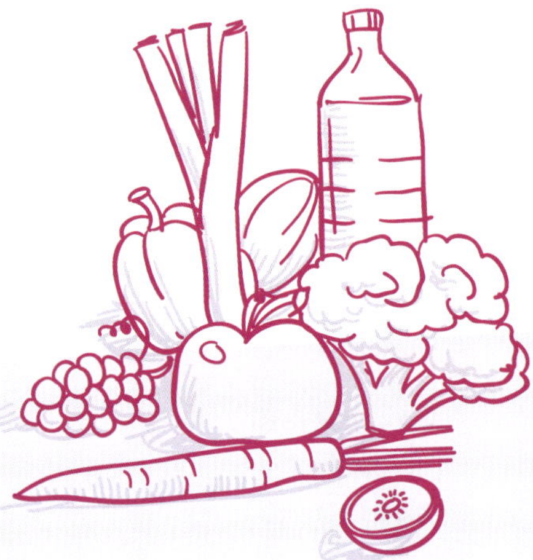

DEIN HEUTIGES MENÜ	SEITE 210–211
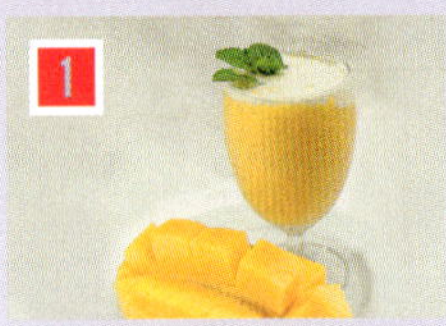	***Mahlzeit 1:*** Exotischer Mangomilchshake
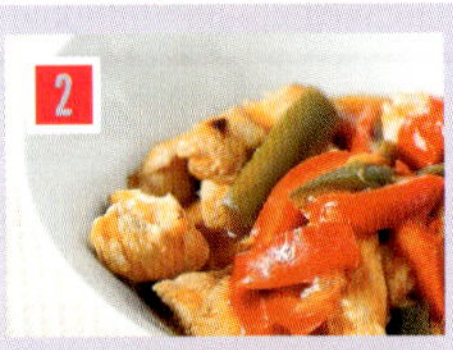	***Mahlzeit 2:*** Überraschungs-Putenpfanne + Alternative für Vegetarier
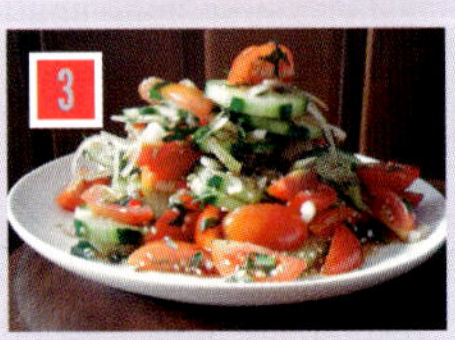	***Mahlzeit 3:*** Powersalat nach thailändischer Art

SPECIAL TASK

Verabrede dich mit deiner besten Freundin oder deinem besten Freund.

TEATIME

Rooibostee – da der Tee frei von Bitterstoffen ist, hat er einen sehr milden Geschmack, deshalb trinken viele Menschen ihn lieber als andere Tees. Er löscht den Durst und ist gut bekömmlich.

DEINE PERSÖNLICHE MOTIVATIONSHILFE

Mache aus deinem Traumkörper einen realen Körper!

BEST OF AUSREDEN

»Ich kann nicht abnehmen, ich bin so oft eingeladen.« – Du nimmst dir vor, abzunehmen, musst es aber immer wieder verschieben. Feiern, Einladungen, Feiertagsessen stehen in deinem Kalender, und du denkst: »Da muss ich essen, und dann klappt es mit dem Abnehmen nicht.«
Ultimative Lösung: Einladungen können dafür sorgen, dass du an einem Tag mal etwas mehr isst als gewollt. Doch das ist kein Grund, das Abnehmen zu verschieben, denn du kannst durchaus mal ein Stück Kuchen essen und trotzdem auf Dauer abnehmen. Wichtig ist, dass du insgesamt in deiner Kalorienbilanz bleibst. Kleine Ausnahmen hindern dich nicht daran, Gewicht zu verlieren oder es dauerhaft zu halten.

DEINE PERSÖNLICHEN NOTIZEN

Wie war dein Tag?

Mein größter Erfolg heute:

Das habe ich heute gelernt:

LIES BITTE NOCH MAL ...
NOTFALL GESCHÄFTSESSEN
(SEITE 165)

DEIN HEUTIGES TRAININGSPROGRAMM

(SIEHE "DEINE WORKOUTS" AB SEITE 102)

KRAFTTRAINING (5 SÄTZE)

1	**Russian Twist** (Seite 138)	15 × nach rechts – 15 × nach links im Wechsel
2	**Leg Raise Plank** (Seite 132)	20 × rechts – 20 × links im Wechsel
3	**Side Kick** (Seite 119)	15 × rechts – 15 × links
4	**Tic Toc** (Seite 110)	15 × rechts – 15 × links im Wechsel
5	**Push-up Tight** (Seite 123)	12 ×
6	**Chair Dip Level II** (Seite 129)	20 ×

Fatburnfaktor 4 · Bodyformindex 5

WORKOUT MIT DVD

MORGENS

7	**Perfektes Warm-up**	Fatburnfaktor 3 · Bodyformindex 2
8	**Feste Brüste, Arme, wow!**	Fatburnfaktor 3 · Bodyformindex 5
9	**Workout von Kopf bis Fuß**	Fatburnfaktor 4 · Bodyformindex 5

ABENDS

10	**Sexy Beine, Po, oho!**	Fatburnfaktor 4 · Bodyformindex 5
11	**Intensiv-Power-Zirkel (HIIT)**	Fatburnfaktor 5 · Bodyformindex 3
12	**Perfektes Stretching**	Fatburnfaktor 1 · Bodyformindex 3

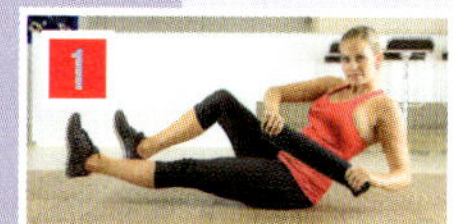

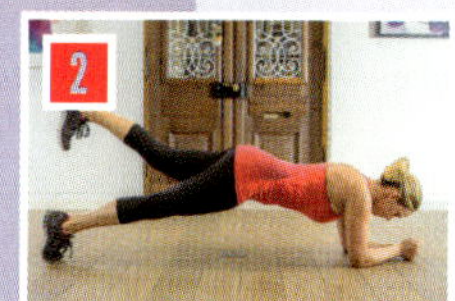

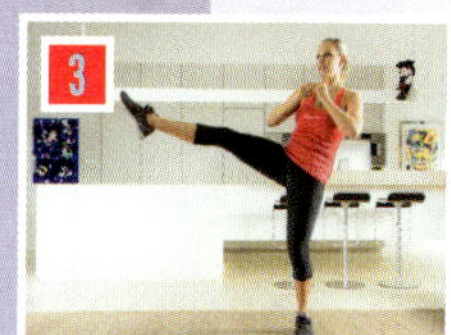

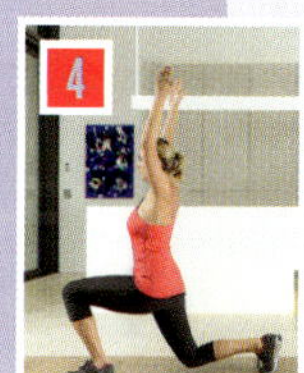

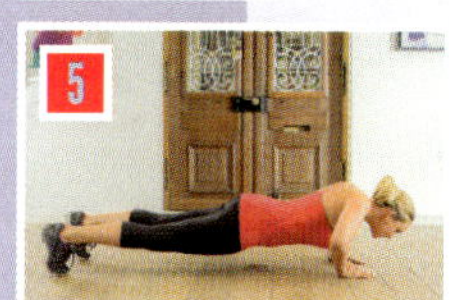

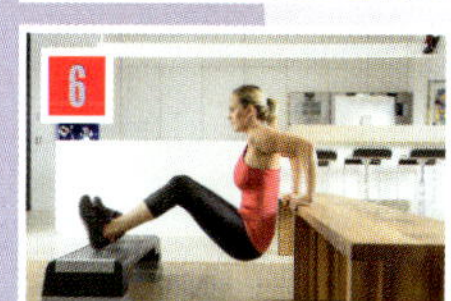

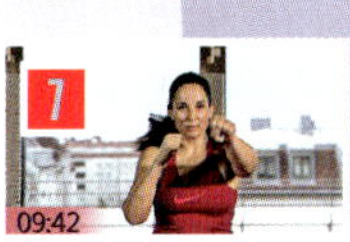

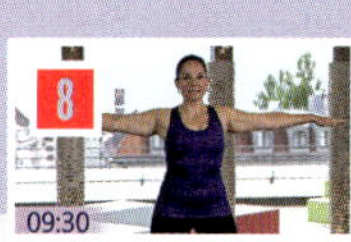

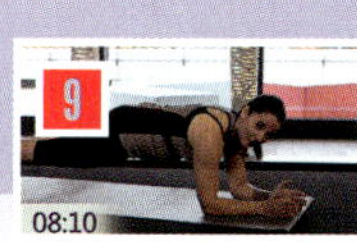

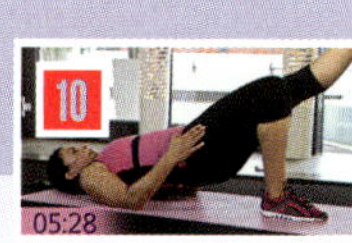

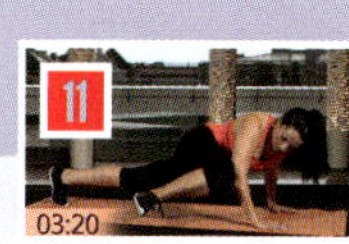

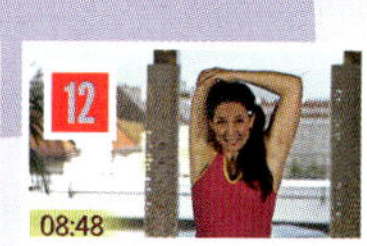

TAG 21

… UND DRITTER WIEGETAG INKLUSIVE BODY- UND FITNESSCHECK!

Du hast es geschafft! Du kannst sehr stolz auf dich sein. 21 Tage, die sehr viel von dir verlangt haben. Jetzt bist du viel fitter und hast mehr Kraft. Du hast dich sehr intensiv mit dir und deiner Ernährungsweise auseinandergesetzt, bist an Grenzen gegangen, hast Herausforderungen gemeistert und bist über dich hinausgewachsen. Wir sind sehr stolz auf dich und gratulieren dir zu deiner Stärke und deiner Willenskraft.

DEIN HEUTIGES MENÜ	SEITE 212–213
Damit du diesen Tag entspannt und bewusst genießen kannst, haben wir dir für diesen Tag noch einmal ein leckeres Menü zusammengestellt.	
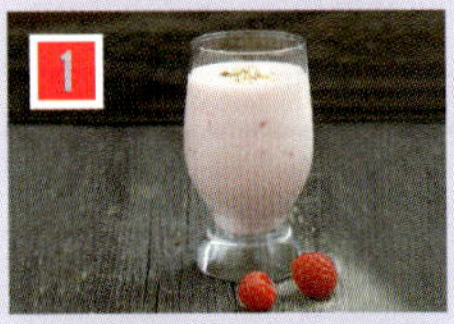	***Mahlzeit 1:*** Hafer-Himbeer-Shake
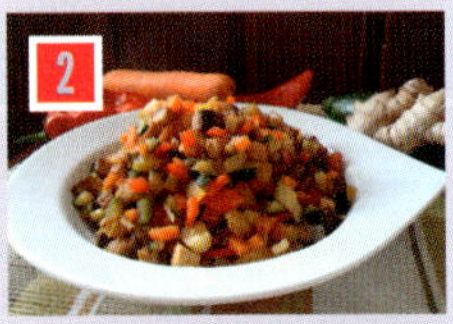	***Mahlzeit 2:*** Tofu-Gemüsepfanne
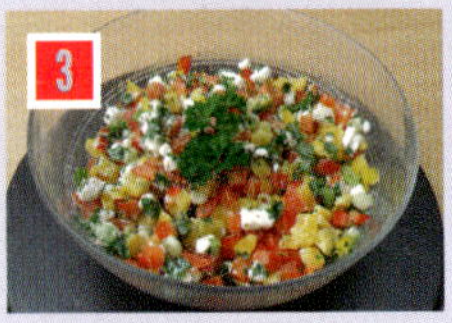	***Mahlzeit 3:*** Petersiliensalat mit Fetakäse

SPECIAL TASK

Genieße heute deinen ganz persönlichen Tag und sei sehr stolz auf dich.

DEINE PERSÖNLICHE MOTIVATIONSHILFE

Lass dich nicht verbiegen. Es gibt Menschen, die dich so brauchen, wie du bist!

ABSCHLIESSENDER BODYCHECK

Der Tag beginnt mit dem abschließenden Bodycheck, der im Prinzip genauso verläuft wie am Tag 0 (siehe Seite 45). Jetzt kannst du den Erfolg deines harten Trainings und deiner Ernährungsumstellung sehen.

- Stell dich vor denselben Spiegel wie vor drei Wochen, nüchtern und im selben Outfit. Mach die Fotos in den gleichen Positionen wie am Tag 0. Siehst du den Unterschied? Super, das hast du toll gemacht!
- Danach wiegst du dich, auch wieder auf derselben Waage am selben Platz.
- Und nun misst du dich an denselben Stellen wie am Anfang des Camps (siehe Seite 45).
- Vergleiche nun diese Ergebnisse mit denen des ersten Bodychecks an Tag 0.

So, als Letztes ziehst du noch einmal das Kleidungsstück an, das dir am Tag 0 zu eng war und das du deshalb so lange nicht mehr getragen hast. Ist das nicht toll, es passt wieder! Du kannst mit dir sehr zufrieden sein, und wir sind es mit dir auch.

ABSCHLIESSENDER FITNESSCHECK

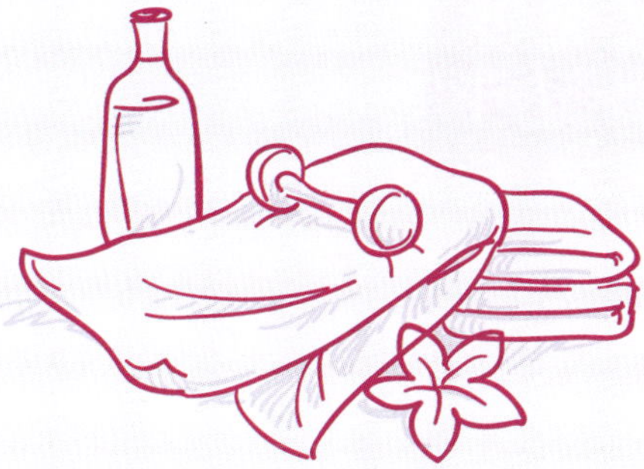

Bevor du das Camp verlässt, steht noch der abschließende Fitnesscheck an. Dabei kannst du deine Werte mit denen vergleichen, die du bei deinem Einstieg ins Bikini-Bootcamp erzielt hast. Wiederhole das gleiche Workout wie beim ersten Mal an Tag 0 (siehe Seite 47), es ist das letzte im Rahmen des Camps, also gib noch einmal alles. Hier noch einmal das Workout:

DEIN HEUTIGES TRAININGSPROGRAMM

1 **12-Minuten-Test:** Lege in 12 Minuten eine möglichst weite Strecke zurück. Dabei ist es egal, ob du joggst, walkst oder einfach nur schnell gehst. Die Strecke musst du nicht genau ausmessen, es reicht, wenn du einen Anfangs- und Endpunkt hast, zum Beispiel von Hausnummer X bis Nummer Y. Ideal ist natürlich eine Rundbahn in einem Sportstadion oder auf einem Sportplatz. Oder du benutzt eine App, die die gelaufene Distanz auf deinem Smartphone anzeigt.

2 **Wandsitzen:** Stell dich mit dem Rücken an eine Wand und gehe in Sitzstellung. Die Kniegelenke sind im 90-Grad-Winkel gebeugt, die Hände in die Hüften gestützt. Stoppe die Zeit, bis du diese Stellung nicht mehr halten kannst. Versuche nicht, danach aufzustehen, sondern setze dich auf den Boden und stehe erst dann auf.

3 **Dips an einem Stuhl:** Führe so viele Chair Dips Level I (Beschreibung siehe Seite 128) aus, wie dir bei korrekter Ausführung der Übung möglich sind. Notiere die Anzahl.

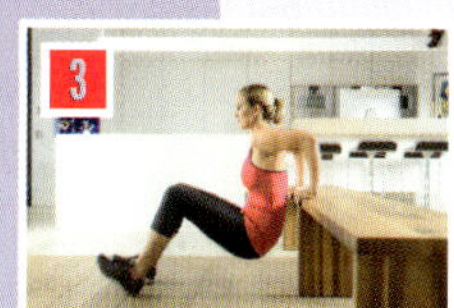

4 **Plank (Unterarmstütz):** Gehe in den Unterarmstütz (siehe Seite 131), die Handflächen zeigen zum Boden, halte die Stellung so lange wie möglich. Notiere die Zeit.

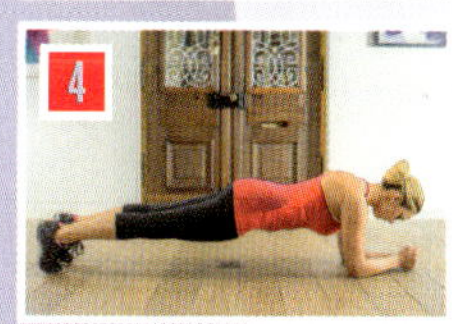

5 **Jumping Jacks (Hampelmann):** Führe in einer Minute so viele Hampelmänner aus wie möglich. Notiere die Anzahl.

Vergleiche nun dein Ergebnis mit deinen Anfangswerten. Wir sind sicher, du wirst begeistert sein, wir sind es auf jeden Fall. Hast du ganz toll gemacht!

KOMPLIMENT!

TEIL 3

DEINE WORKOUTS

Hier findest du die Beschreibungen der Übungen, die dich in nur 21 Tagen deiner Traumfigur ein Stück näher bringen.

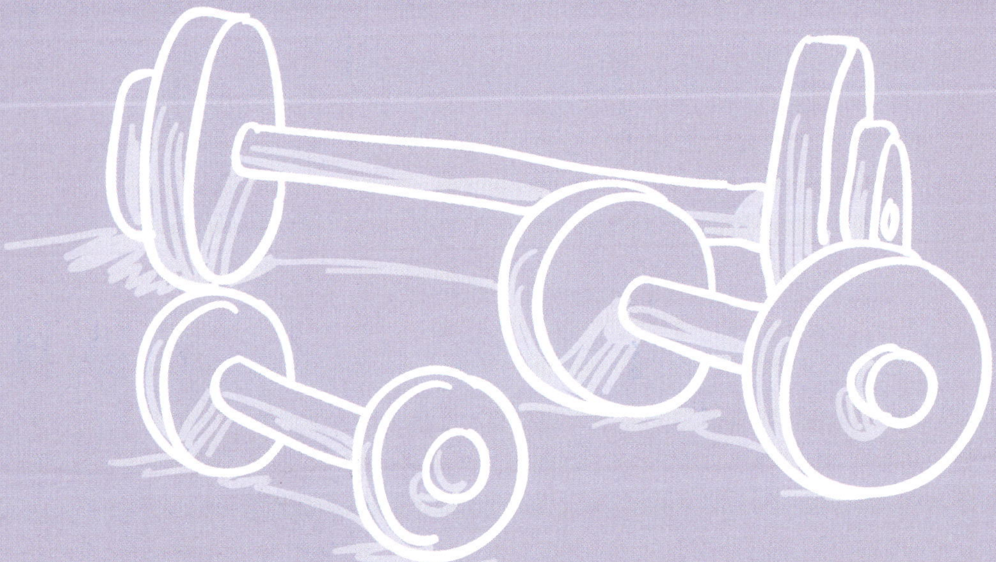

DEIN TÄGLICHES TRAININGSPROGRAMM

Die Übungen deines täglichen Trainingsprogramms sind für jeden Tag genau festgelegt. An jedem Trainingstag werden drei der Big-Five-Muskelgruppen – Beine, Arme, Schultern, Rücken und Core (Körpermitte) – angesprochen.

Dein tägliches Krafttraining, das Bodyweight-Krafttraining, dauert im Schnitt 20 bis 30 Minuten. Es besteht aus 6 Übungen in 4 und ab Tag 15 in 5 Sätzen. Führe alle Sätze einer Übung hintereinander aus, wobei du nach jedem Satz 60 Sekunden Pause machst. Danach beginnst du die nächste Übung.

Deine täglichen Workouts mit der DVD, die auch HIIT (High-Intensity Interval Training / Hochintensives Intervalltraining) umfassen, trainierst du jeden Tag zweimal 20 Minuten. Lege nach jedem Workout eine Pause von 3 Minuten ein, bevor du mit dem nächsten beginnst.

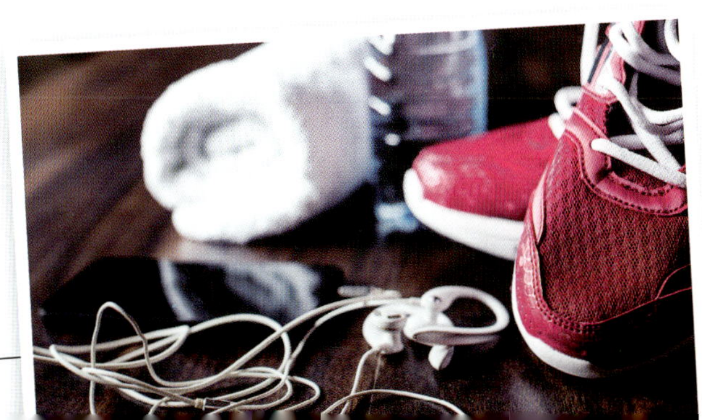

FATBURNFAKTOR UND BODYFORMINDEX

Damit du die Wirkung unserer Workouts einschätzen kannst, haben wir speziell für das Bikini-Bootcamp zwei Messgrößen entwickelt. Mit ihrer Hilfe erkennst du schnell, ob eine Übung besonders stoffwechselintensiv ist oder aber deine Muskulatur mehr beansprucht.

Der Fatburnfaktor: Damit du die Auswirkungen deines Trainings auf deinen Stoffwechsel und den Kalorienverbrauch besser einschätzen kannst, haben wir unseren speziellen Fatburnfaktor entwickelt. Auf einer Skala von 1 bis 5 gibt er dir über die Intensität deines Workouts Auskunft. Je größer der Fatburnfaktor ist, desto mehr hilft er dir auf dem Weg zur Traumfigur.

Der Bodyformindex: Hierdurch erfährst du, wie schnell dir dein Training hilft, schlanke und kräftige Muskeln zu entwickeln. Auch hier reicht die Skala von 1 bis 5. Je höher der Wert des Bodyformindex ist, desto intensiver werden deine Muskeln beansprucht und umso größer ist das Muskelwachstum. Wohlgeformte Arme, eine kräftige Körpermitte und ein schöner Po sind das Ergebnis.

DIE WORKOUTS AUF DER DVD
IM ÜBERBLICK

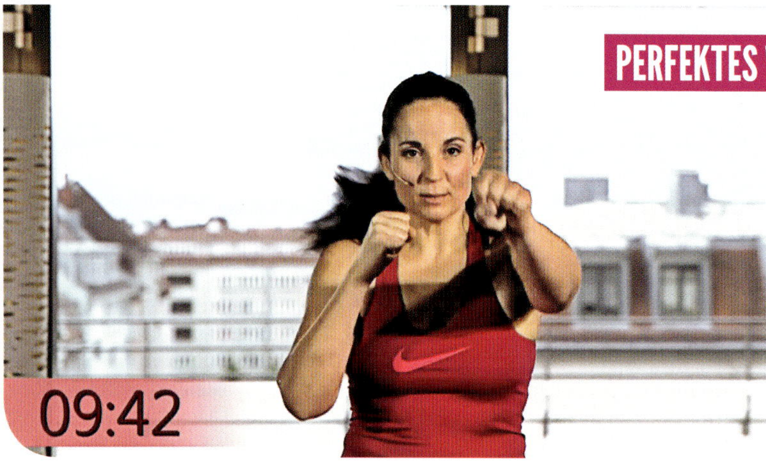

PERFEKTES WARM-UP

10 Minuten für lockere Muskeln und einen wachen Kreislauf.

· ***Fatburnfaktor 3***
· ***Bodyformindex 2***

WORKOUT 1: WORKOUT VON KOPF BIS FUSS

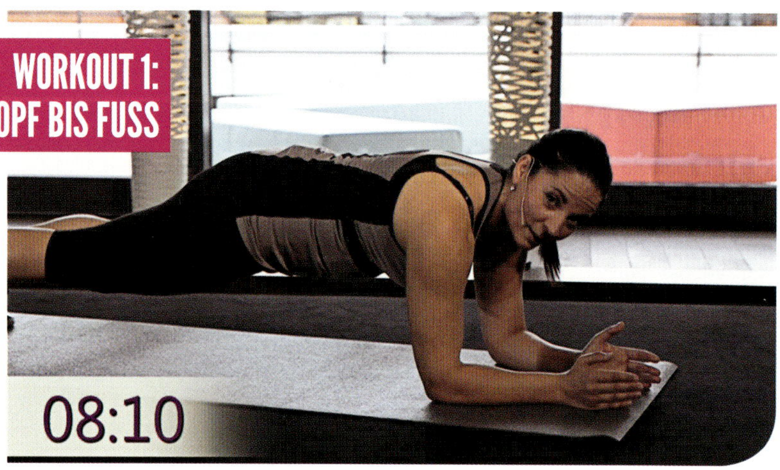

10 Minuten für den ganzen Körper – wenn's schnell gehen muss.

· ***Fatburnfaktor 4***
· ***Bodyformindex 5***

WORKOUT 2: FESTE BRÜSTE, ARME, WOW!

10 Minuten für knackige Arme, Schultern und Brustmuskeln.

- *Fatburnfaktor 3*
- *Bodyformindex 5*

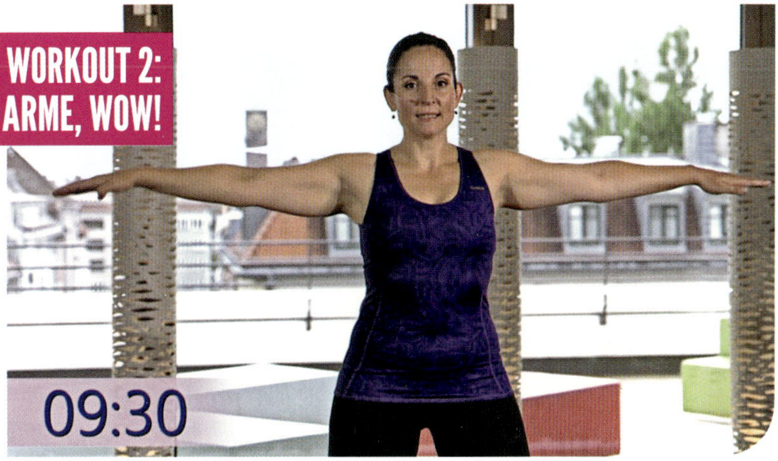

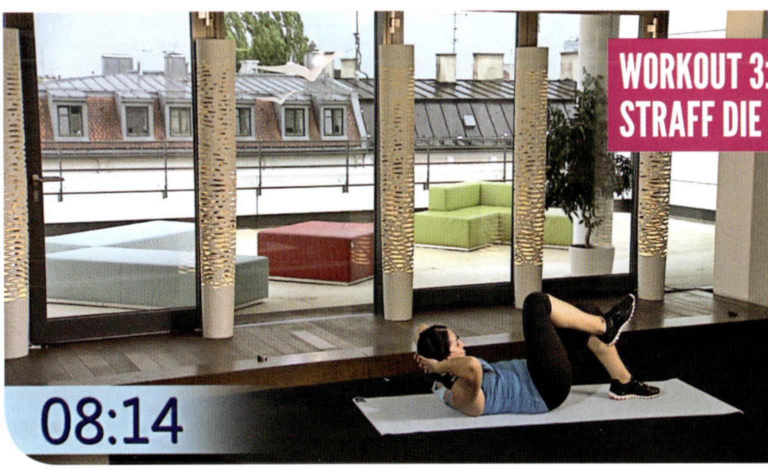

WORKOUT 3: STRAFF DIE MITTE (CORE)

10 Minuten für eine starke Bauch- und Rückenmuskulatur und eine schmale Taille.

- *Fatburnfaktor 3*
- *Bodyformindex 5*

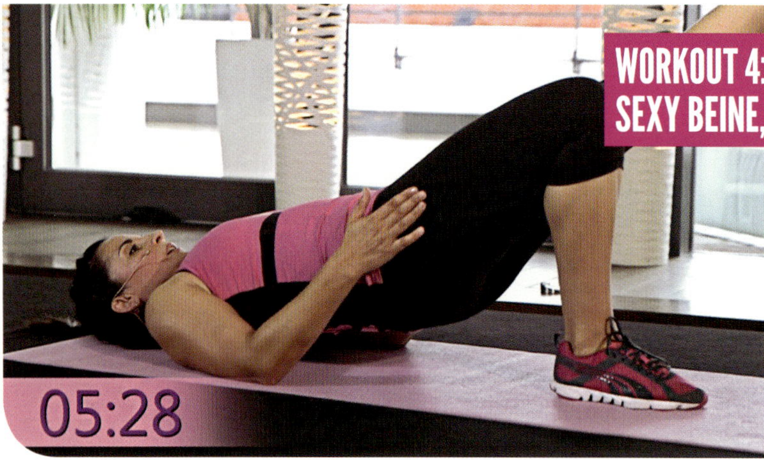

WORKOUT 4: SEXY BEINE, PO, OHO!

10 Minuten für straffe Beine und einen Hingucker-Po.

- ***Fatburnfaktor 4***
- ***Bodyformindex 5***

WORKOUT 5: INTENSIV-POWER-ZIRKEL (HIIT)

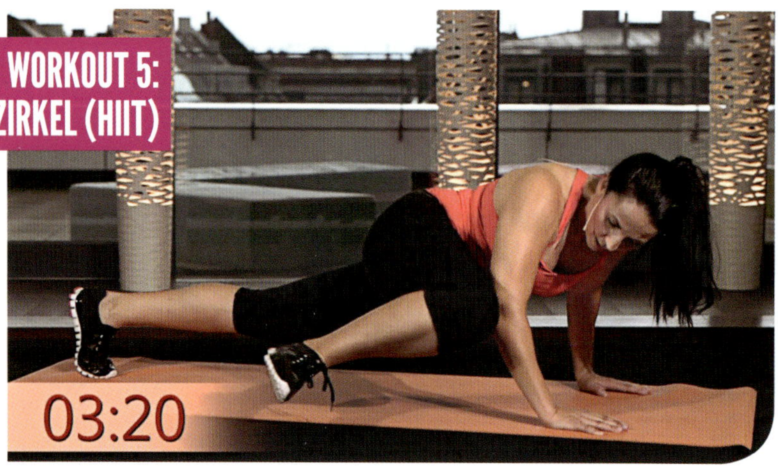

10 Minuten für Ausdauer, Fettabbau und Muskelaufbau.

- ***Fatburnfaktor 5***
- ***Bodyformindex 3***

WORKOUT 6: TSCHÜSS PROBLEMZONEN

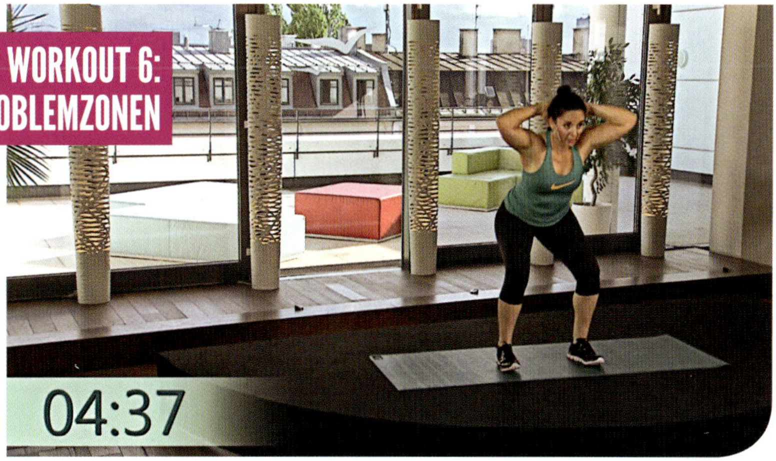

10 Minuten für einen festen Bauch, straffe Beine und einen sexy Po.

- *Fatburnfaktor 3*
- *Bodyformindex 5*

PERFEKTES STRETCHING

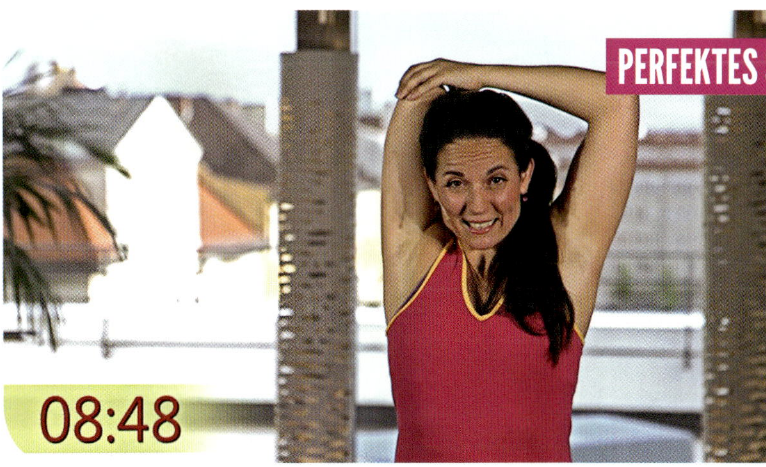

10 Minuten für festes Gewebe, starke Bänder und mobile Gelenke.

- *Fatburnfaktor 1*
- *Bodyformindex 3*

DEINE ÜBUNGEN FÜR DAS KRAFTTRAINING

LEGS AND BOOTY (BEINE, GESÄSS)

Mit diesen Übungen stärkst du deine Oberschenkel-, Gesäß- und Wadenmuskeln.

PRISONER LUNGE

AUSFALLSCHRITT

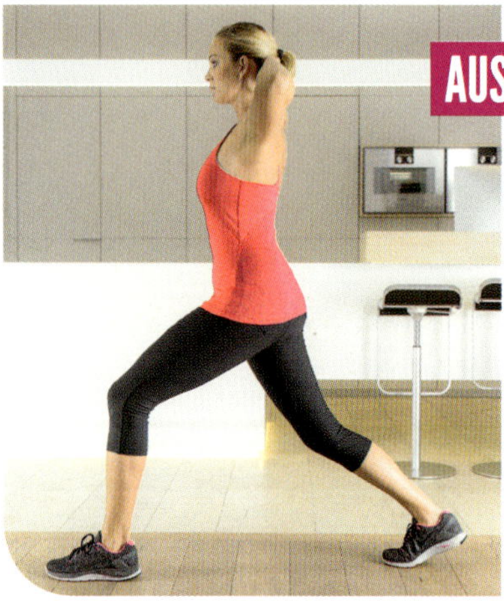

AUSGANGSPOSITION

Stelle dich schulterbreit hin und verschränke die Arme hinter dem Kopf.

DURCHFÜHRUNG

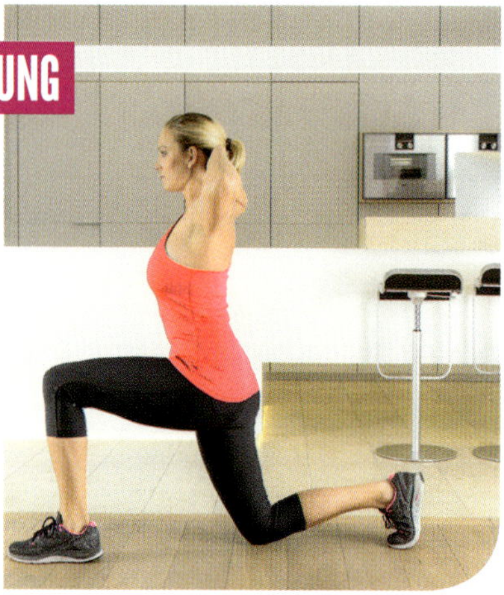

Setze das linke Bein weit nach vorne und beuge gleichzeitig das rechte, bis das Knie fast den Boden berührt. Geh zurück in die Ausgangsstellung und setze nun das rechte Bein nach vorne und beuge das linke Bein, bis das Knie fast den Boden berührt. Gehe ebenfalls wieder in die Ausgangsstellung zurück.

SIDE LUNGE

SEITLICHER AUSFALLSCHRITT

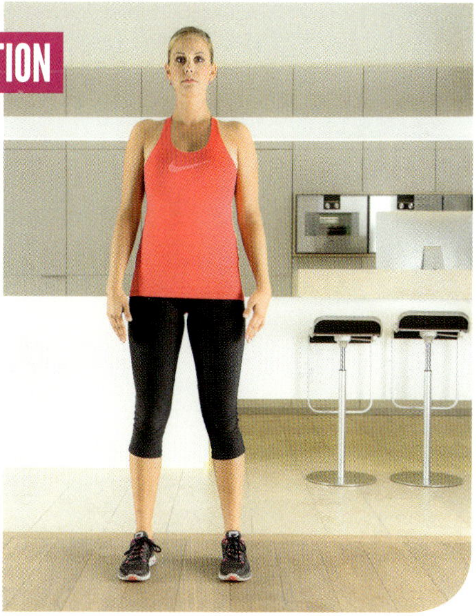

AUSGANGSPOSITION

Stelle dich schulterbreit hin.

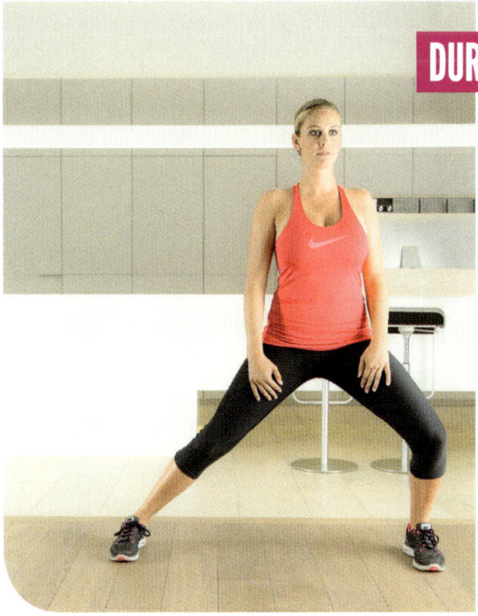

DURCHFÜHRUNG

Setze das linke Bein weit zur Seite, bis es 90 Grad gebeugt ist. Gehe in die Ausgangsstellung zurück und wiederhole das Gleiche mit dem rechten Bein.

TIC TOC

AUSFALLSCHRITT VORWÄRTS RÜCKWÄRTS

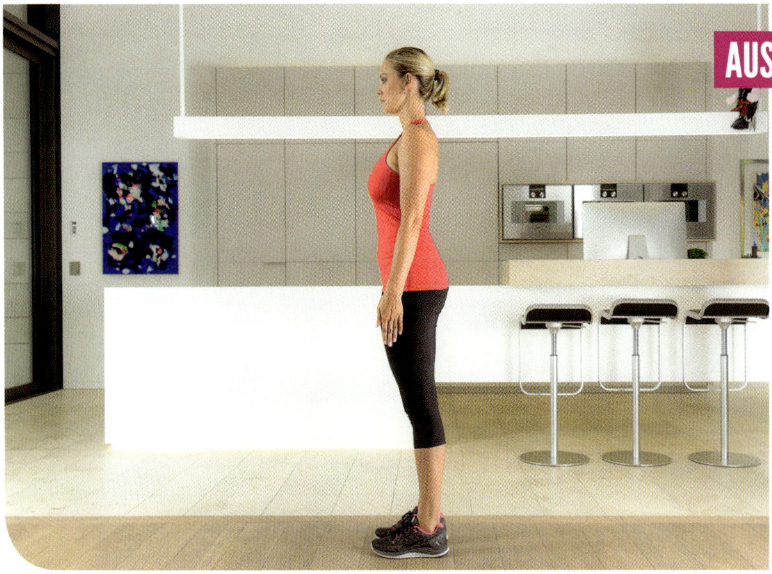

AUSGANGSPOSITION

Stelle dich schulterbreit hin. Halte die Arme eng am Körper.

DURCHFÜHRUNG

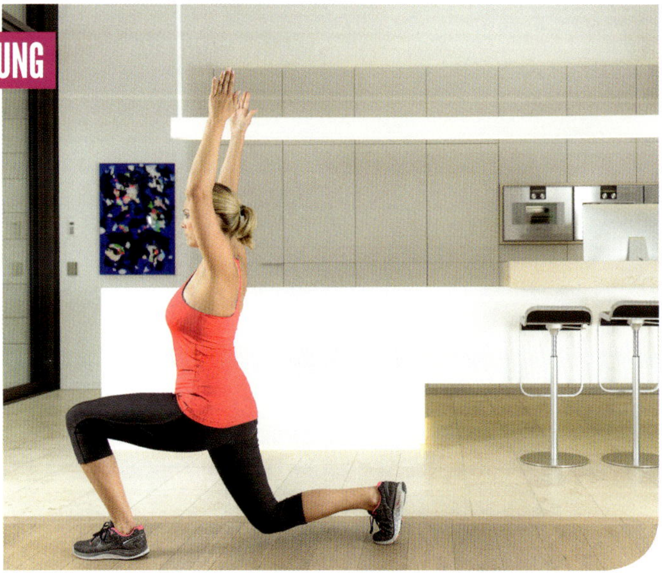

Setze das linke Bein nach vorne und beuge es, bis das rechte Knie fast den Boden berührt. Schwinge dabei die gestreckten Arme in einem Zug nach vorne und nach oben, bis sie zur Decke zeigen. Gehe zurück in die Ausgangsstellung und wiederhole die Übung mit dem anderen Bein.

PRISONER SQUAT

KNIEBEUGE MIT HÄNDEN HINTER DEM KOPF

AUSGANGSPOSITION

Stelle dich schulterbreit hin und verschränke die Arme hinter dem Kopf.

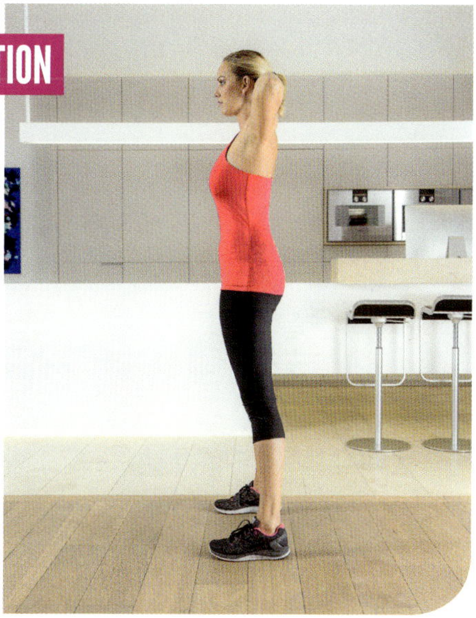

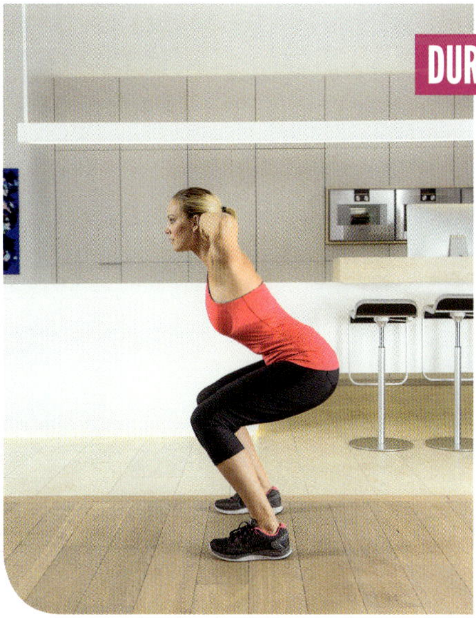

DURCHFÜHRUNG

Gehe mit geradem Rücken in die tiefe Kniebeuge und blicke dabei nach vorne.

PRISONER JUMP SQUAT

SPRUNG AUS DER TIEFEN KNIEBEUGE

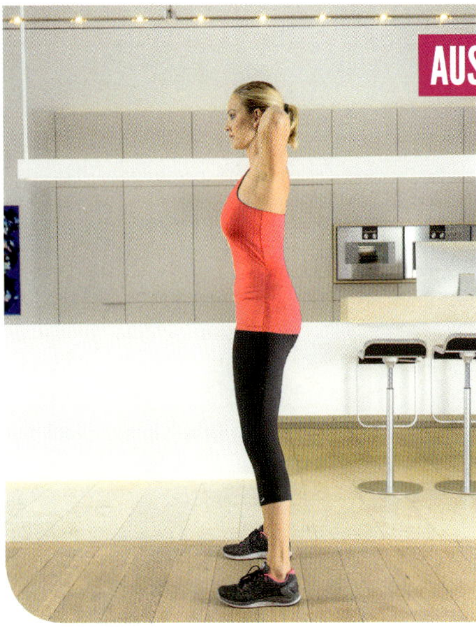

AUSGANGSPOSITION

Stelle dich schulterbreit hin und verschränke die Arme hinter dem Kopf.

DURCHFÜHRUNG

Gehe mit geradem Rücken in die tiefe Kniebeuge und blicke dabei nach vorne. Springe aus dieser Position so hoch wie möglich vom Boden ab. Versuche, möglichst weich und leise zu landen.

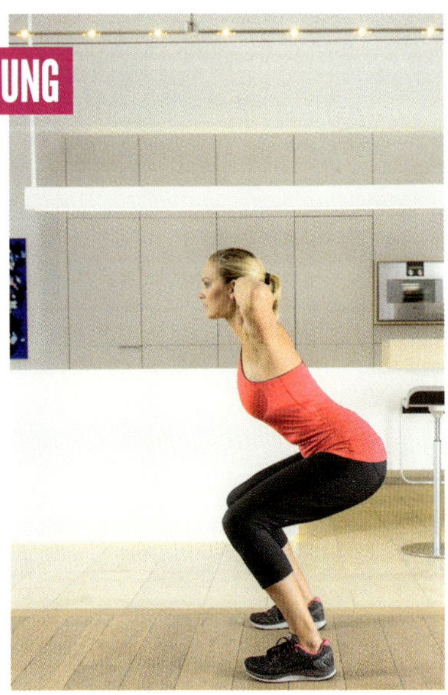

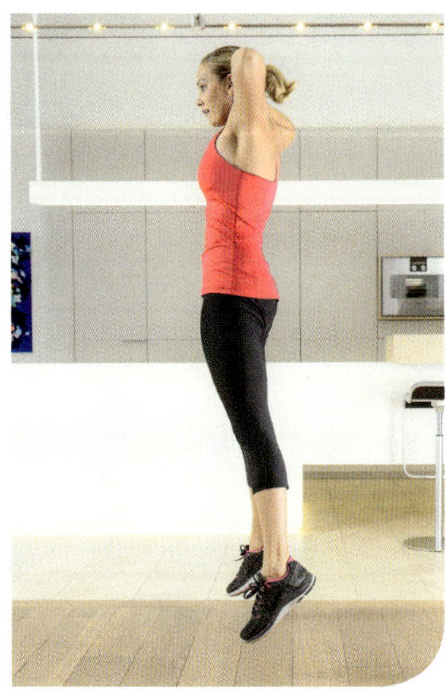

BACK LEG RAISE

HÜFTSTRECKUNG MIT GESTRECKTEN BEINEN

AUSGANGSPOSITION

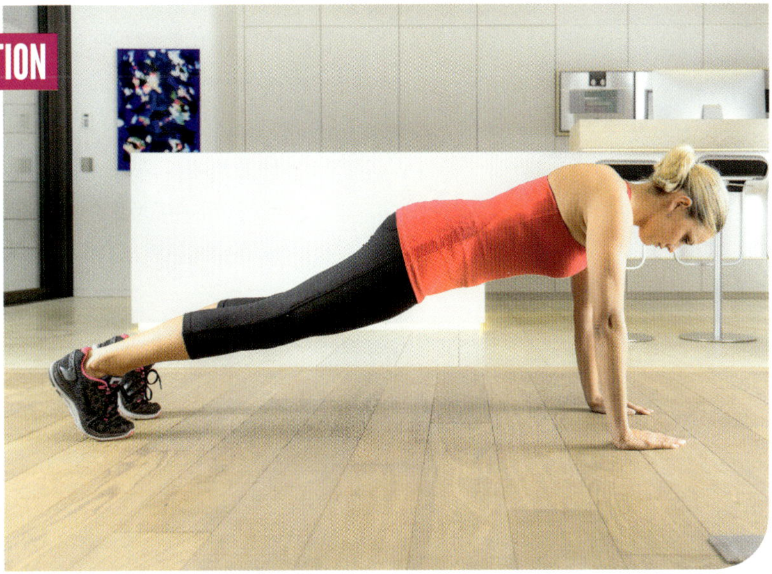

Gehe in die Liegestützposition, die Schultern befinden sich senkrecht über den Händen, die Füße stehen schulterbreit auseinander.

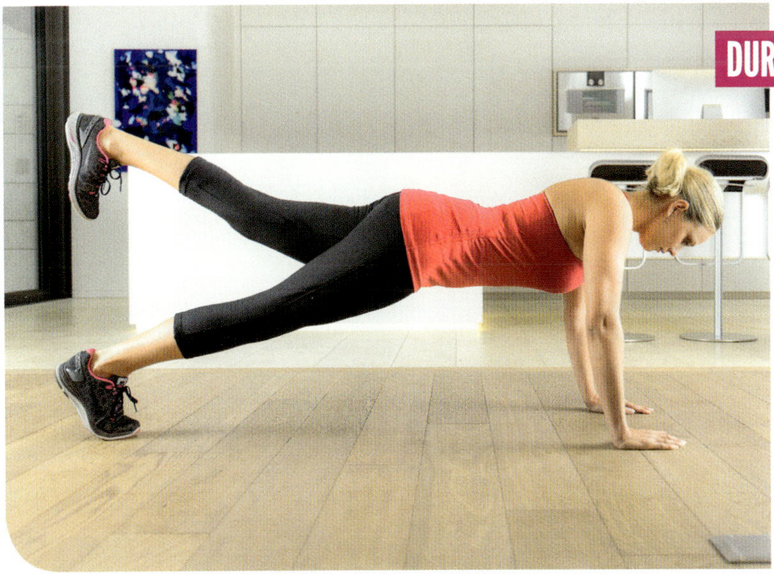

DURCHFÜHRUNG

Hebe das linke gestreckte Bein vom Boden an, bis sich die Ferse in Höhe deines Kopfs befindet. Senke das Bein wieder ab und wiederhole die Übung mit dem rechten Bein.

STEP-UP
STUFENSTEIGEN

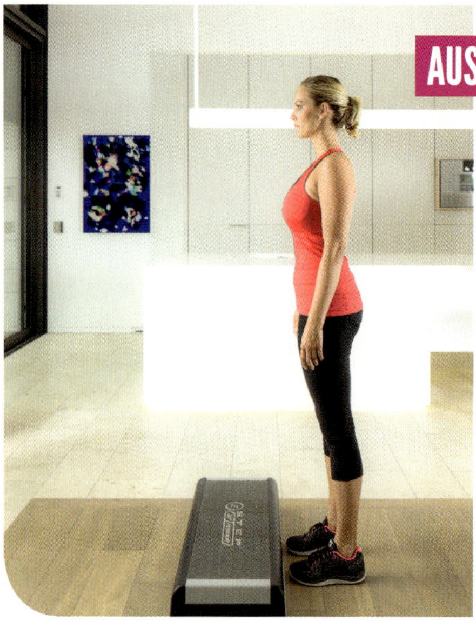

AUSGANGSPOSITION

Stelle dich im schulterbreiten Stand vor eine Treppenstufe (oder einen 20 bis 25 cm hohen standsicheren Kasten).

DURCHFÜHRUNG

Setze deinen linken Fuß auf die Treppenstufe und drücke dich kräftig mit dem Fußballen ab, bis das linke Bein völlig gestreckt ist und du auf dem Fußballen stehst. Gleichzeitig schwingst du den rechten Arm gestreckt Richtung Decke, während das rechte Bein gestreckt hinter dem Körper bleibt. Gehe zurück in die Ausgangsstellung und wiederhole die Übung mit dem anderen Bein.

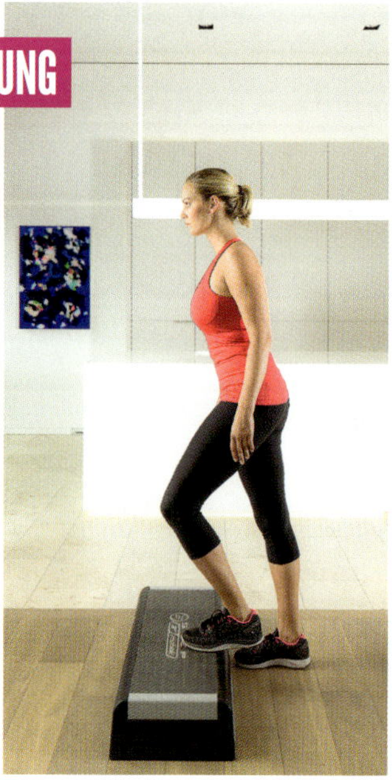

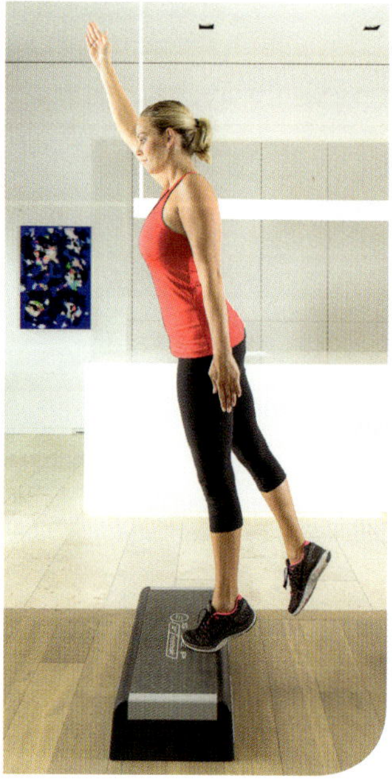

JUMP-UP
AUFSPRINGEN

AUSGANGSPOSITION

Stelle dich im schulterbreiten Stand vor eine breite Treppenstufe oder einen standfesten Kasten (20 bis 25 cm hoch). Strecke deine Arme mit leicht gebeugten Ellenbogen nach vorne.

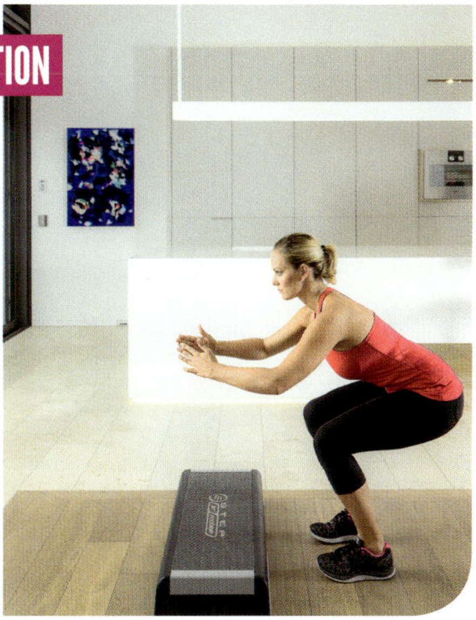

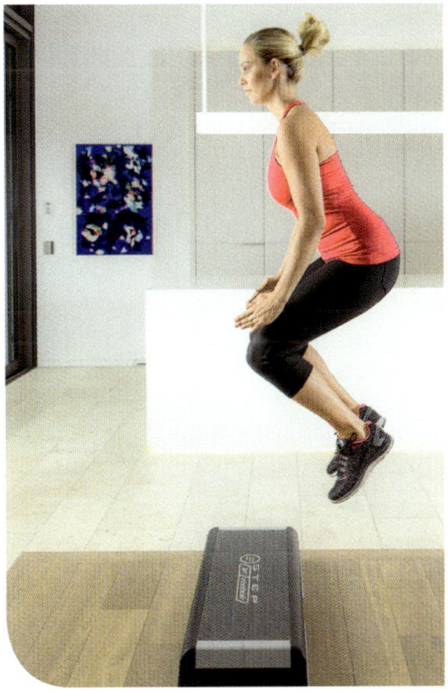

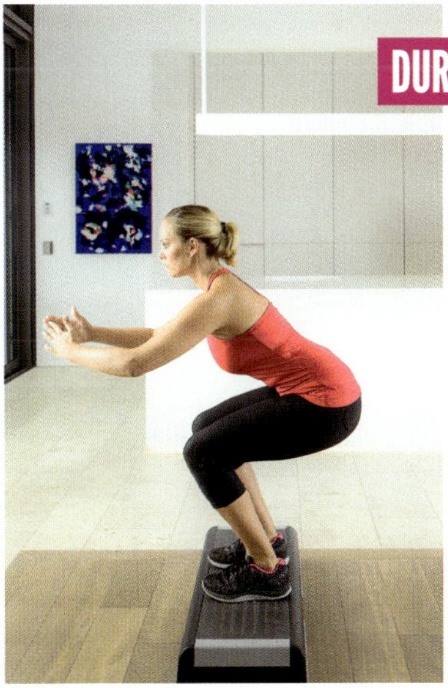

DURCHFÜHRUNG

Gehe langsam (zähle bis drei) in die tiefe Kniebeuge und springe aus dieser Position explosiv auf die Stufe oder den Kasten. Gehe mit einem behutsamen Schritt nach unten in die Ausgangsstellung zurück. Nicht rückwärts runterspringen!

SKATER JUMP

WEITER SEITENSPRUNG

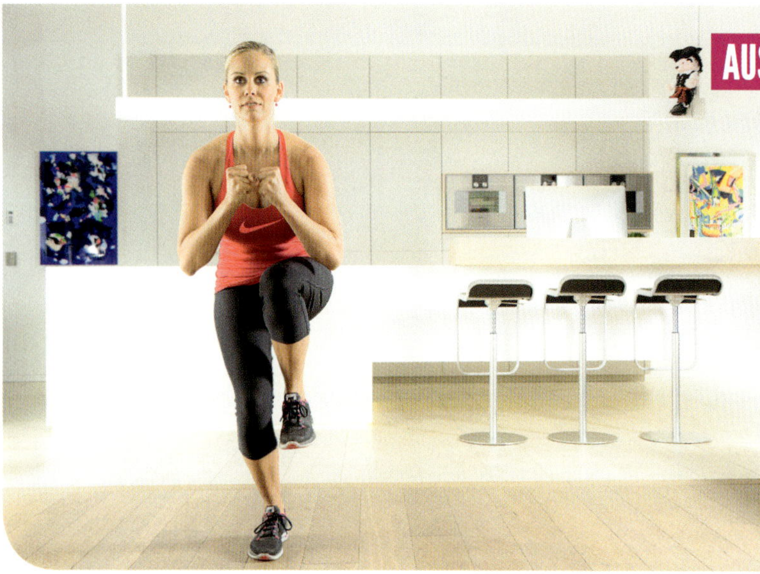

AUSGANGSPOSITION

Stelle dich auf ein Bein und beuge leicht das Knie des Standbeins.

DURCHFÜHRUNG

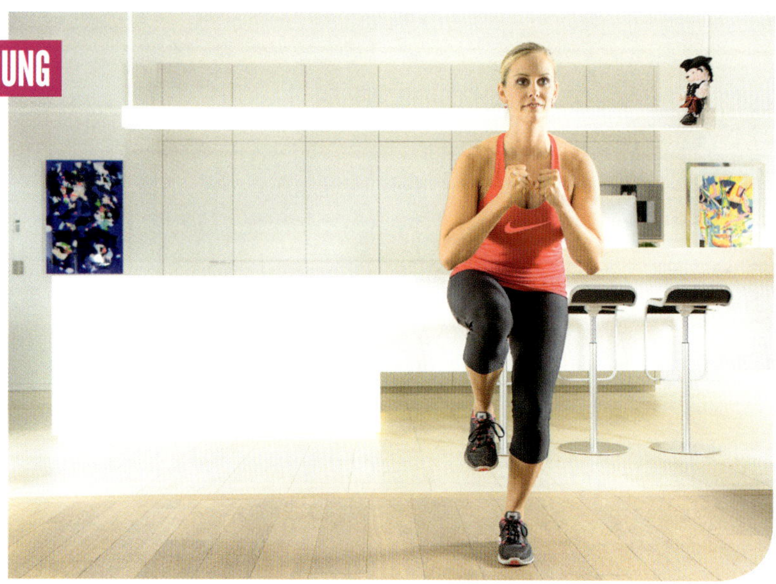

Stoße dich kräftig ab und springe seitlich auf das andere Bein. Drücke dich erneut ab, um wieder auf dem anderen Bein zu landen. Springe mehrmals hin und her.

HIP THRUSTLER

HÜFTHEBER

AUSGANGSPOSITION

Setze dich mit angewinkelten Beinen vor eine Bank auf den Boden und lehne dich mit dem Rücken dagegen. Stütze dich mit deinen Unterarmen auf der Bank ab, wobei sich die Füße fast am Gesäß befinden.

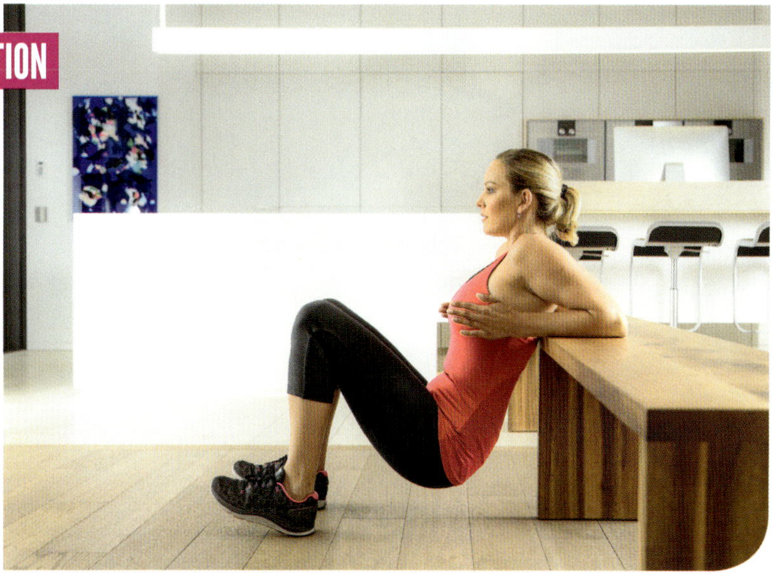

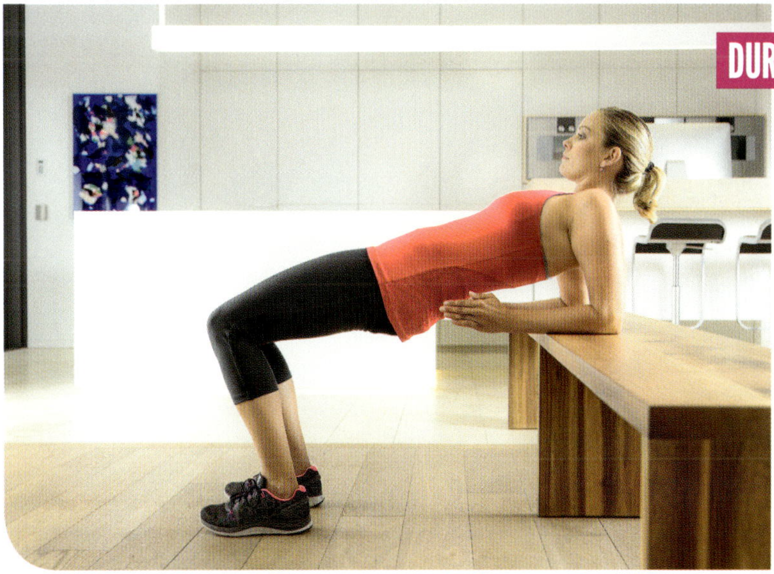

DURCHFÜHRUNG

Hebe nun das Becken so weit an, dass Schultern, Hüftgelenke und Kniegelenke eine gerade Linie bilden. Halte diese Position für ca. 5 Sekunden und gehe wieder in die Ausgangsstellung zurück.

BULGARIAN SQUAT

EINBEINIGE KNIEBEUGE AN DER BANK

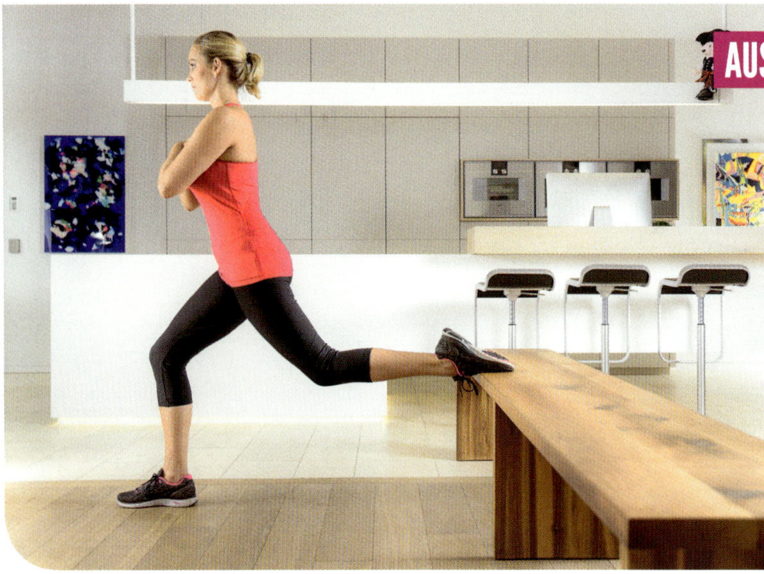

AUSGANGSPOSITION

Stelle dich mit dem Rücken in etwa 60 cm Entfernung vor eine Bank. Führe ein Bein nach hinten und lege den Fuß auf der Bank ab.

DURCHFÜHRUNG

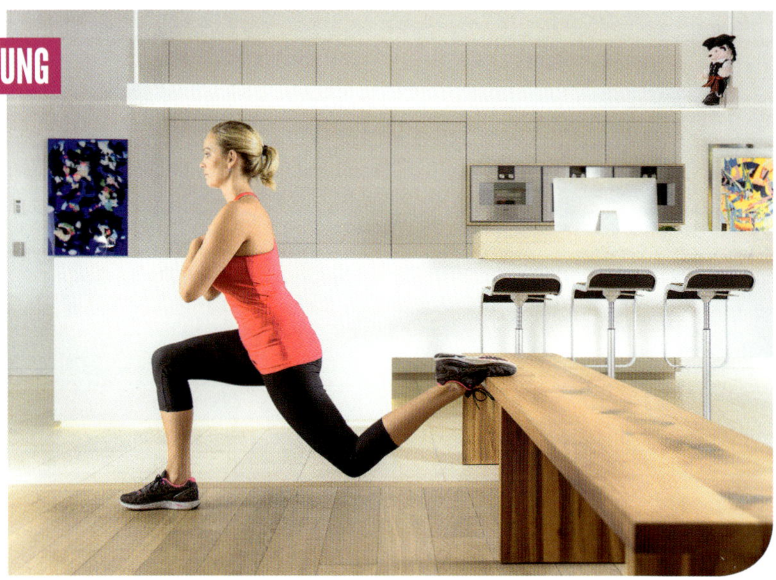

Gehe nun mit dem vorderen Bein in die Kniebeuge, bis das hintere Knie fast den Boden berührt. Achte darauf, dass sich das Kniegelenk des vorderen Beins senkrecht über dem Sprunggelenk befindet. Wiederhole die Übung mit dem anderen Bein.

SIDE KICK

AUSGANGSPOSITION

Stelle dich aufrecht hin und spanne die Bauchmuskeln fest an. Winkle die Arme mit geballten Fäusten an.

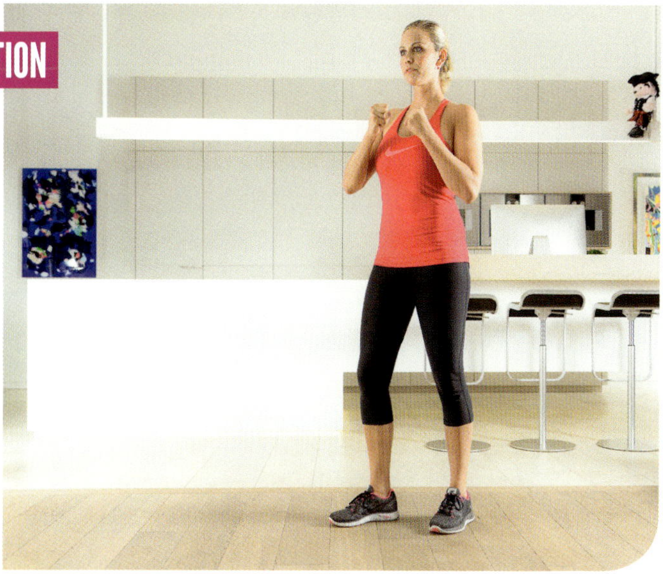

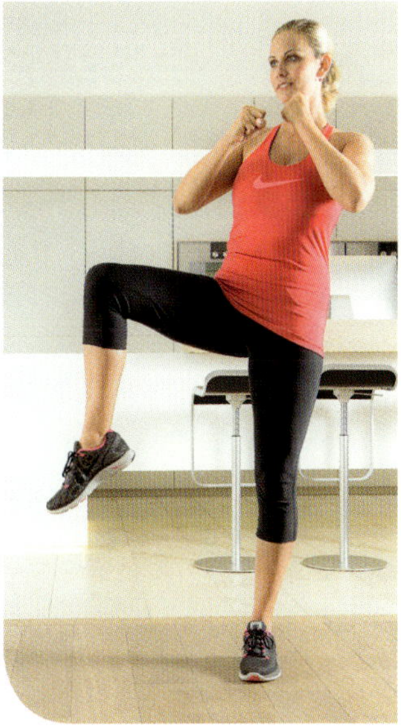

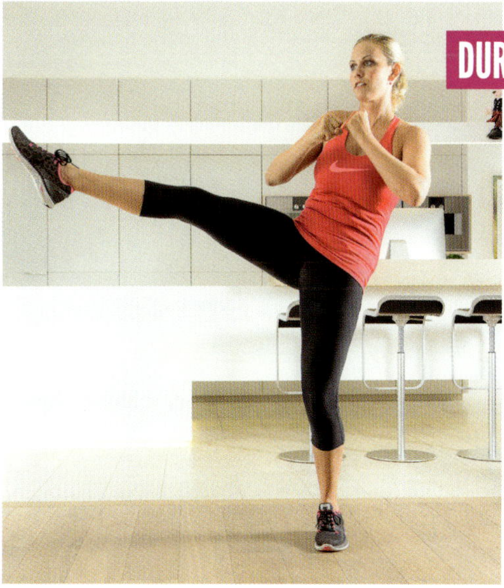

DURCHFÜHRUNG

Verlagere das Gewicht auf das linke Bein und beuge den Oberkörper leicht nach vorne. Hebe das rechte Bein an und kicke es zur Seite. Gehe zurück in die Ausgangsstellung und wiederhole die Übung mit dem anderen Bein.

SHOULDER, CHEST AND ARMS (SCHULTER, BRUST, ARME)

Mit den nachfolgenden Übungen stärkst du deine vorderen und seitlichen Schultermuskeln, den Bizeps und Trizeps sowie die Muskeln des oberen Rückens.

PULL-UP BY DESK LEVEL I

TISCHKLIMMZUG

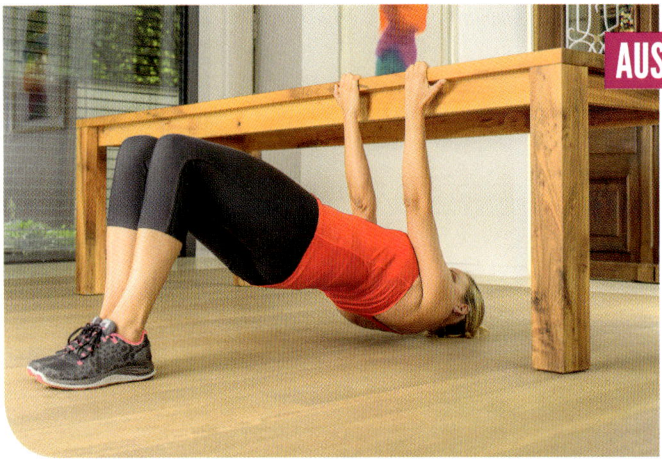

AUSGANGSPOSITION

Lege dich unter einen normal hohen Tisch und umfasse die Tischkante mit beiden Händen. Winkle die Beine in einem 90-Grad-Winkel an und setze die Füße flach auf den Boden.

DURCHFÜHRUNG

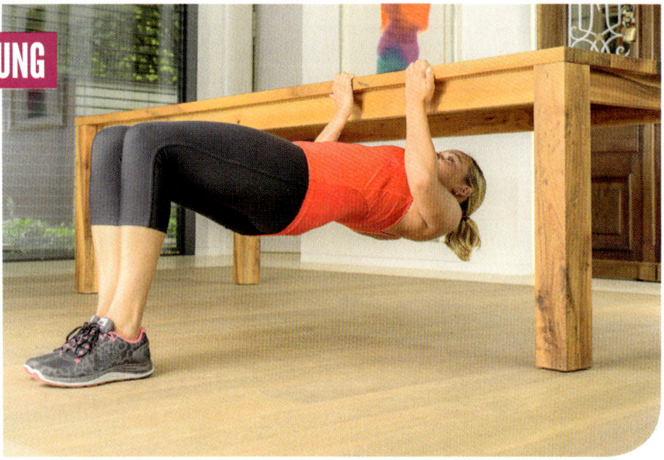

Ziehe deinen Körper mit der Kraft deiner Arme nach oben, bis deine Stirn die Tischplatte berührt und Kopf, Becken und Kniegelenke eine gerade Linie bilden. Senke den Oberkörper langsam wieder ab. Lege dir ein Kissen unter den Rücken für den Fall, dass du von der Tischkante abrutschen solltest.

PULL-UP BY DESK LEVEL II

TISCHKLIMMZUG BEINE ERHÖHT

AUSGANGSPOSITION

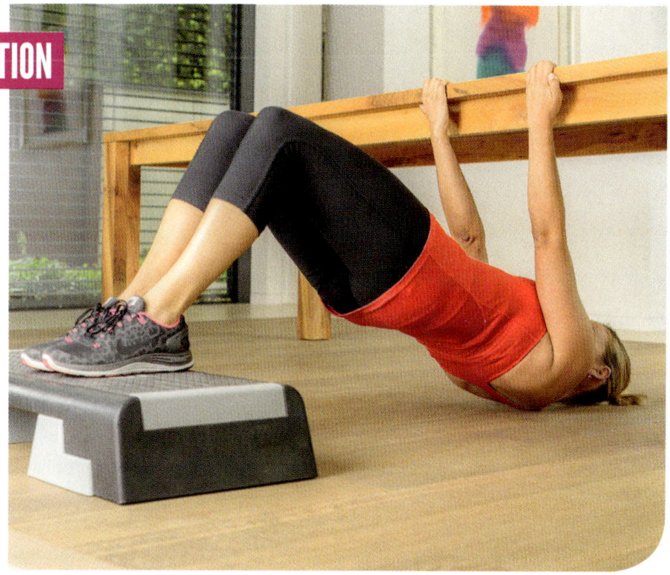

Lege dich unter einen normal hohen Tisch und umfasse die Tischkante mit beiden Händen. Lege deine Füße mit gestreckten Beinen auf einen Hocker oder Stuhl.

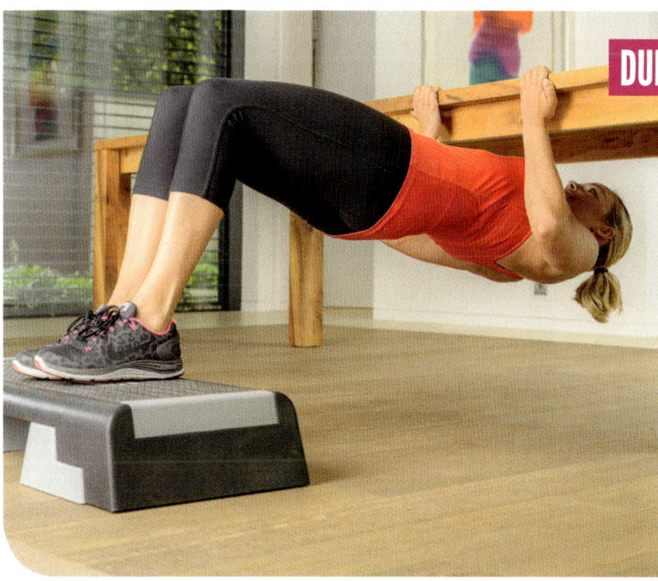

DURCHFÜHRUNG

Ziehe deinen Körper mit der Kraft deiner Arme nach oben, bis deine Stirn die Tischplatte berührt und Kopf, Becken und Kniegelenke eine gerade Linie bilden. Senke den Oberkörper langsam wieder ab.
Lege dir ein Kissen unter den Rückenfür den Fall, dass du von der Tischkante abrutschen solltest.

DOORMAN

BIZEPS-TÜRZIEHEN

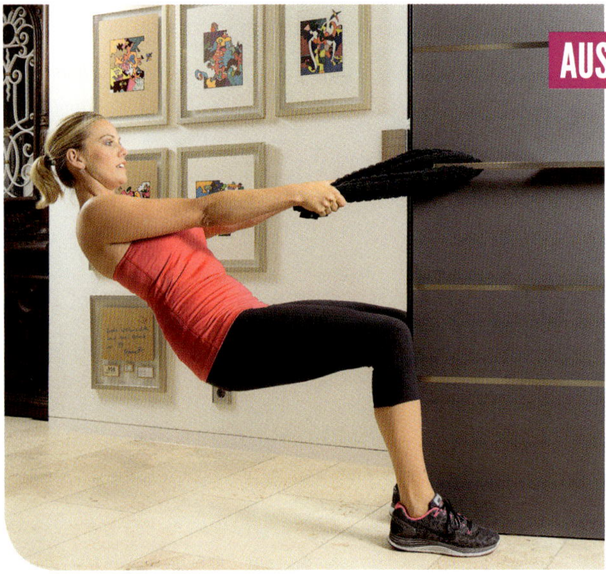

AUSGANGSPOSITION

Schlinge ein Handtuch um einen stabilen (!) Türgriff. Umfasse mit jeder Hand jeweils ein Ende des Handtuchs. Stelle deine Füße so, dass sie sich etwa 30 cm vor deinen Händen befinden. Achte auf einen stabilen und rutschfesten Stand deiner Füße. Senke nun dein Becken hinunter zum Boden, während du deine Arme streckst und deine Knie beugst.

DURCHFÜHRUNG

Bleibe in dieser Stellung und ziehe deinen Oberkörper zu deinen Händen. Strecke die Arme wieder und kehre in die Ausgangsstellung zurück. Je weiter du deine Füße vor deinen Händen platzierst, desto schwerer wird die Übung.

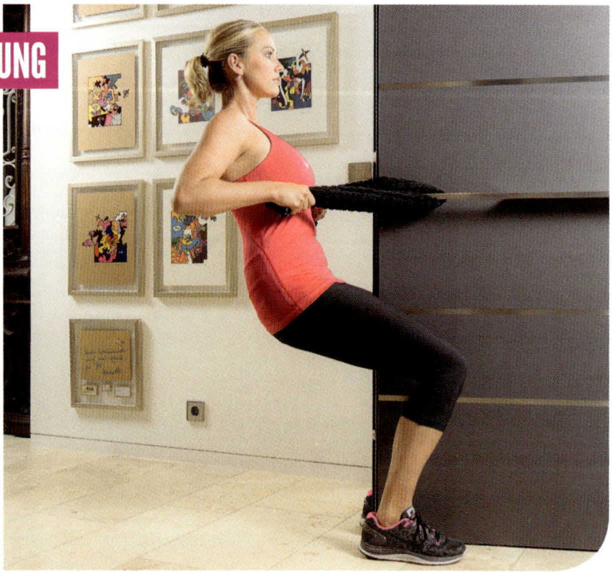

PUSH-UP TIGHT

LIEGESTÜTZ ENG

AUSGANGSPOSITION

Gehe in die Liegestützposition, wobei die Hände sich senkrecht unter den Schultern befinden. Wandere mit jeder Hand etwa eine halbe Handbreite nach innen. Halte die ganze Zeit eine hohe Körperspannung aufrecht.

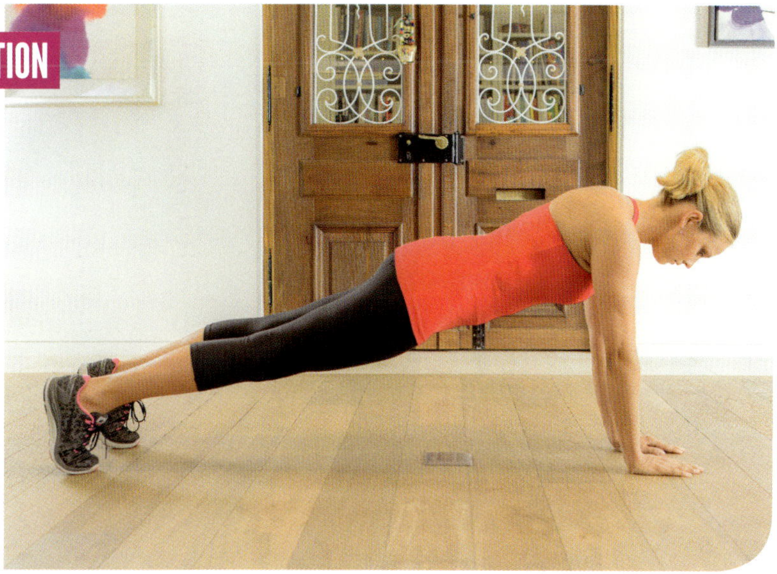

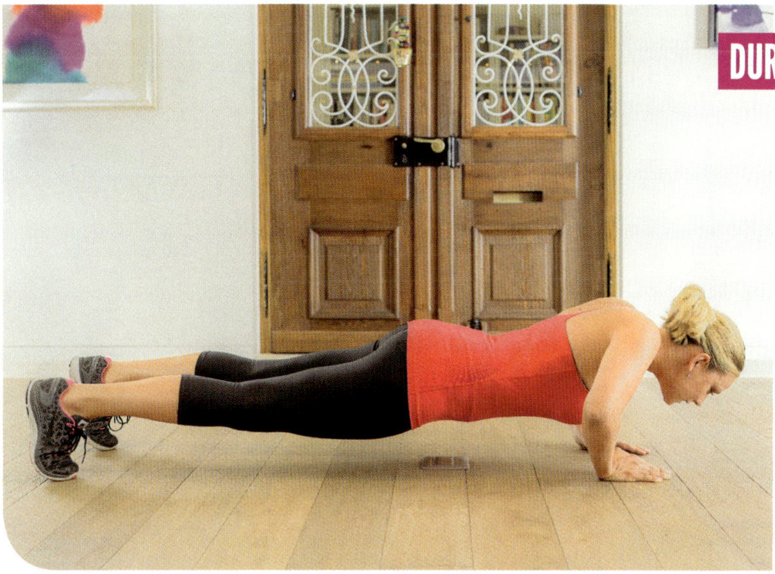

DURCHFÜHRUNG

Beuge die Arme, bis die Brust fast den Boden berührt, und drücke dich wieder in die Ausgangsstellung zurück.

PUSH-UP WIDE

LIEGESTÜTZ WEIT

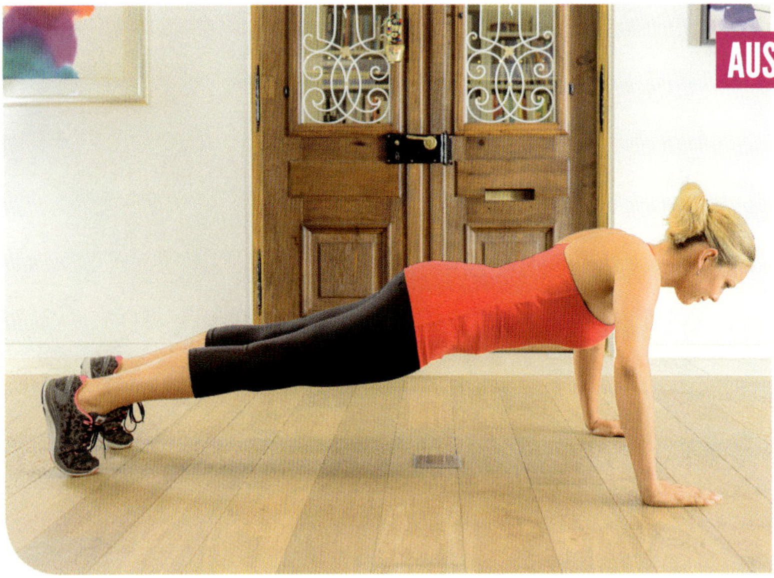

AUSGANGSPOSITION

Gehe in die Liegestützposition, wobei die Hände sich senkrecht unter den Schultern befinden. Wandere mit jeder Hand etwa eine halbe Handbreite nach außen. Halte die ganze Zeit eine hohe Körperspannung aufrecht.

DURCHFÜHRUNG

Beuge die Arme, bis die Brust fast den Boden berührt, und drücke dich wieder in die Ausgangsstellung zurück.

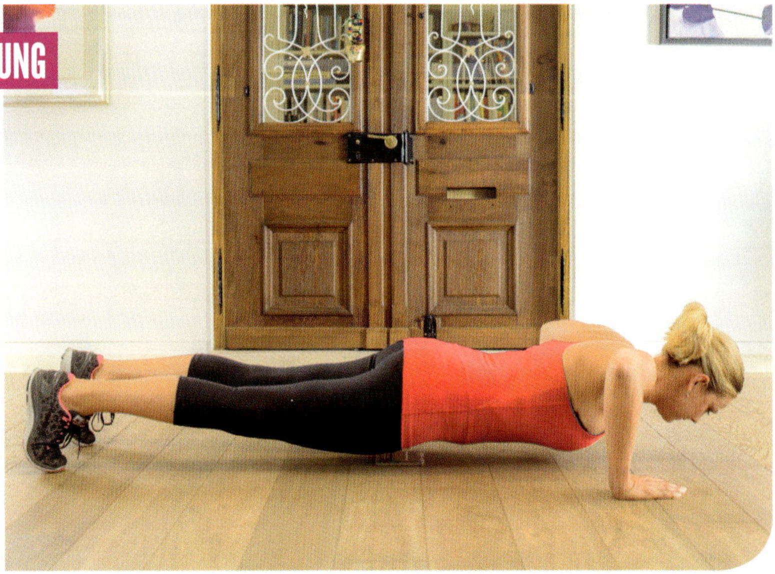

PUSH-UP SHIFTED

LIEGESTÜTZ MIT VERSETZTEN HÄNDEN

AUSGANGSPOSITION

Gehe in die Liegestützposition. Lass die linke Hand senkrecht unter deiner linken Schulter und versetze die rechte Hand etwa 10 cm nach hinten. Halte die ganze Zeit eine hohe Körperspannung aufrecht.

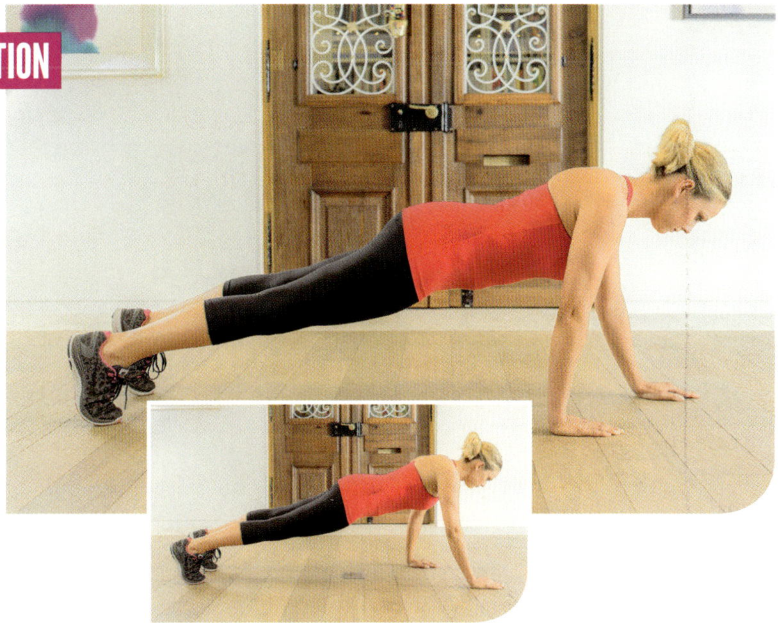

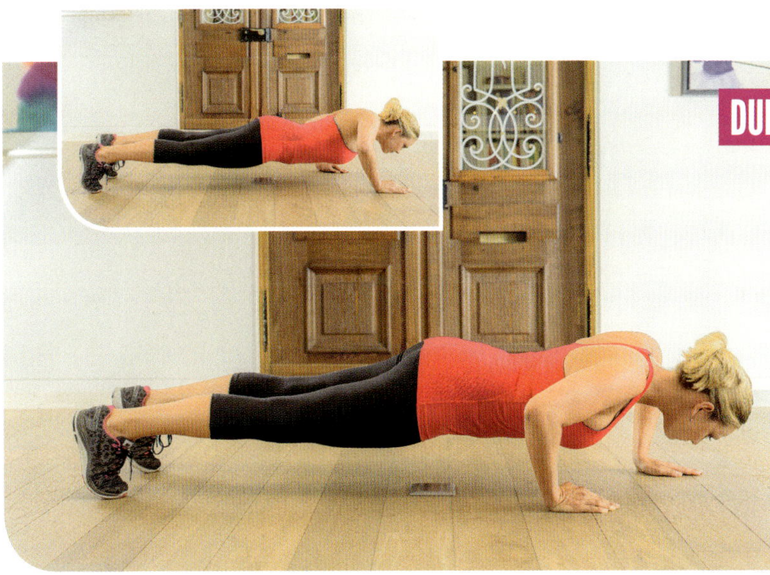

DURCHFÜHRUNG

Beuge die Arme, bis die Brust fast den Boden berührt, und drücke dich wieder in die Ausgangsstellung zurück. Wechsle die Stellung der Hände und wiederhole die Übung.

PUSH-UP ISOMETRIC

LIEGESTÜTZ ISOMETRISCH

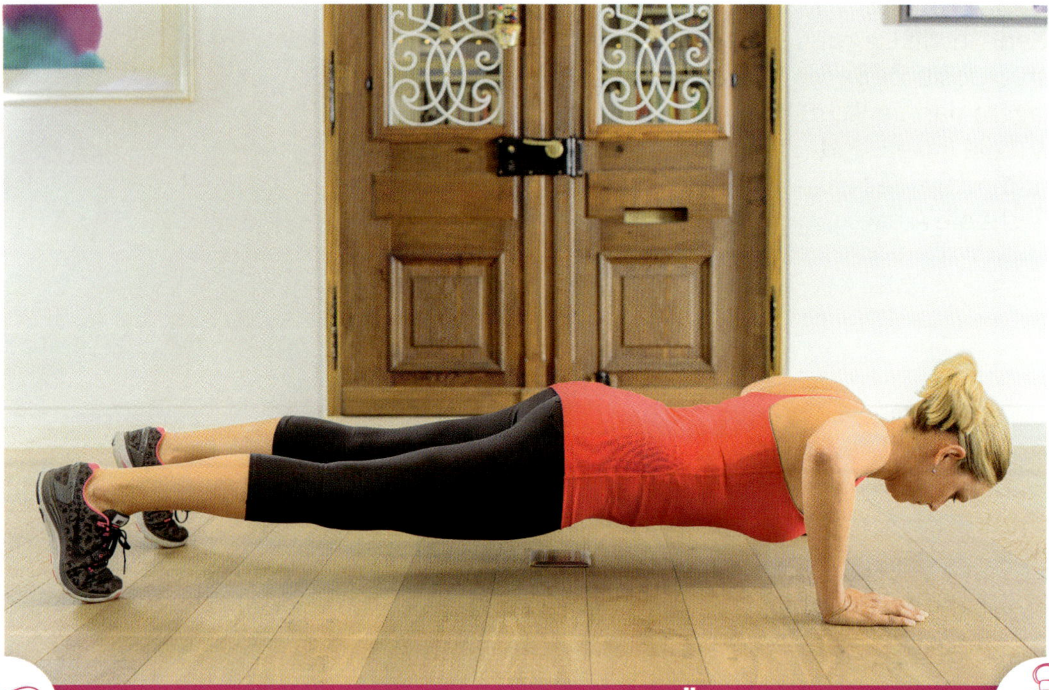

AUSGANGSPOSITION UND DURCHFÜHRUNG

Gehe in die Liegestützposition, wobei die Hände sich senkrecht unter den Schultern befinden.

Beuge die Arme, bis das Schulter- und Ellenbogengelenk eine gerade Linie bilden. Halte diese Stellung für etwa 10 Sekunden und drücke dich dann in die Ausgangsstellung zurück.

SPIDERMAN

AUSGANGSPOSITION

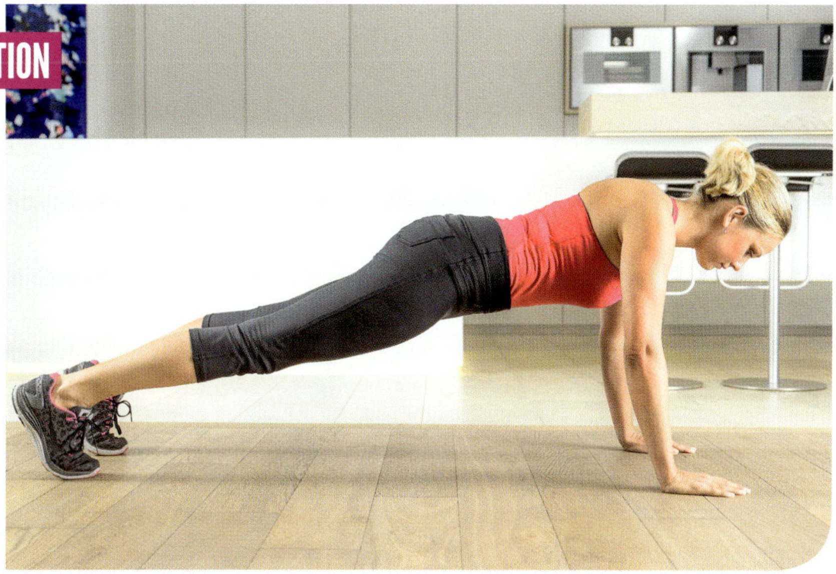

Gehe in die Liegestützposition. Verlagere das Gewicht auf die linke Hand und beuge dabei leicht die Arme.

DURCHFÜHRUNG

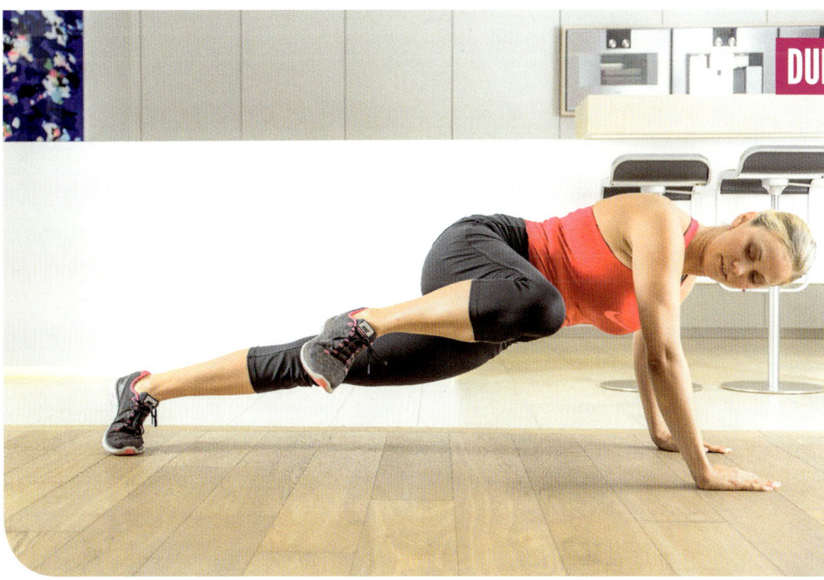

Ziehe das rechte Knie zum rechten Ellenbogen und wieder zurück. Drücke dich wieder in die Ausgangsstellung und wiederhole die Übung mit der Verlagerung auf die rechte Hand.

CHAIR DIP LEVEL I

DIP AM STUHL

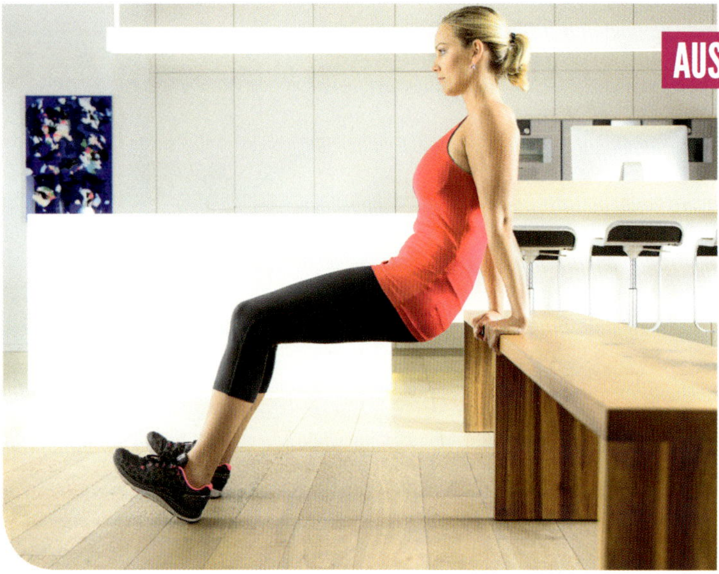

AUSGANGSPOSITION

Setze dich auf eine Bank oder auf einen stabilen Stuhl. Umgreife den Rand der Sitzfläche und drücke beide Handflächen fest auf den Sitz. Strecke die Beine aus, sodass die Knie gebeugt sind, und presse die Fersen fest auf den Boden. Hebe nun den Po so an, dass nur noch deine Fersen und Handflächen die Unterlagen berühren.

DURCHFÜHRUNG

Senke dann deinen Körper so weit ab, bis dein Po fast den Boden berührt. Drücke dich in die Ausgangsstellung zurück.
Je weiter du die Füße nach vorne setzt, umso schwieriger wird die Ausführung.

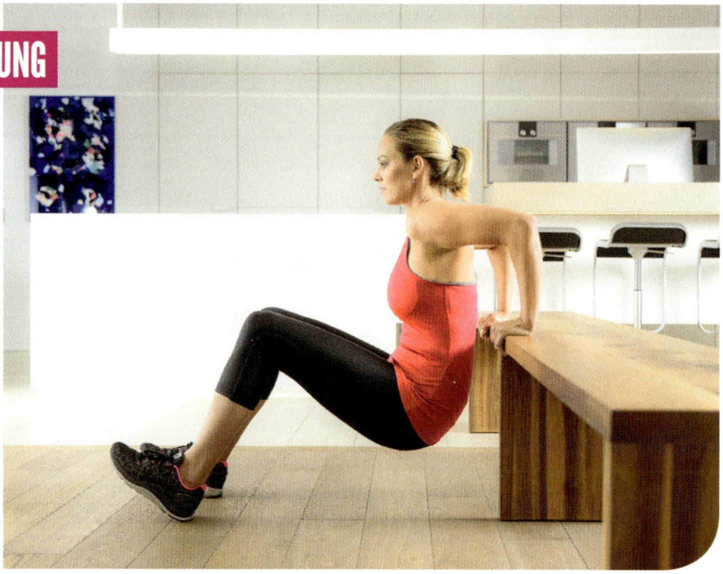

CHAIR DIP LEVEL II

DIP MIT ERHÖHTEN BEINEN

AUSGANGSPOSITION

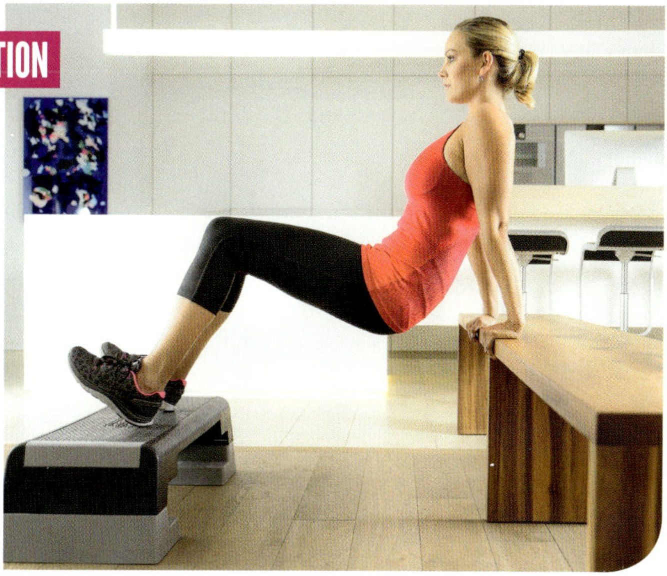

Setze dich auf eine Bank oder auf einen stabilen Stuhl. Umgreife den Rand der Sitzfläche. Stelle deine Füße mit gebeugten Knien auf eine erhöhte Unterlage (z. B. Kiste, niedriger Hocker). Presse die Handflächen fest auf den Sitz und die Fersen fest auf die Unterlage. Hebe nun den Po so an, dass nur noch deine Fersen und Handflächen die Unterlagen berühren.

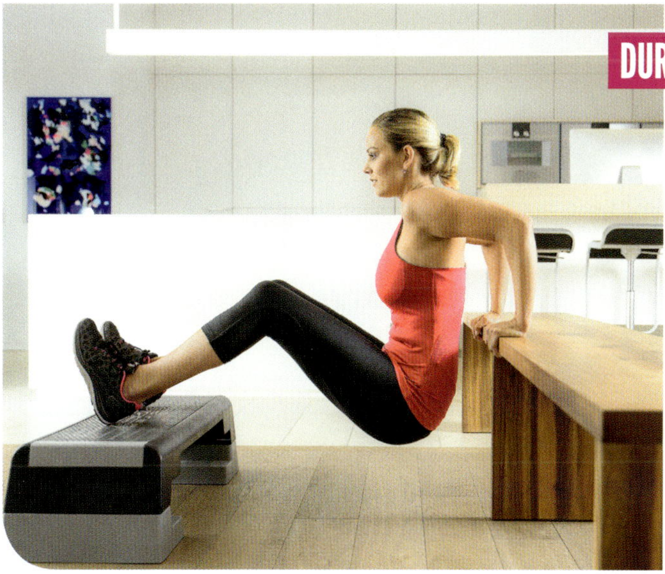

DURCHFÜHRUNG

Senke dann deinen Körper so weit ab, bis dein Po fast den Boden berührt. Drücke dich in die Ausgangsstellung zurück. Je weiter du die Füße nach vorne setzt, umso schwieriger wird die Ausführung.

SLIDE PUSH-UP

GLEITENDER LIEGESTÜTZ

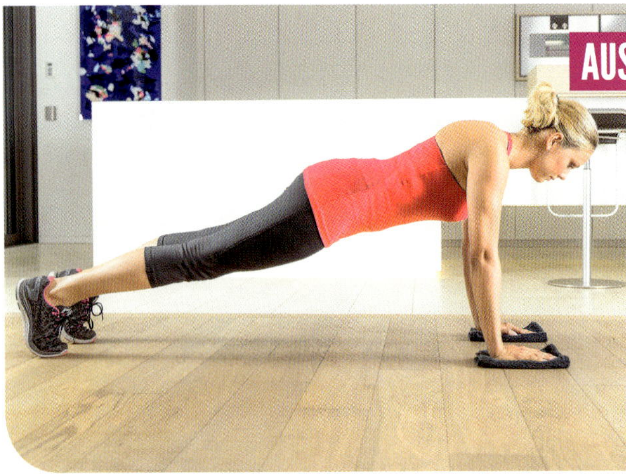

AUSGANGSPOSITION

Lege dich mit zwei zusammengefalteten Handtüchern auf einen glatten Boden. Gehe in die Liegestützposition und platziere deine Hände jeweils auf einem Handtuch. Achte darauf, dass deine Hände sich mit gestreckten Armen senkrecht unter deinen Schultern befinden und dein Körper vom Kopf bis zu den Fersen eine Linie bildet. Spanne die Bauchmuskeln an, indem du den Bauchnabel Richtung Wirbelsäule ziehst.

DURCHFÜHRUNG

Gleite mit einer Hand nach vorne, die andere Hand bleibt in der Ausgangsposition, und senke den Körper ab. Das Gewicht wird auf den hinteren Arm verlagert. Drücke dich wieder in die Ausgangsstellung zurück und wiederhole die Übung, indem du mit der anderen Hand nach vorne gleitest. Wer in seiner Wohnung keinen glatten Boden hat, der führt stattdessen die Übung Push-up Shifted aus (siehe Seite 125).

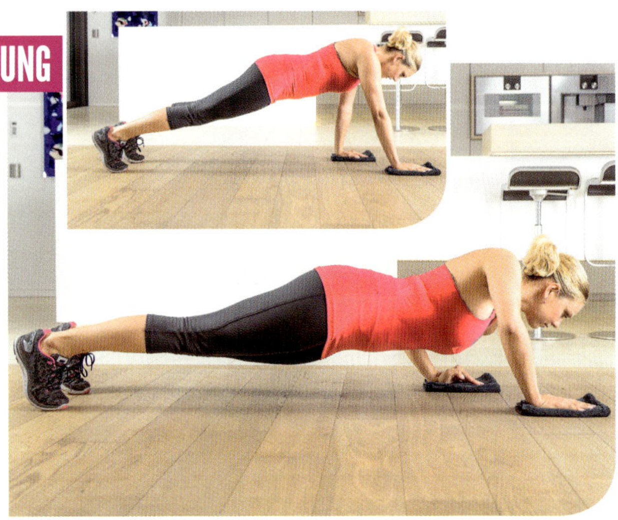

KÖRPERMITTE (BAUCH, RÜCKEN)

Diese Übungen stärken nicht nur deine geraden und schrägen Bauchmuskeln und die Muskeln deines unteren und oberen Rückens, sondern auch deine hinteren Beinmuskeln sowie deine Gesäß- und hinteren Schultermuskeln.

PLANK

UNTERARMSTÜTZ

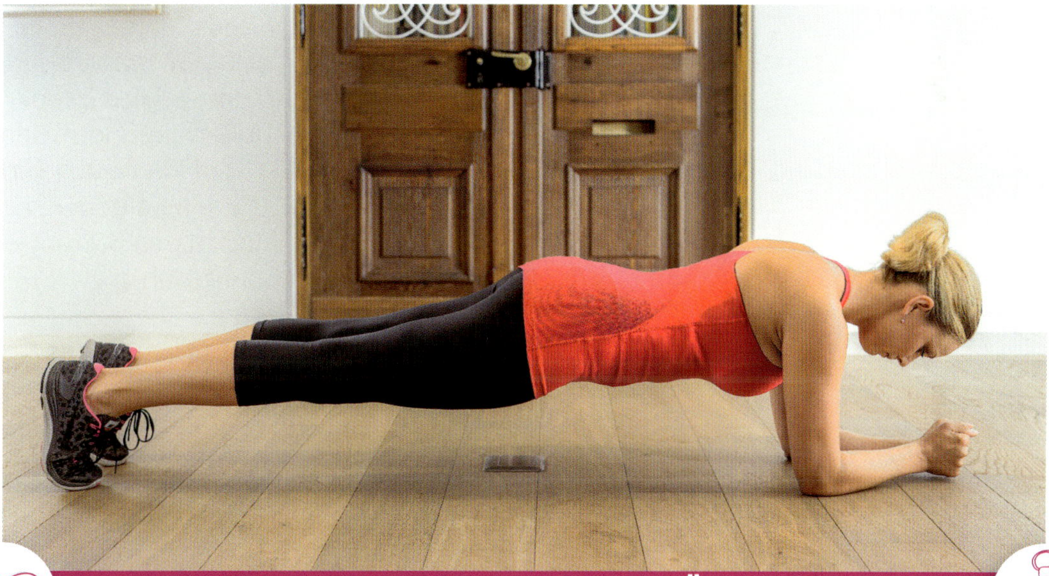

AUSGANGSPOSITION UND DURCHFÜHRUNG

Lege dich auf den Bauch und schiebe die Unterarme so unter den Oberkörper, dass dein Kinn zwischen den Händen liegt. Stütze dich nun auf die Fußspitzen und drücke dich mit den Unterarmen nach oben, bis dein Körper eine gerade Linie bildet. Blicke zum Boden, ohne den Kopf zu senken. Ziehe dabei den Bauchnabel Richtung Wirbelsäule und die Schultern Richtung Hosentaschen.

Halte diese Position.

LEG RAISE PLANK

UNTERARMSTÜTZ MIT BEINHEBEN

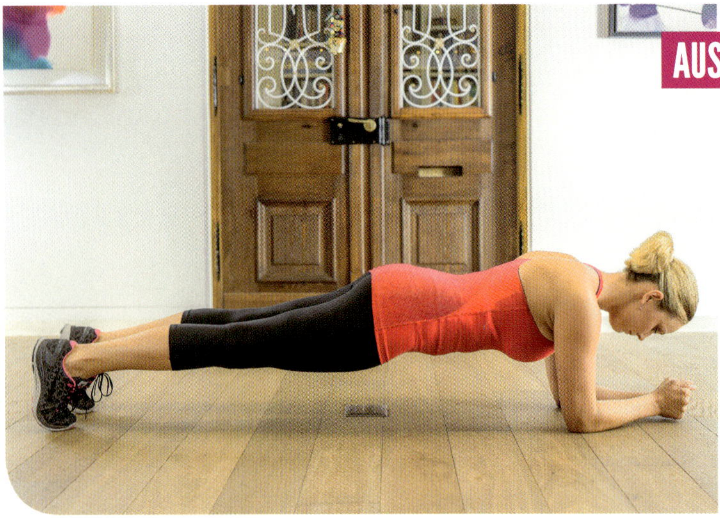

AUSGANGSPOSITION

Lege dich auf den Bauch und schiebe die Unterarme so unter den Oberkörper, dass dein Kinn zwischen den Händen liegt. Stütze dich nun auf die Fußspitzen und drücke dich mit den Unterarmen nach oben, bis dein Körper eine gerade Linie bildet. Blicke zum Boden, ohne den Kopf zu senken. Ziehe den Bauchnabel Richtung Wirbelsäule und die Schultern Richtung Hosentaschen.

DURCHFÜHRUNG

Hebe jetzt abwechselnd das rechte und linke Bein gestreckt in die Höhe und halte diese Position jeweils für ein paar Sekunden.

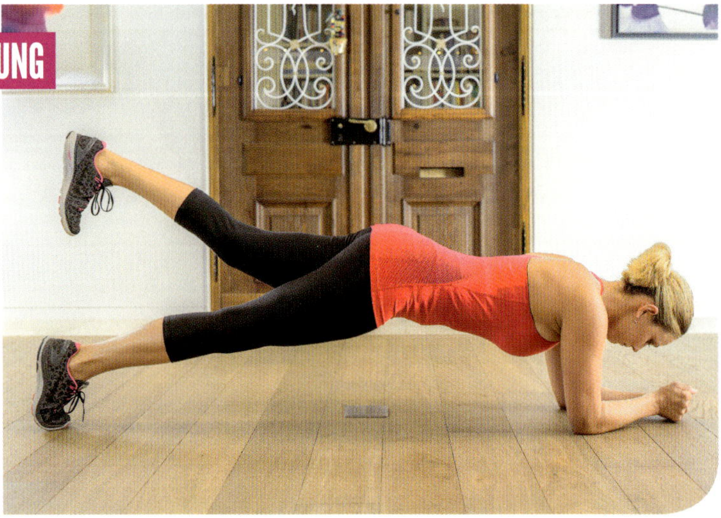

LATERAL LEG RAISE

BEINHEBEN SEITLICH

AUSGANGSPOSITION

Lege dich mit angewinkelten Beinen auf die Seite und stütze dich auf dem Unterarm ab. Hebe nun deine Hüfte so weit an, bis das Schulter- und Hüftgelenk eine Linie bilden, und strecke den freien Arm senkrecht in die Höhe.

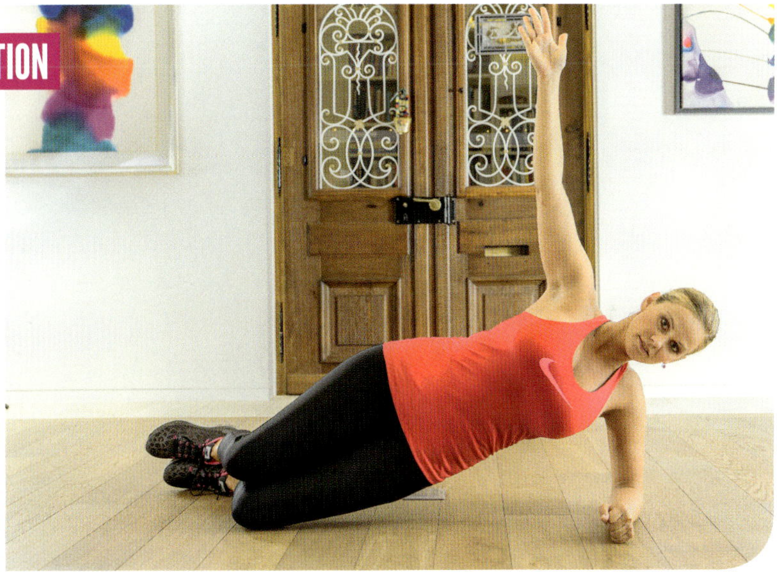

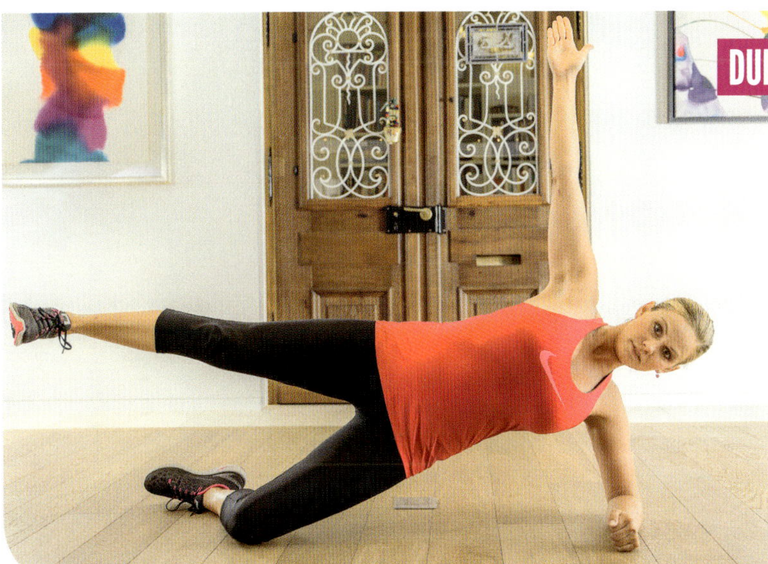

DURCHFÜHRUNG

Dann streckst du das obere Bein, hebst es so weit wie möglich an und senkst es wieder bis kurz vor dem Boden ab. Wechsle die Seite und wiederhole die Übung.

SUPERMAN

SUPERMANN

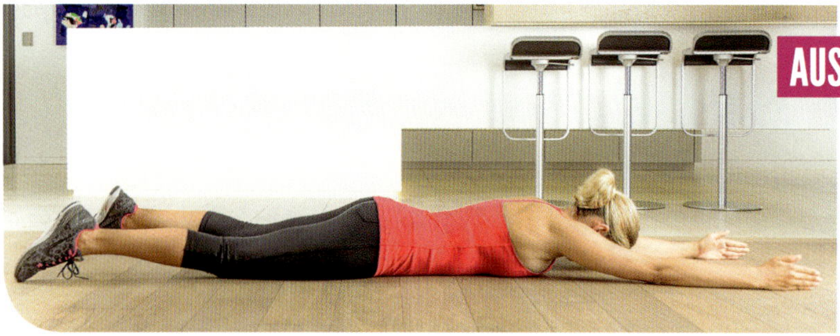

AUSGANGSPOSITION

Lege dich auf den Boden und spreize die gestreckten Arme und Beine jeweils in einem Winkel von 45 Grad ab.

DURCHFÜHRUNG

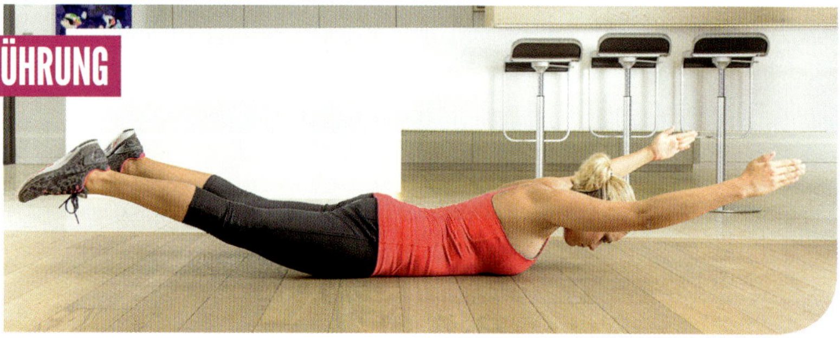

Hebe zeitgleich die Arme und Beine vom Boden ab, wobei du den Bauchnabel in Richtung Wirbelsäule und die Schultern Richtung Hosentaschen ziehst. Halte diese Position und gehe dann in die Ausgangsstellung zurück.

SWIMMER

SCHWIMMER

AUSGANGSPOSITION UND DURCHFÜHRUNG

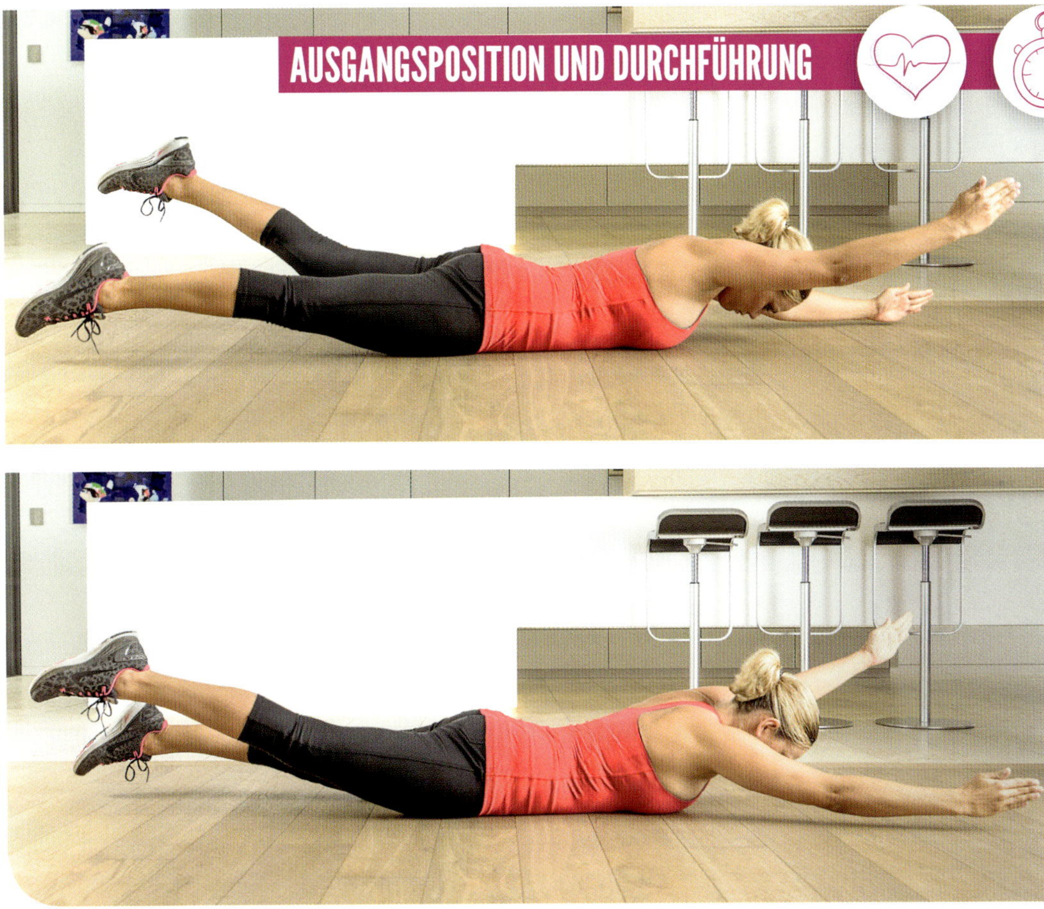

Lege dich mit gestreckten Armen und Beinen auf den Bauch. Hebe Arme und Beine vom Boden ab und bewege abwechselnd das gestreckte linke Bein und den gestreckten rechten Arm und umgekehrt in kleinen Bewegungen auf und ab. Ziehe dabei den Bauchnabel in Richtung Wirbelsäule und die Schultern Richtung Hosentaschen.

SIT-UP STRAIGHT

SIT-UP FÜR DIE GERADEN BAUCHMUSKELN

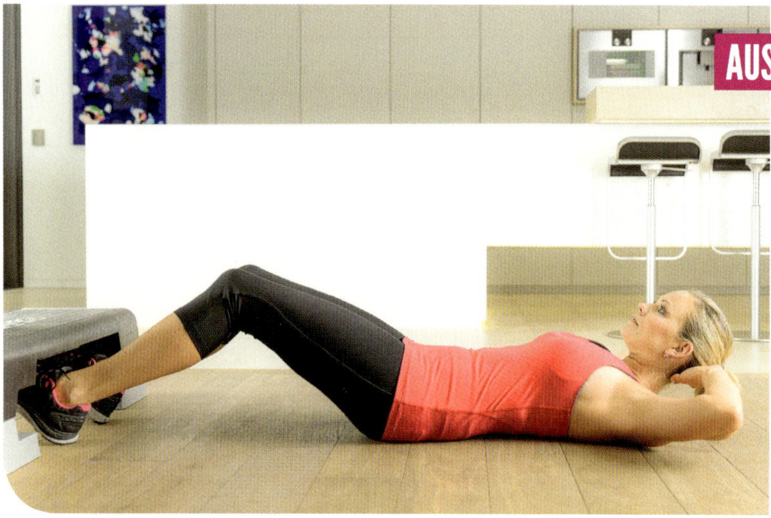

AUSGANGSPOSITION

Lege dich auf den Rücken so vor ein Sofa, Bett oder einen Stepper, dass du mit hüftbreit angewinkelten Beinen deine Füße fixieren kannst. Verschränke die Hände hinter dem Kopf, wobei die Ellenbogen waagerecht zur Seite zeigen.

DURCHFÜHRUNG

Ziehe deinen Bauchnabel zur Wirbelsäule und richte deinen Oberkörper Wirbel für Wirbel auf. Lege den Oberkörper wieder ab.
Die Übung wird schwerer, wenn du die Füße nicht fixierst.

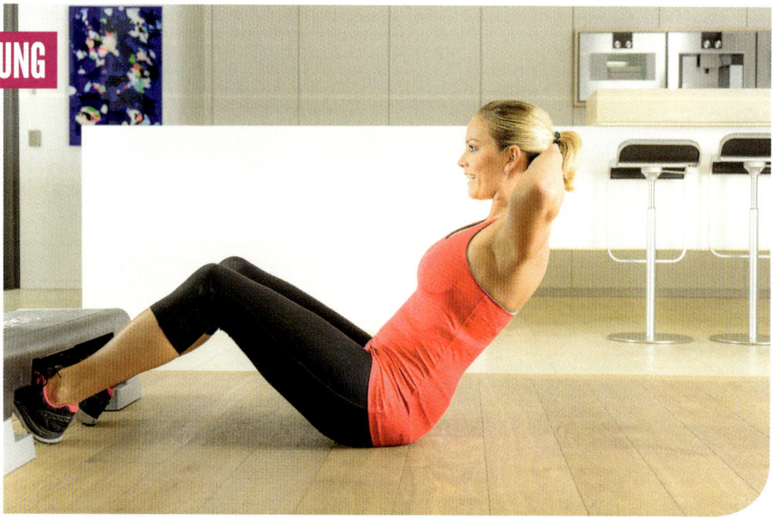

SIT-UP TRANSVERSAL

SIT-UP FÜR DIE SCHRÄGEN BAUCHMUSKELN

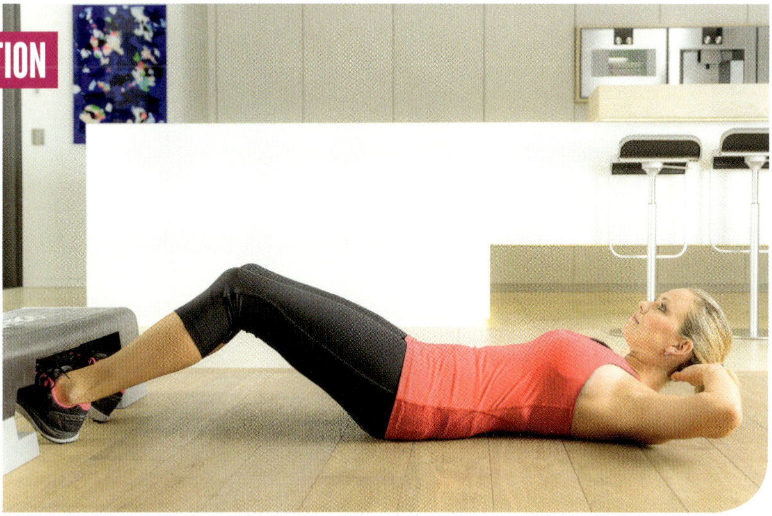

AUSGANGSPOSITION

Lege dich auf den Rücken so vor ein Sofa, Bett oder einen Stepper, dass du mit hüftbreit angewinkelten Beinen deine Füße fixieren kannst. Verschränke die Hände hinter dem Kopf, wobei die Ellenbogen waagerecht zur Seite zeigen.

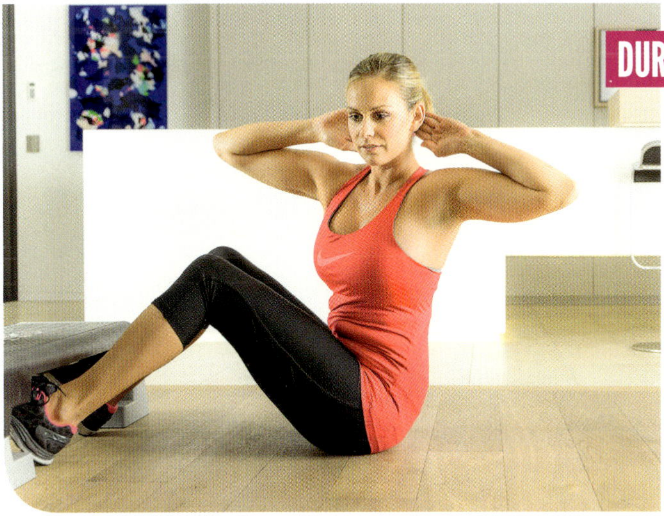

DURCHFÜHRUNG

Ziehe deinen Bauchnabel zur Wirbelsäule und hebe deinen Oberkörper an und drehe ihn so ein, dass der rechte Ellenbogen das linke Knie berührt. Gehe zurück in die Ausgangsstellung und hebe den Körper erneut an, bis der linke Ellenbogen das rechte Knie berührt.
Die Übung wird schwerer, wenn du die Füße nicht fixierst.

RUSSIAN TWIST

RUMPFDREHEN

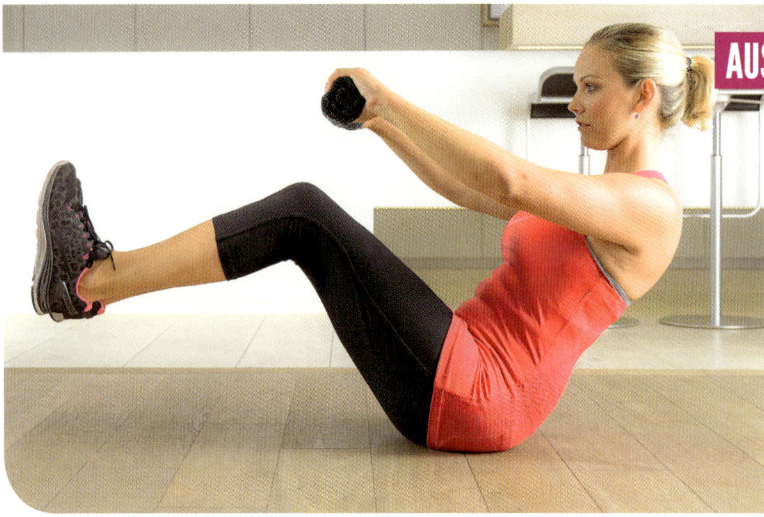

AUSGANGSPOSITION

Setze dich mit geradem Rücken auf den Boden. Winkle deine Beine an und verschränke die Arme vor die Brust.

DURCHFÜHRUNG

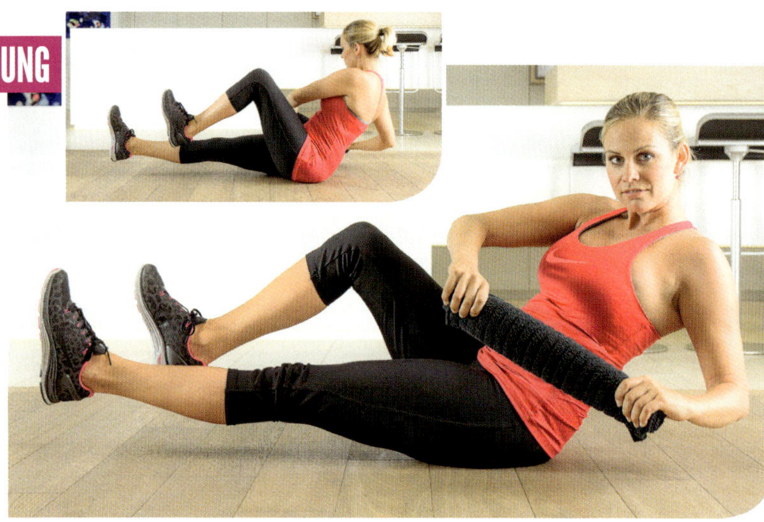

Hebe die Füße vom Boden ab, drehe deinen Oberkörper nach links, und strecke dabei das linke Bein gerade nach vorne aus. Im Idealfall kannst du mit deinem rechten Ellenbogen das linke Knie berühren. Drehe dich dann zur rechten Seite, bis der linke Ellenbogen das rechte Knie berührt.

SHOULDER BRIGDE UP AND DOWN

SCHULTERBRÜCKE

AUSGANGSPOSITION

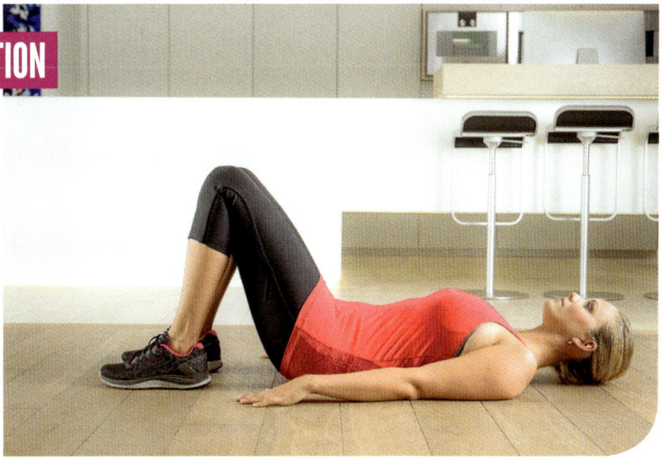

Lege dich auf den Rücken und strecke die Arme neben deinem Körper aus. Winkle die Beine an und ziehe deine Füße möglichst nahe zum Po.

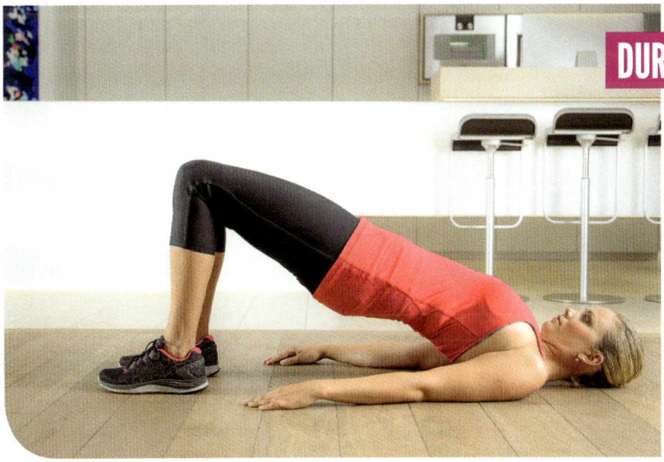

DURCHFÜHRUNG

Hebe dein Becken und bringe deine Wirbelsäule langsam Wirbel für Wirbel in eine gerade Position (das heißt, rolle die Wirbelsäule auf). Die optimale Höhe hast du erreicht, wenn du dein Gewicht auf den Schulterblättern spürst und dein Körper von den Knien bis zu den Schultern eine gerade Linie bildet. Halte diese Position 30 Sekunden. Senke die Hüfte wieder langsam ab, ohne dass sie den Boden berührt, und hebe sie erneut an.

SHOULDER BRIGDE LEG RAISE

SCHULTERBRÜCKE MIT WECHSELNDEM STANDBEIN

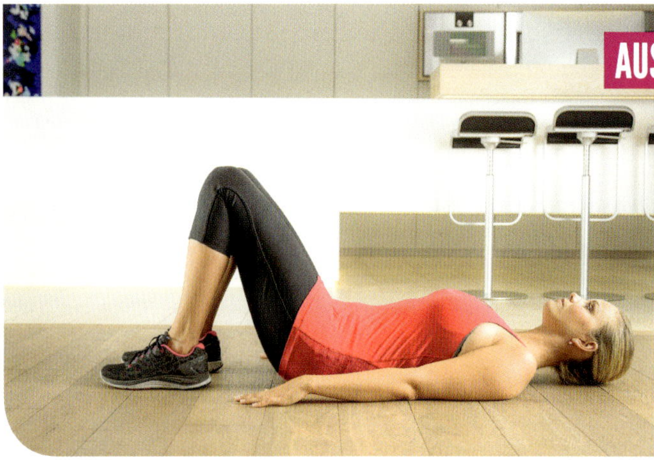

AUSGANGSPOSITION

Lege dich auf den Rücken und strecke die Arme neben deinem Körper aus. Winkle die Beine an und ziehe deine Füße möglichst nahe zum Po.

DURCHFÜHRUNG

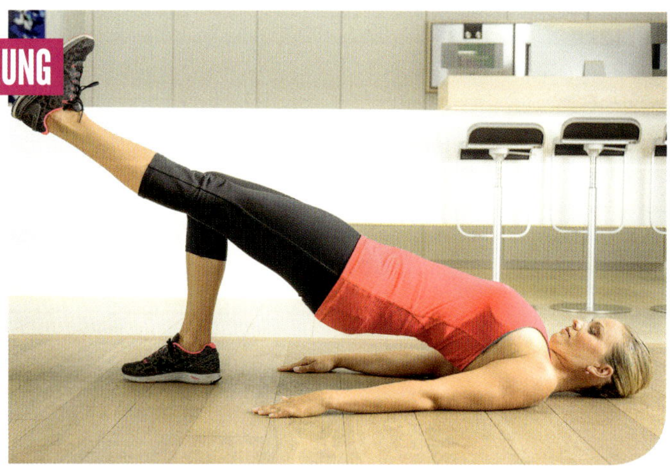

Hebe dein Becken und bringe deine Wirbelsäule langsam Wirbel für Wirbel in eine gerade Position (das heißt, rolle die Wirbelsäule auf). Die optimale Höhe hast du erreicht, wenn du dein Gewicht auf den Schulterblättern spürst und dein Körper von den Knien bis zu den Schultern eine gerade Linie bildet. Strecke dann abwechselnd das rechte und das linke Bein so aus, dass es mit deinem Oberkörper eine gerade Linie bildet.

STARFISH

SEESTERN

AUSGANGSPOSITION

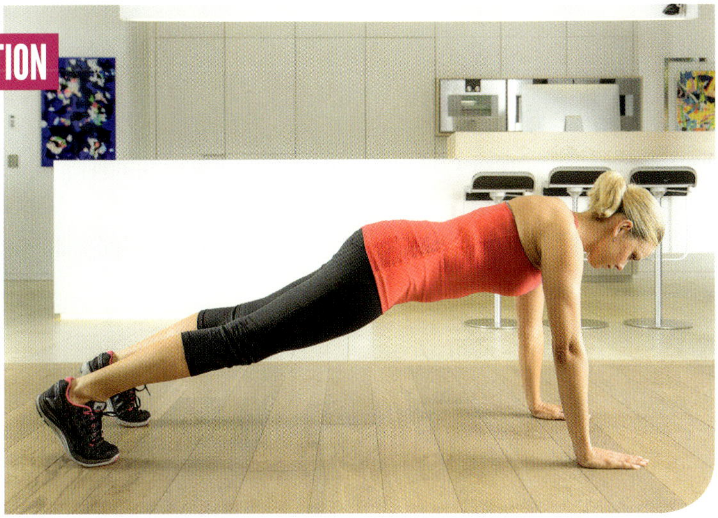

Gehe in die Liegestützposition. Achte darauf, dass sich deine Hände senkrecht unter den Schultern befinden und deine Füße hüftbreit stehen.

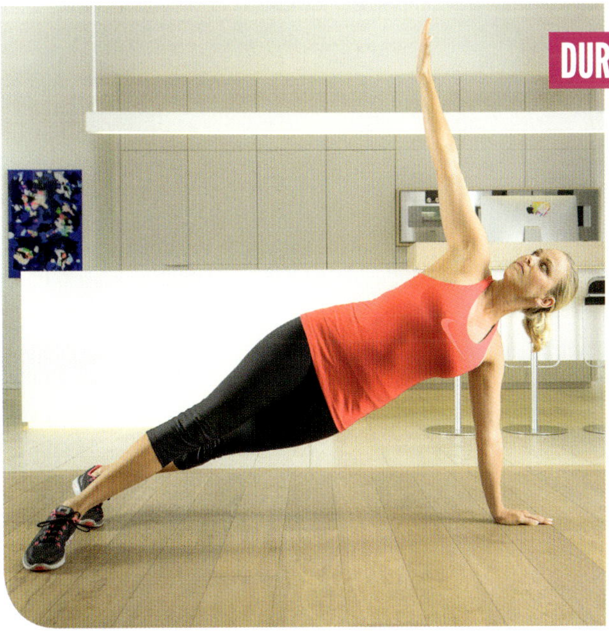

DURCHFÜHRUNG

Verlagere dein Gewicht auf die linke Hand und strecke deinen rechten Arm gerade nach oben zur Decke, wobei der Blick der Hand folgt. Deine rechte Fußspitze dreht sich etwas nach außen. Dein Körper sollte vom Kopf bis zu den Fersen sowie von Handfläche zu Handfläche eine Linie bilden. Gehe in die Ausgangsstellung zurück und wiederhole die Übung. Führe zuerst alle Wiederholungen auf einer Seite durch und wechsle dann die Seite.

TEIL 4

DIE BASICS FÜR DEINE ERNÄHRUNG

Wie bei allen Gewohnheiten fällt es schwer, unser Essverhalten zu ändern. Die Gewohnheit ist eine unglaublich starke Kraft. Doch genau hier setzen wir an, denn mit den 21 durchgeplanten Camptagen ist es einfacher, deine Routine zu durchbrechen. Wir als deine Coaches haben für dich deine Ernährung und dein Training festgelegt, und du konzentrierst dich nur auf dich. Mit Beginn des Camps brauchst du dir keine Gedanken mehr darüber zu machen, was du essen sollst, wie, wann und wie viel du trainieren musst. Nach den 21 Tagen wirst du feststellen, wie sehr sich deine Ernährungs- und Trainingsgewohnheiten in die positive Richtung verändert haben.

Wir wecken deine innere Motivation, die nur du selber beeinflussen kannst und die oft längerfristiger anhält und beständiger ist als die Motivation von außen. Du fühlst dich einfach rundum wohl und könntest Bäume ausreißen. So wird es dir auch nach dem Camp leichter fallen, den neuen Lebensstil beizubehalten, ohne dass du dich unter Druck gesetzt fühlst oder das Gefühl hast, immer auf etwas verzichten zu müssen.

Ohne Zweifel spielt gerade das Essverhalten beim Abnehmen beziehungsweise Gewichthalten eine im wahrsten Sinn gewichtige Rolle. Und wir wissen auch, wie wichtig es ist, selber genau zu verstehen, worum es geht. Wir geben dir deshalb in diesem Kapitel nicht nur die blanken Rezepte an die Hand, sondern wiederum ausführliche Informationen, die dir in Kombination mit den Tag für Tag spürbaren Veränderungen jetzt und in Zukunft tatsächlich helfen werden.

WAS ESSEN WIR EIGENTLICH?

Auf den folgenden Seiten zeigen wir dir, worauf es nicht nur im Bikini-Bootcamp, sondern ganz grundsätzlich ankommt. Ganz nach unserem Motto: Je einfacher es erklärt wird, umso leichter ist es für dich umsetzbar!

SIND KOHLENHYDRATE DIE BÖSEN?

Es gibt zwei Arten von Kohlenhydraten, die sich erheblich voneinander unterscheiden:
Erstens die komplexen, auch gesunde, langsame Kohlenhydrate genannt. Sie sind in Vollkornprodukten wie Vollkornbrot, Vollkornnudeln, Müsliflocken, Pumpernickel, Körnern und wasserreichem Obst und Gemüse enthalten.
Zweitens die einfachen Kohlenhydrate, auch schnelle, ungesunde Kohlenhydrate genannt. Diese findest du hauptsächlich in Zucker, Süßigkeiten, Weißmehlprodukten, gekochten Kartoffeln und weißem (geschältem) Reis. Traubenzucker aus Obst und Haushaltszucker in flüssiger Form, wie in Limonaden und Säften, enthalten ebenfalls diese »schnellen« Kohlenhydrate. Hier gilt aber auch: Nichts ist grundsätzlich verboten. Du solltest jedoch darüber Bescheid wissen und bewusster mit Kohlenhydraten umgehen.

WIE WICHTIG IST EIWEISS WIRKLICH?

Eiweiß, also Proteine, ist ein lebensnotwendiger Baustein. Körperbestandteile wie Muskeln, Organe, Haut, Hormone, Enzyme, Blut bestehen unter anderem aus Proteinen. Unser Körper ist abhängig von der täglichen Zufuhr von Eiweiß, da es verantwortlich für viele wichtige Prozesse im Körper ist. Verschiedene Eiweiße sorgen für die Unterhaltung unterschiedlicher Körperfunktionen, machen verschiedene Stoffwechselprozesse erst möglich und wirken im Hormonhaushalt als Botenstoffe. Auch für den Abbau von Körperfett ist eine eiweißreiche Ernährungsweise günstig, da sie den Stoffwechsel anregt, den Fettabbau erleichtert und länger satt macht.
Ein Eiweißmangel dagegen kann über kurz oder lang dazu führen, dass der Körper seine eigenen Eiweißreserven anknabbert. Die Folge: Muskulatur wird abgebaut! Tierisches Eiweiß ist in Fleisch, Fisch und Milchprodukten enthalten. Pflanzliches Eiweiß findet sich in den meisten Hülsenfrüchten und in den meisten Getreidearten.

BESONDERS EIWEISSREICHE LEBENSMITTEL:

Sojabohnen (Tofu), verschiedene andere Hülsenfrüchte, Sonnenblumenkerne, Quinoa, Hirse, Roggenflocken, Weizen, Hafer, Gerste, Reis, Weizenkeime, Chiasamen, Hanf, Edamame, Lupinen, Keimlinge, Erdnüsse, Putenbrust, Hähnchenbrust, Schweinefleisch (Muskelfleisch), Wild, Rindfleisch (Muskelfleisch), Lammfleisch (Muskelfleisch), Kalbfleisch (Muskelfleisch), Bohnen (getrocknet), Krabben, Süßwasserfisch, Seefisch, Frischkäse, Hartkäse, Hühnerei

2, 3 ODER 5 **MAHLZEITEN?**

Bei diesem Thema hört man so viele unterschiedliche Meinungen. Einige sagen, drei Mahlzeiten seien richtig, die anderen meinen, fünf Mahlzeiten seien ideal. Letztlich ist es jedoch ganz egal, wie oft du isst. Wichtig ist nur die Gesamtbilanz. Wir raten eher zu drei Mahlzeiten, da sie vielen Menschen einen Rhythmus geben und einen davor schützen, zwischendurch unbewusst sehr viele Kalorien zu sich zu nehmen.
Wir konzentrieren uns auf täglich drei richtige Mahlzeiten und streichen jedes »Zwischendurch« von deinem Ernährungsplan. Erlaubt sind natürlich Mandeln, Obst oder Gemüse. Wenn du dich daran hältst, wirst du merken, dass du nicht mehr so häufig in Versuchung kommst, irgendwann irgendwas zwischendurch essen zu wollen. Letztendlich zählt am Ende des Tages deine Gesamtbilanz, also das, was du an Kalorien zu dir genommen hast. Und nicht zuletzt dank der spürbaren Resultate wird es dir leichter fallen, in deiner Bilanz zu bleiben, und das ohne zu hungern und aus einem einfachen Grund: Du sparst mit dem Verzicht auf das »Zwischendurch« sehr viele Kalorien ein.

MACHT **FETT** FETT?

Zunächst einmal: Du tust dir keinen Gefallen, wenn du völlig auf Fett verzichtest. Fett ist für jeden Menschen lebensnotwendig. Wie bei allen anderen Nährstoffen kommt es bei den Fetten auf die Qualität und auf die Menge an. Wir unterscheiden zwischen tierischen Fetten und pflanzlichen Fetten. Beide spielen in unserer Ernährung eine wichtige Rolle. Gemeinsam ist beiden, dass sie sowohl aus gesättigten als auch ungesättigten Fettsäuren bestehen.
Gesättigte Fettsäuren: Sie werden auch als »schlechte Fette« bezeichnet, da sie das Risiko für Herzinfarkt und Schlaganfälle erhöhen sollen. Diese Fettsäuren kommen vor allem in tierischen Lebensmitteln vor, wie in Butter, Sahne, Käse, Fleisch, Wurst, Milch, aber auch in vielen stark industriell verarbeiteten Lebensmitteln. Gerade wenn du abnehmen möchtest, solltest du weitgehend auf diese Fette verzichten. Ganz ohne gesättigte Fettsäuren kommen wir allerdings nicht aus, da sie wichtige Bausteine unserer Zellwände sind.

Ungesättigte Fettsäuren: Hier unterscheidet man die einfach und die mehrfach ungesättigten Fettsäuren. Die einfach ungesättigten Fettsäuren kommen in pflanzlichen Ölen, wie zum Beispiel Oliven-, Raps-, Erdnussöl, und auch in Avocados und Mandeln vor. Diese Fettsäuren sind unerlässlich für die Funktion und Elastizität unserer Zellwände. Die wichtigsten mehrfach gesättigten Fettsäuren sind die Omega-6- und die Omega-3-Fettsäuren, die beispielsweise in Fisch, Distel-, Walnuss-, Trauben- und Kürbiskernöl sowie in Nüssen enthalten sind. Es ist wichtig, auf ein ausgewogenes Verhältnis von Omega-3- zu Omega-6-Säuren zu achten. Dieses erreichen wir zum Beispiel dadurch, dass wir an zwei Tagen der Woche fetten Seefisch (Hering, Thunfisch, Makrele …) essen.
Tipps zur Verwendung: Je höher der Anteil an ungesättigten Fettsäuren, desto flüssiger ist das Fett (Öle) und umso weniger gut lässt es sich erhitzen. Verwende daher zum Braten nur Fette beziehungsweise Öle mit einem geringen Anteil ungesättigter Fettsäuren. Öle mit einem hohen Anteil ungesättigter Fettsäuren sind ideal für die Zubereitung von Salaten oder als Zugabe zu Smoothies. Wir empfehlen dir, in deiner Küche folgende Fette zu verwenden:

- Für Salate Oliven-, Raps- oder Sonnenblumenöl. Auch Leinöl oder Traubenkernöl sind eine gute Alternative.
- Zum Braten haben sich Butterschmalz, Kokosfett und Traubenkernöl bewährt oder eine Rapsölsorte, die stark erhitzt werden kann (steht auf der Flasche).
- Butter ist als Brotaufstrich der Margarine oder Margarinezubereitungen vorzuziehen, da diese Transfettsäuren enthalten.

WORAUF KOMMT ES **BEIM ÖL** AN?

Neben den Rohstoffen kommt es auf die Herstellung der Öle an. Die unterschiedlichen Verfahren haben Einfluss auf die Qualität der Öle:
Warm gepresste Öle: Um Öle warm zu pressen sind hohe Temperaturen nötig. Dadurch wird mehr Öl gewonnen, die Öle sind preiswerter. Es entstehen jedoch gesundheitsschädliche Stoffe. Diese werden durch ein chemisches Reinigungsverfahren (Raffinade) entfernt. Das hat den Nachteil, dass dadurch leider auch wichtige Vitamine verloren gehen.
Kalt gepresste Öle: Bei der kalten Pressung werden die Rohstoffe nicht erhitzt, und es erfolgt kein chemisches Reinigungsverfahren. Es werden nur hochwertige Saaten verwendet, die Ölausbeute ist bei dieser Herstellungsart geringer. Deshalb sind diese Öle teurer. Die Kaltpressung ist das schonendste Verfahren der Ölgewinnung. Kalt gepresste Öle enthalten viele wertvolle Inhaltsstoffe.

WAS GENAU **BEDEUTET „VOLLKORN“?**

Wir alle sprechen von Vollkornprodukten. Leider ist es aber nicht immer so einfach, sich tatsächlich von Vollkornprodukten zu ernähren. Wir erleben oft beim Einkaufen, dass selbst das Verkaufspersonal nicht genau weiß, was Vollkorn nun tatsächlich bedeutet und welche Produkte tatsächlich Vollkorn enthalten.

Der Begriff Vollkorn sagt aus, dass ein Getreideprodukt (Nudeln, Brot, Brötchen, Toast) aus dem ganzen Korn einer Getreideart hergestellt wird, zum Beispiel Weizen, Gerste, Roggen, Dinkel, Hafer oder Hirse. Ein Vollkornbrot ist allerdings nicht immer an ganzen Körnern zu erkennen. Diese können wie bei weißem Mehl sehr fein gemahlen worden sein. Andersrum sind ganze Körner auf oder im Brot oder Brötchen nicht direkt ein Zeichen für Vollkorn. Eine große Auswahl an Vollkornbroten samt sachkundiger Auskunft bieten spezielle Vollkornbäckereien, Reformhäuser oder Bioläden.

WAS UNTERSCHEIDET **VOLLKORN- VON AUSZUGMEHL?**

Der größte Teil der handelsüblichen Backwaren wird aus Auszugsmehl hergestellt. Dies sind stark gemahlene Mehle, die kaum noch wertvolle Inhaltsstoffe enthalten – es ist das allbekannte weiße Mehl.

Der wichtigste Unterschied: Im Gegensatz zu Vollkornmehl wird beim Auszugsmehl die Außenhülle des Getreidekorns entfernt und nicht verwendet. Das Mehl ist deshalb auch besonders hell und fein. Gerade in den Außenschichten des Getreidekorns befinden sich jedoch alle wichtigen Ballaststoffe, Mineralstoffe und Vitamine. Vollkornmehl wird aus dem ganzen Getreidekorn hergestellt. Brote, Brötchen oder Nudeln aus Vollkornmehl sind deshalb auch dunkler.

Gerade wenn du abnehmen möchtest, sind Vollkornprodukte aus folgenden Gründen sehr hilfreich: Die Kohlenhydrate in Vollkornprodukten werden langsamer verdaut und halten viel länger satt. Vollkornprodukte enthalten viele Ballaststoffe, und diese bringen unsere Verdauung auf Touren.

SO SOLLTE **DEIN TELLER** AUSSEHEN!

Viele sind unsicher bei der Zusammenstellung ihrer Nahrung. Was darf ich essen, und wie viel darf ich davon essen? Hier arbeiten wir mit einem einfachen Bild. Stelle dir einen Teller vor. Dieser ist in drei Bereiche eingeteilt, die den Kohlenhydraten, Eiweißen und Fetten entsprechen. Jeder Bereich nimmt eine bestimmte Größe in Anspruch. Das zeigt, welche Nahrungsmittel in welcher Menge auf deinen Speiseplan gehören.

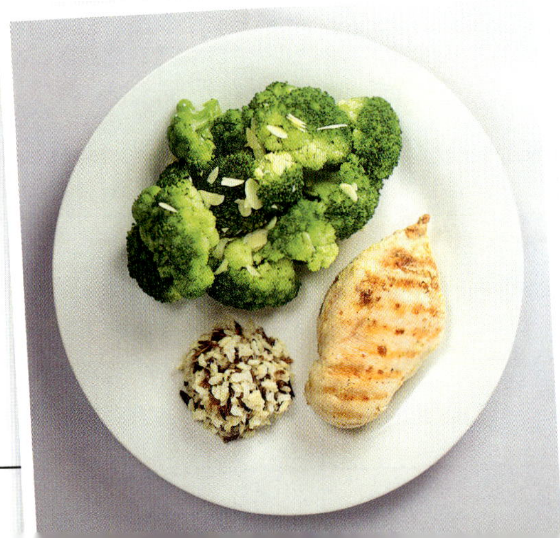

DIE REIHENFOLGE ENTSCHEIDET

Du kennst das bestimmt auch: Du gehst essen, und bevor deine Hauptspeise kommt, wird Brot gereicht, und gern greifst du zu. Das Ergebnis ist, du bist satt, bevor die Hauptmahlzeit kommt.
Wir haben deshalb für dich ein spezielles Spot-Eating festgelegt (spotartiges gezieltes Heraussuchen zunächst der Lebensmittel mit der geringsten Kaloriendichte): Iss, wann immer möglich, in dieser Reihenfolge:

1. Gemüse
2. Eiweiß, also Fisch, Fleisch oder pflanzliches Eiweiß wie zum Beispiel Tofu
3. Kohlenhydrate, also Nudeln, Kartoffeln, Reis und so weiter

Diese Reihenfolge hat den Vorteil, dass du vielleicht schon satt bist, bevor es an die kalorienreichen Sättigungsbeilagen geht. So nimmst du, ohne zu hungern, weniger Kalorien zu dir.

WAS NÜTZT MIR DAS WISSEN ÜBER ERNÄHRUNG?

Du hast nun schon so viel Wichtiges über deine Ernährung in den nächsten 21 Tagen und darüber hinaus erfahren und fragst dich vielleicht, ob du das alles wissen musst? Die Antwort lautet: Ja, weil es dir ungemein nützt! Du hast jetzt das Rüstzeug, selbstständig und mit dem nötigen Hintergrundwissen deine Ernährung auch nach dem Camp auf eine gesunde und figurfreundliche Weise zusammenzustellen. Zudem ist es dir möglich, kritischer mit bestimmten Aussagen der Lebensmittelwerbung umzugehen. Verlier jedoch bei allem gesundheitsbewussten Essen niemals den Aspekt des Genusses und der Lebensfreude aus den Augen!

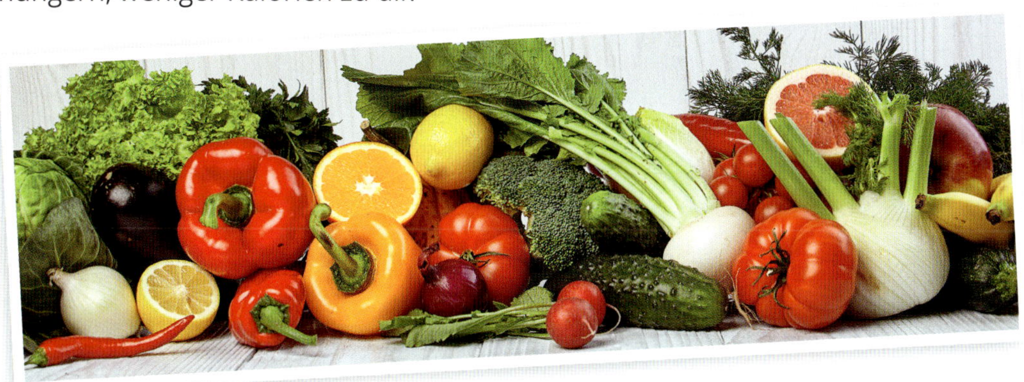

ALTERNATIVEN ZU NUDELN UND CO.

Hier stellen wir dir köstliche Alternativen, wie Quinoa oder Hirse, vor. Kennst du nicht? Noch nie gegessen? Probiere es aus! Dank der Vielfalt kannst du Langeweile im Speiseplan vergessen. Wer Abwechslung und in vielerlei Hinsicht tolle Nahrungsmittel auf dem Tisch hat, dem wird es nicht so schnell langweilig und der bleibt bei den guten neuen Ernährungsgewohnheiten – auch was die Kohlenhydrate betrifft.

Kartoffeln sowie Reis und Nudeln in normaler oder Vollkornversion kommen bei den meisten Leuten auf den Tisch. Aber wie wäre es mal mit Quinoa, Amaranth, Bulgur, Hirse beziehungsweise Couscous.

Wir wollen damit Kartoffeln und Co. keineswegs verteufeln, sondern einfach nur Alternativen aufzeigen, die mit erheblichen Vorteilen aufwarten: Quinoa und Hirse schmecken sehr gut, lassen sich leicht zubereiten, sind sehr gesund und enthalten weniger Kohlenhydrate und mehr Eiweiß als Nudeln oder Reis. Quinoa hat beispielsweise den doppelten Gehalt an Eiweiß im Vergleich mit Vollkornreis. Diese Alternativen bringen also nicht nur Abwechslung auf deinen Teller, sondern sind auch ideal für eine leichte und schnelle Küche. Wer diese Powerperlen einmal für sich entdeckt hat, will in der Küche nicht mehr auf sie verzichten. Nachfolgend findest du Wissenswertes rund um diese etwas außergewöhnlicheren Beilagen.

QUINOA – DER GESUNDE SATT- UND SCHLANKMACHER

Quinoa ist auch als Inkakorn, Inkareis, Andenhirse, Reisspinat, Reismelde oder Perureis bekannt. Auch wenn es teilweise so klingt, ist es weder Reis noch ein Getreide, sondern verwandt mit Spinat, Mangold und Roter Bete und schmeckt eher etwas nussig. In seinem Herkunftsland Südamerika wird sie seit über 6000 Jahren als Grundnahrungsmittel angebaut. Dort wird Quinoa »Kienwah« ausgesprochen, während bei uns »Kinoa« die gängigste von mehreren Aussprachevarianten ist.

HIER IHRE VORTEILE IM SCHNELLEN ÜBERBLICK:

- Quinoa ist ein gesunder Sattmacher und ist reich an Mineralstoffen. Sie versorgt den Körper mit sämtlichen essenziellen Aminosäuren, Calcium und Eisen.
- Beachtlich ist auch der hohe Eiweißanteil, er beträgt das Doppelte von Vollkornreis. Deshalb ist Quinoa auch perfekt geeignet für Menschen, die abnehmen wollen, und für Vegetarier.
- Da Quinoa kein Getreide ist, sondern der Samen einer krautigen Pflanze, enthält sie keinerlei Gluten. Dies ist ein klarer Vorteil für Menschen, die an einer Glutenunverträglichkeit oder Zöliakie leiden oder keine Weizenprodukte vertragen. Quinoa kann somit bedenkenlos als Getreideersatz verwendet werden.

Tipps zur Verwendung: Quinoa ist eine besonders leckere Beilage zu Fisch, Fleisch und Gemüse. Sie wird ähnlich wie Reis zubereitet. Die Samen sollten vor dem Kochen gewaschen werden, sonst schmecken sie etwas bitter.

GRUNDREZEPT FÜR EINE PERSON

ZUTATEN

- 60 g Quinoa
- dreifache Menge (Volumen) an Wasser

Quinoa zum Kochen bringen und 15 Minuten köcheln lassen. In ein feines Sieb abseihen und noch etwa 15 Minuten ruhen lassen. So werden die kleinen gegarten Samen nicht klumpig und können besser süß oder salzig weiterverarbeitet werden.

AMARANTH – DAS GESUNDE POWERKORN

Amaranth ist ein sogenanntes Pseudogetreide mit geringem Kohlenhydratanteil. Die winzigen Körner stammen aus Mittel- und Südamerika und haben mehr Eiweiß, Vitamine, Mineralstoffe und pflanzliche Fette als die uns bekannten Getreidesorten. Besonders überzeugt Amaranth mit seinem hohen Anteil an wichtigen essenziellen Aminosäuren, Mineralstoffen wie Magnesium, Kalzium, Kalium, Eisen, Vitaminen sowie wertvollen Fettsäuren. Gerade der hohe Anteil an Kalzium macht dieses gesunde Powerkorn für Veganer, Sportler, Schwangere und all diejenigen, die einen erhöhten Kalziumbedarf haben, interessant.

Tipps zur Verwendung: Amaranth schmeckt ein bisschen nussig und kann unterschiedlich verwendet werden:

- Als Mehlschrot – wer eine Getreidemühle besitzt, kann Amaranthmehl leicht selbst herstellen und daraus Brötchen oder Brot backen. Dazu muss man es mit einem normalen Getreidemehl mischen.
- In gepoppter Form – funktioniert ähnlich wie bei Popcorn und schmeckt hervorragend: Einfach die Körner ohne Fett in eine Pfanne geben und diese mit einem Deckel verschließen – und poppen lassen. Die »Popkörner« kannst du mit in dein Müsli geben oder einfach mit frischen Früchten, Joghurt, Mandeln, Haferflocken gemischt genießen. Die Power lässt nicht lange auf sich warten.
- Gegart – als Beilage, Suppeneinlage oder als sättigende Salatgrundlage.

GRUNDREZEPT FÜR EINE PERSON

ZUTATEN

- 60 g Amaranth
- dreifache Menge (Volumen) an Wasser

Amaranth gut waschen, im Wasser aufkochen und dann bei schwacher Hitze etwa 30 Minuten quellen lassen.

SILKES SUPERMÜSLI AUF VORRAT

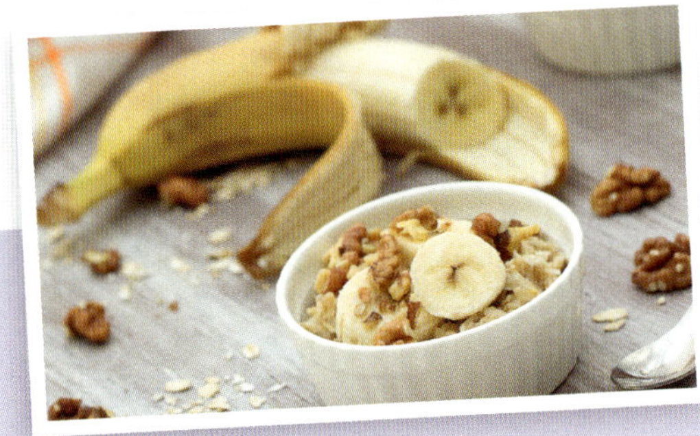

ZUTATEN

- 70 g Mandeln oder Nüsse, klein gehackt
- 3 reife Bananen, püriert
- das Mark von 1 Vanilleschote
- 200 g Vollkornhaferflocken
- 200 g Vollkornweizenflocken oder Vollkorndinkelflocken
- 200 g Gerstenflocken
- 50 g gepoppter Amaranth

Mandeln und Bananenpüree vermengen und die restlichen Zutaten gründlich untermischen. Die Mischung auf einem Backblech ausbreiten und bei 150 °C (Oberhitze) 45 Minuten rösten. Dabei alle 10 bis 15 Minuten das Müsli wenden, damit es gleichmäßig kross wird. Vollständig abkühlen lassen und in einer Dose oder einem Schraubglas aufbewahren. So hält es sich bei Raumtemperatur Monate. Ideal als Snack zwischendurch oder als schnelles Frühstück. 20 g Müsli mit 100 ml fettarmer Milch sorgen für einen perfekten Start in den Tag.

Silkes Tipps: Ein Luxusmüsli wird es, wenn man noch ganz klein gehackte getrocknete Aprikosen oder Feigen untermischt.
Dieses Müsli eignet sich auch gut zum Knabbern, wenn man mal etwas Süßes naschen möchte, das auch noch gesund sein soll.

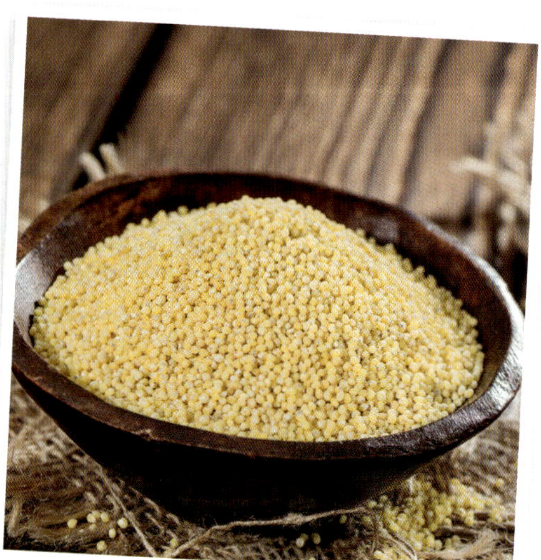

HIRSE – GLUTENFREI UND EINE MINERALSTOFF-KÖNIGIN

Hirse gilt in vielen Ländern Asiens und Nordafrikas als Grundnahrungsmittel und überzeugt mit ihrem hohen Mineralstoffgehalt. Sie gilt als das älteste Getreide der Welt und wird schon sehr lange zum Brotbacken verwendet.
Ihre Vorteile:

- In Hirse stecken Fluor, Schwefel, Phosphor, Magnesium, Kalium und besonders viel Eisen sowie Silizium in Form von Kieselsäure, die sehr wichtig für Haare, Fingernägel, Bindegewebe und ein gesundes Hautbild ist.Ein wahrer Alleskönner, diese Hirse. Es gibt sehr viele verschiedene Hirsearten. Je nach Hirseart können die Inhaltsstoffe stark variieren.

- Anders als andere Getreidearten wie Roggen oder Weizen ist die Hirse frei von Gluten, also ideal für Menschen mit Glutenunverträglichkeit beziehungsweise Zöliakie.

GRUNDREZEPT FÜR EINE PERSON

ZUTATEN

- 80 g Hirse
- dreifache Menge (Volumen) an Wasser

Hirse vor dem Kochen mit heißem Wasser waschen, um die Gerbstoffe zu entfernen. Anschließend im kalten, gesalzenen Wasser einmal aufkochen und dann bei minimaler Hitze etwa 30 Minuten ausquellen lassen.

COUSCOUS – KOST AUS DEM ORIENT

Was die Kartoffel für die deutsche Küche ist, ist Couscous für die orientalische Küche, nämlich eine häufige Beilage. In Deutschland hat er sich besonders als Salat durchgesetzt. Couscous ist kein Getreide, sondern bereits ein fertiges Gericht. Es wird aus zerriebenem Weizen-, Gerste- oder Hirsegrieß hergestellt. Als Weizen- und Gerstenprodukt ist Couscous nicht glutenfrei.

GRUNDREZEPT FÜR EINE PERSON

ZUTATEN

- 60 ml Wasser
- 60 g Couscous
- 1 Prise Salz
- ½ TL Olivenöl

Wasser, Salz und Öl in einen Topf geben und aufkochen lassen. Den Topf vom Herd nehmen und den Couscous hinzufügen. 3 bis 5 Minuten zugedeckt quellen lassen, bis die ganze Flüssigkeit aufgesaugt ist.

Tipp: Für einen leckeren Salat, mit dem du auf jeder Party oder beim Grillen punkten kannst, mische einfach gegarte Hirse mit klein gehackten Zwiebeln und Kräutern sowie etwas Tomatenmark und Olivenöl.

BULGUR – DER GROBE GRIESS

Bulgur ist etwas gröber als der feine Couscous und steht inzwischen auf dem Speiseplan vieler Vegetarier. Bei uns bekannt gemacht hat ihn die türkische Küche. Der Getreideschrot schmeckt sehr gut und lässt sich vielseitig und einfach verwenden.

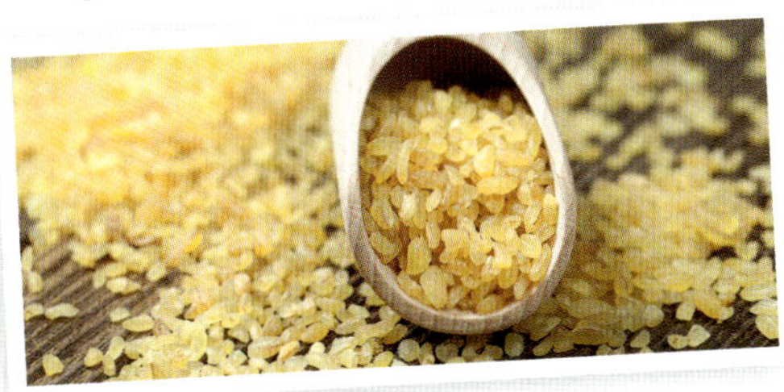

Das Geheimnis liegt in seiner Herstellung: Hartweizenkörner werden erst gedämpft, getrocknet und danach zu einem groben Grieß verarbeitet. Dies hat den Vorteil, dass Bulgur bereits in kaltem Wasser quillt, wodurch er sich für Salate, Gemüsepfannen sowie Füllungen perfekt eignet. Da Bulgur aus Harzweizenkörnern hergestellt wird, ist er nicht glutenfrei.

BULGURSALAT FÜR EINE PERSON

ZUTATEN

- 70 g Bulgur
- 1 Frühlingszwiebel, in feine Ringe geschnitten
- 2 Tomaten, fein gewürfelt
- 1 kleine Gurke, fein gewürfelt
- 3–4 Stängel frische Petersilie, fein gehackt
- 1 TL Zitronensaft
- 2 EL Tomatenmark
- 1 TL Öl
- 1 Prise Chilipulver
- Salz und Pfeffer aus der Mühle

Bulgur in eine Schüssel geben und kochendes Wasser darübergießen, bis der Bulgur etwas mehr als bedeckt ist. Abdecken und 15 Minuten ziehen lassen. (Groben Bulgur nach Packungsanweisung garen). Die restlichen Zutaten nacheinander gründlich untermischen. Mit Chilipulver, Salz und Pfeffer abschmecken.
Tipp: Abends vorbereiten und über Nacht im Kühlschrank durchziehen lassen. So hast du schnell einen Salat »to go« zur Hand.

WASSER – DAS GRUNDGETRÄNK

Das wichtigste Getränk ist gleichzeitig auch der wichtigste Bestandteil unseres Körpers: das Wasser. Schließlich besteht unser Körper zu 50 bis 60 Prozent aus diesem köstlichen Nass. Allerdings ist dieser Prozentsatz starken Schwankungen im Lauf des Tages unterworfen. Etwa 5 Prozent nimmt der Stoffwechsel für sich in Anspruch. Über Haut, Lunge und Nieren gehen im Schnitt täglich 1,5 Liter verloren. Dieser Verlust muss im Lauf des Tages wieder ausgeglichen werden. Dies geschieht auch über die Nahrung, aber vorwiegend durch Getränke. Wie viel ein Mensch trinken muss, ist im Einzelfall sehr unterschiedlich. Jeder sollte daher auf seinen Körper hören und seinem Durstgefühl folgen. Es ist egal, ob du Wasser aus dem Wasserhahn oder Mineralwasser trinkst. Trinkwasser ist heute das am besten kontrollierte Lebensmittel. Wer mag, kann einen CO_2-Sprudler verwenden. Ein Wort noch zum Thema Training und Trinken in unserem Camp. Hier dauern die Trainingseinheiten maximal 30 Minuten, sodass eine Flüssigkeitsaufnahme während des Trainings unnötig ist. 250 Milliliter Flüssigkeit, am besten Wasser, nach dem Training reichen absolut.

TEE – GETRÄNK FÜR LEIB UND SEELE

Warum wir auf die »Teatime« im Camp so großen Wert legen, hast du bereits auf Seite 58 erfahren. Tee ist eine Art Tausendsassa unter den Getränken. Er löscht den Durst mit viel Geschmack und hilft, Kalorien zu sparen, wobei er auch noch heilsame Wirkungen für Körper und Seele mit sich bringt. Schau dir an, was Tee alles kann!

TEE STATT NASCHEN

Gerade abends, wenn man zur Ruhe kommt, liest oder gemütlich vor dem Fernseher sitzt, melden sich oft die alten Gewohnheiten und machen einen Strich durch die Kalorienrechnung. Selbst wenn man gerade etwas gegessen hat, verspürt man manchmal doch noch einen kleinen Hunger. Eigentlich handelt es sich nicht wirklich um Hunger, sondern eher um Appetit auf etwas Süßes oder Herzhaftes. Auch die Gewohnheit, nebenbei immer etwas zu knabbern, spielt eine Rolle. Gerade dieses unbewusste und unnötige Essen beschert die gefürchteten Pfunde auf den Hüften.
Was kannst du gegen diese Verführungen tun? Da hilft dir nur, dein gewohnten Belohnungssystem auszutricksen, und das heißt: Gib deinem Gaumen etwas Warmes mit Geschmack, und dabei ist ein ungezuckerter Tee genau das Richtige.

TEE HILFT, GESÜNDER ZU LEBEN

Schon als Kinder haben die meisten von uns erfahren, dass ein Tee viele Wehwehchen lindern kann. Egal, ob es Bauch- oder Halsschmerzen waren, eine Tasse Kamillen- oder Pfefferminztee sorgte meist für Linderung. Doch auch im Erwachsenenalter können wir alle von den positiven Auswirkungen der Tees auf unsere Gesundheit profitieren. Grüner Tee beispielsweise enthält eine hohe Anzahl sekundärer Pflanzenstoffe, die in unserem Körper als Antioxidantien wirken. Diese senken unter anderem das Risiko für Herz-Kreislauf-Erkrankungen.
Wichtig: Es gibt zahlreiche fertige Teemischungen, schaut man aber mal genauer auf die Inhaltsstoffe, findet man häufig die Zutat »Aroma«. Auf Mischungen mit solchen Zusätzen solltest du besser verzichten. Stelle lieber deine eigenen Teemischungen selber zusammen. Die Zutaten findest du am besten in Bioläden, Apotheken, Reformhäusern und in speziellen Teegeschäften.

DIE WICHTIGSTEN TEESORTEN FÜR DICH

Weltweit gibt es so an die 3000 Teesorten. Hier sprechen wir aber nur kurz die Sorten an, die wir dir während der Camptage beziehungsweise generell empfehlen.

Schwarzer Tee: Zu den weltbekannten Klassikern zählen Assam, Darjeeling und Ceylon, die nach ihren Anbaugebieten benannt sind. Schwarzer und grüner Tee unterscheiden sich durch die Herstellungsverfahren. Im Gegensatz zu grünem Tee wird schwarzer Tee fermentiert. In der großen Welt der schwarzen Tees auf Entdeckungsreise zu gehen lohnt sich, allein schon wegen der Vielfalt an geschmacklichen Facetten, die von lieblich-mild über fein-blumig bis herb-würzig reicht.

Grüner Tee: Beim grünen Tee verhindert man die Fermentation, die Oxidation in Verbindung mit Sauerstoff. Dadurch behält er seinen natürlichen, leicht bitteren Nachgeschmack, die grüne Farbe und die zahlreichen gesundheitlichen Vorteile. Die chinesischen Sorten haben oft einen leicht rauchigen und auch, wie zum Beispiel der Jasmintee, einen blumigen Geschmack, während die japanischen Sorten wie Matcha und Sencha oft eine grasig-frische Note haben.

Kräuter- und Früchtetees: Das sind nicht nur ideale, kalorienarme Durstlöscher, sondern diese Tees bieten auch eine große geschmackliche Vielfalt und reichlich gesundheitlichen Nutzen. Zu unseren Favoriten zählen: Rooibos-, Mate-, Apfel-, Hagebutten-, Zitronen-, Ingwer-, Pfefferminz-, Lindenblüten-, Holunder-, Brennnessel-, Salbei-, Zitronenmelisse- und Fencheltee.

BELIEBTE GETRÄNKE, ABER …

Lösche deinen Durst in den nächsten 21 Tagen überwiegend mit Wasser und Tee. Kalorien brauchst du dann nicht zu zählen. Doch was ist mit den anderen Getränken, die bei so vielen Menschen beliebt sind? Hier ein paar Informationen, die für dich und deine Pläne wichtig sind:

Kaffee: Für viele von uns ist er unersetzlich, da das darin enthaltene Koffein Gehirn und Kreislauf munter macht. Die empfohlene Höchstmenge liegt bei 4 bis 5 Tassen pro Tag. Die früher aufgestellte Behauptung, Kaffee entziehe dem Körper Wasser, ist inzwischen widerlegt, das heißt, Kaffee wird in die Flüssigkeitsbilanz einbezogen. Das Gleiche gilt übrigens auch für schwarzen und grünen Tee.

Alkohol: Du weißt es schon, Alkohol ist während des Camps ein absolutes Tabu. Die schädigende Wirkung des Alkohols ist dir bekannt. Darum gehe auch nach der Campzeit bewusst mit ihm um. Die von der WHO (Weltgesundheitsorganisation) vorgeschlagene Obergrenze liegt bei etwa 20 Gramm reinem Alkohol, also einem halben Liter Bier oder einem Viertelliter Wein pro Tag – aber besser nicht an jedem Tag. Alkohol ist ein Genussmittel, aber auch ein Genussgift.

Limonade & Co.: Softdrinks sind Süßigkeiten, darüber musst du dir klar sein. Der enorme Zuckergehalt schlägt sich auf deinem Gewichtskonto nieder. Wer auf den süßen Geschmack durchaus nicht verzichten kann, kann zu Light- oder Zero-Produkten greifen. Doch auch die haben einen dicken Haken (siehe Seite 157). Besser ist es, darauf zu verzichten, es gibt genügend Alternativen.

Obstsäfte: Diese Säfte sind Lebensmittel und keine Durstlöscher. Sie enthalten bis zu 10 Prozent Fruktose, die nicht zur Energiebereitstellung dient, sondern als Fett gespeichert wird. Gut sind selbst gemachte Schorlen aus 30 Prozent frischem Obstsaft und 70 Prozent Wasser. Fertige Schorlen aus dem Supermarkt sind nichts anderes als Limonaden, sie enthalten extrem viel Zucker.

WAS ZUCKER MIT UNS MACHT

Wenn wir von Kohlenhydraten sprechen, geht es letztlich immer um Zucker in Form von Glukose. Auch Haushaltszucker, die Saccharose, besteht aus je einem Teil Glukose und Fruktose. Die Herstellung erfolgt aus Rohrzucker oder Zuckerrüben. Damit er uns auch optisch gefällt, wird er am Ende der Herstellung raffiniert und heißt dann Raffinade. Dieser Zucker begleitet uns vom Säuglingsalter an, und er hat unsere moderne Gesellschaft erheblich verändert. Nicht nur unser Essverhalten. Auch die häufigsten Zivilisationskrankheiten lassen sich auf den enormen Zuckerkonsum zurückführen. An erster Stelle steht das metabolische Syndrom, auch tödliches Quartett genannt. Es handelt sich dabei um die Kombination von Übergewicht, hohem Blutdruck, hohen Blutfettwerten sowie einem krankhaft erhöhten Blutzucker.

SO LÄUFT DAS MIT DEM ZUCKER IN UNSEREM KÖRPER

Schon beim Kauen werden Kohlenhydrate im Mund teilweise gespalten, um dann im Darm weiter zerlegt zu werden und so schließlich als Glukose im Blut anzukommen. Zunächst verwendet der Körper diesen Zucker dazu, seinen aktuellen Energiebedarf zu decken. Dafür schüttet die Bauchspeicheldrüse Insulin aus. Dieses Insulin ermöglicht der Glukose den Eintritt in die Muskelzellen, wo sie als Brennstoff dringend benötigt wird. Außerdem versorgt der Zucker unser Gehirn, das enorme Mengen davon benötigt. Doch was geschieht mit der überschüssigen Glukose? Nun, sie wird gespeichert, überwiegend in der Leber, aber auch in der Muskulatur. Von nun an heißt sie Glycogen. Sind unsere Glycogenspeicher jedoch voll und essen wir munter weiter Kohlenhydrate, so werden diese ebenfalls gespeichert, und zwar als Fett. Zunächst auch wieder in der Leber, danach aber im gesamten Körper, wir werden also immer schwerer. Gleichzeitig schüttet die Bauchspeicheldrüse immer mehr Insulin aus, so lange, bis die Körperzellen nicht mehr darauf reagieren und der Zucker im Blut bleibt – der Diabetes ist da.

ZUCKER HAT **ZWEI GESICHTER**

Du siehst, Zucker hat zwei Gesichter, zum einen brauchen wir ihn als Energielieferanten, zum anderen kann er uns krank machen. Ob das geschieht, hast du selber in der Hand, indem du bewusst und vernünftig mit ihm umgehst. Leider wird uns dieser Umgang von der Lebensmittelindustrie nicht leicht gemacht, denn fast alle Fertigprodukte werden auf irgendeine Art gesüßt. Da wir diesen Geschmack schon als Säuglinge lernen, entsteht mit der Zeit eine regelrechte Abhängigkeit von süßen Nahrungsmitteln. Wie schwer es ist, davon loszukommen, kann jeder an sich selbst testen, indem er längere Zeit auf jeglichen Zuckergenuss verzichtet. Spätestens nach drei Tagen werden wir missgelaunt und gereizt. Dies betrifft besonders Menschen, die vorher einen besonders hohen Zuckerkonsum hatten.

SIND **ZUCKERERSATZSTOFFE** EINE ALTERNATIVE?

Wer durchaus nicht auf den süßen Geschmack verzichten kann oder will, dem stehen noch die Zuckerersatzstoffe zur Verfügung. Gängige Produkte sind Xylit, Aspartam, Cyclamat, Sacharin oder Stevia. Manche von ihnen haben sogar eine deutlich höhere Süßkraft gegenüber Haushaltszucker. Über die Vorbehalte wird seit Längerem diskutiert, ohne bisher zu einem definitiven Ergebnis zu kommen.

Gesundheitliche Aspekte: Immer wieder standen Zuckerersatzstoffe unter dem Verdacht, krebserzeugend zu sein. Aspartam war zeitweise in den USA verboten, bevor es in den 1980er-Jahren wieder zugelassen wurde. Hierzu muss man wissen, dass das Patent bei einem der größten Lebensmittelhersteller der USA lag und später von einem Investmentfonds übernommen wurde. Eine eindeutige Studie über die krebserregenden Eigenschaften mancher Süßstoffe liegt noch nicht vor, gleichzeitig empfiehlt das Bundesinstitut für Risikobewertung einen sehr begrenzten Umgang mit diesen Produkten. Hiervon sind besonders Diabetiker betroffen.

Süßstoffe als Dickmacher: Ein weiterer Vorbehalt ist, dass Süßstoffe dick machen. Der dahinterstehende Gedanke ist, dass unser Belohnungssystem nur teilweise durch den süßen

Geschmack befriedigt wird. Was aber fehlt, ist die kalorische Komponente, also die fehlende Energiezufuhr zum Gehirn. Hierdurch soll eine insgesamt höhere Kalorienzufuhr erfolgen als nötig. Eine abschließende Beurteilung ist auch hier nicht möglich, da entsprechende wissenschaftliche Studien nicht durchgeführt wurden. Stevia hat sich als Alternative noch nicht durchsetzt.

Fazit: Auch hier gilt wie bei allem anderen, der bewusste Umgang mit solchen Substanzen ist entscheidend.

LIGHTPRODUKTE – EINE ABNEHMHILFE?

Der Begriff »Light« oder in der Werbesprache auch »Lite« bezeichnet meist fett- oder kohlenhydratreduzierte Nahrungsmittel. Hierbei muss eine 30-prozentige Ersparnis gegenüber dem Originalprodukt vorliegen. Das bedeutet, dass auch ein Lightprodukt sehr energiereich sein kann, wenn das Originalprodukt extrem fettreich ist. Darüber hinaus haben die meisten Lightprodukte einen relativ hohen Kohlenhydratanteil, daher ist die Energieeinsparung meist nur gering. Außerdem ist der Sättigungseffekt geringer, sodass deutlich mehr gegessen wird als nötig. Zudem sind diese Nahrungsmittel oft teurer als die Originalprodukte. Wer also denkt, er könne mit Lightprodukten dauerhaft abnehmen, wird enttäuscht werden. Den besten Beweis liefert unsere Gesellschaft. Schauen wir uns einfach mal um. Seit Jahren boomt der Markt der Lightprodukte, und was hat es gebracht? Angesichts der unzähligen Menschen, die Lightprodukte kaufen, dürfte es Gewichtsprobleme eigentlich gar nicht geben. Doch die Realität sieht nachweisbar anders aus.
In Maßen zu den kalorienreicheren Lebensmitteln zu greifen und sie zu genießen ist die bessere Alternative.

GEMÜSE "ALL YOU CAN EAT"

Satt, zufrieden und schlanker mit den buntem Vitaminbomben! Gemüse bringt die Pfunde zum Schmelzen – vor allen Dingen ganz ohne Kalorien. Streng genommen hat Gemüse natürlich auch Kalorien, aber bei uns gilt Gemüse »all you can eat«. Ist das nicht toll?
In unserer jahrelangen Arbeit mit vielen Abnehmwilligen haben wir beobachtet, dass die meisten sehr schnell wissen, wie gesunde Ernährung aussieht. Wer hat nicht schon eine Lebensmittelpyramide gesehen? Wer weiß nicht, dass Gemüse gesund

und kalorienarm ist? So gut wie jeder kennt diesen enormen Pluspunkt fürs Abnehmen. Und trotzdem will es mit dem schlank machenden Grünzeug nicht so richtig klappen. Immer noch ist es oft nur eine Beilage zum Essen. Doch Gemüse sollte der Hauptbestandteil der täglichen Nahrung sein, und deswegen nimmt es in unserem Ernährungsplan einen so großen Raum ein.
Das Angebot »all you can eat« führt in der Regel dazu, dass man immer etwas mehr isst als üblich. Und genau dieses Prinzip nutzen wir. Gemüse ist für uns ein Lebensmittel, das du ohne Bedenken unbeschränkt essen kannst. Rohes und gegartes Gemüse sowie Salat sind die beste Basis einer ausgewogenen und gesunden Ernährung. Die großen Vorteile dieser Powerfoods sind die wertvollen Ballaststoffe, sekundären Pflanzenstoffe, Vitamine und Mineralien. Zudem sind sie kalorienarm und sättigend.

IN DER FARBE **STECKT POWER**

Was macht Tomaten und Paprika rot, Möhren orange, verleiht Chilischoten den scharfen Geschmack und lässt den Knoblauch so stark riechen? Die sekundären Pflanzenstoffe! Diese Inhaltsstoffe liefern zwar keine Energie, spielen aber wegen ihrer positiven Wirkung auf unseren Körper eine sehr große Rolle. Beispielsweise schützen sie die Körperzellen und wirken bei vielen Stoffwechselvorgängen mit.

In deiner Campzeit gilt für dich deshalb: Bei Hunger kannst du jederzeit zu den bunten Wundern greifen. Auch in den Rezepten bist du nicht darauf angewiesen, dich an die Mengenangaben beim Gemüse zu halten.

TIPPS **ZUM APPETITHOLEN**

Gemüsespieße: Wer sagt denn, dass man immer nur Fleisch auf den Grill legen muss? Es gibt auch die vegetarische Variante: Gemüsespieße. Hierfür eignen sich Zucchini, Auberginen, Paprika, Pilze, Kirschtomaten oder viele andere Gemüsesorten. Mit ein wenig Salz und Pfeffer sowie mit einigen Kräutern gewürzt, legst du das Gemüse auf den Grill oder in den Backofen.

Zucchini-Spaghetti: Ein Spiralschneider verwandelt Zucchini (oder auch Möhren) im Handumdrehen in leckere Gemüse-Spaghetti. Eine Prise Salz dazu, und schon ist die gesunde »Pasta« fertig. Wenn du willst, kannst du die Zucchini-Spaghetti erwärmen, dabei verlieren sie allerdings eine Menge Wasser. Besser ist es daher, einfach nur eine heiße Sauce darüberzugießen.

Regenbogenwoche: Am Montag gibt es alles, was rot ist (Radieschen, Tomaten, Erdbeeren), am Dienstag alles, was orange ist (Orangen, Paprika, Papaya, Kürbis), am Mittwoch wird gelb gegessen (Paprika, Mais, Kartoffeln), am Donnerstag grün (Feldsalat,

Rucola, Erbsen, Bohnen), am Freitag blau (Blaubeeren, Rotkohl), am Samstag lila (Auberginen, Pflaumen), und am Sonntag ist Weiß dran (Fenchel, Blumenkohl, Kohlrabi).
Die Regenbogenwoche ist nicht nur für dich gedacht, sondern am besten für die ganze Familie, den Partner oder für Freunde. Warum? Weil häufig Folgendes passiert: Du möchtest abnehmen und gehst voller Elan an neue Rezepte. Doch wenn dein Umfeld nicht mitmacht, bist du allein unterwegs, und das Durchhalten wird zur Qual. Um sie in dein Boot zu holen, kann es sehr hilfreich sein, wenn alle eine Woche lang in Regenbogenfarben essen.

LECKERE GEMÜSESORTEN UND IHRE VERWENDUNG

Hol dir Appetit und Ideen für die Verwendung einiger leckerer Sorten deines All-you-can-eat-Gemüses.

Blumenkohl: Eignet sich sowohl gegart als auch roh als Salatzutat und Beilage zu fast jeder Hauptspeise. Curry passt gut zu diesem Vitamin-C- und mineralstoffreichen Gemüse. Probiere es einfach einmal. Mit ein paar Spritzern Zitronensaft bleiben die Röschen beim Garen schön weiß.

Gurken: Salatgurken gibt es fast das ganze Jahr über zu kaufen. Sie eignen sich besonders gut zur Herstellung von Salaten, wobei die Schale nicht entfernt werden sollte, da in ihr zahlreiche Nährstoffe stecken. Auch als Dip auf einer Party oder als Stick zum Mitnehmen sind sie sehr gut geeignet. Tipp für den Sommer: in eine Karaffe mit kaltem Wasser ein paar Gurkenscheiben geben – sehr erfrischend.

Fenchel: Diese altbekannte Gemüse-, Gewürz- und Heilpflanze ist ein wahrer Alleskönner. Sowohl in Salaten als auch gekocht lässt sich die Knolle mit vielen anderen Gemüsesorten kombinieren. Fenchel wirkt verdauungsfördernd und entblähend. So macht er viele Speisen bekömmlicher.

Kohlrabi: Sein sehr milder Geschmack macht den Kohlrabi so lecker. Man kann ihn entweder als Rohkost essen oder gegart als Beilage. Gedünstet wird Kohlrabi in einem geschlossenen Topf mit wenig Wasser. Das nährstoffreiche, knackige Gemüse eignet sich auch sehr gut als Stick für den kleinen Snack zwischendurch.

Kürbis: Wie Gurken, Melone und Zucchini gehört auch der Kürbis zur Familie der Kürbisgewächse. Ob Hokkaido, Moschus- oder Gartenkürbis, keinen der Speisekürbisse kann man roh essen. Das Kürbisfleisch muss entweder gekocht oder gebacken werden. Püriert lässt es sich zu einer sehr leckeren Kürbissuppe verarbeiten. Der Kürbis wirkt mild entwässernd und regt die Verdauung an.

Möhren: Das knackige Allround-Gemüse ist besonders reich an Vitamin A. Möhren dienen in der Küche als Grundlage für Suppen, Eintöpfe oder Salate. Für einen leckeren Salat einfach raspeln, mit Pfeffer, Salz und ein wenig Olivenöl würzen, fertig. Sehr lecker ist auch die mediterrane Tapas-Variante der Spanier: In dünne Scheiben schneiden, bissfest dünsten und mit Salz, Pfeffer und sehr viel Knoblauch erkalten lassen. Ein wenig Olivenöl rundet die kleine Vorspeise ab.

Paprika: Das gesunde Gemüse beschert uns eine große Auswahl an Farben. Ob orange, gelb, grün oder rot, alle schmecken sehr gut, sind vitaminreich und haben wenig Kalorien. Im unreifen Zustand sind alle Paprikaschoten grün und werden mit der Reife gelblicher oder rötlicher und auch süßlicher im Geschmack. In der Küche sind sie vielseitig verwendbar, ob roh, gefüllt, gedünstet oder gebraten. Ein weithin bekanntes Gericht ist die gefüllte Paprika mit Hackfleisch, Reis oder auch mit Gemüse. Im Kühlschrank halten sich frische Paprikaschoten etwa eine Woche.

Radieschen: Für all die, die es etwas kräftiger mögen, sind Radieschen genau das Richtige. In dünne Scheiben geschnitten, sind sie als Salat sehr schmackhaft und würzig. Radieschen verderben sehr schnell, deshalb sollte man sie immer im Gemüsefach im Kühlschrank aufbewahren.

Rote Bete: Diese saftigen Knollen kann man frisch, aber auch vorgekocht und abgepackt kaufen. Letzteres ist sehr praktisch, denn wer einmal Rote Bete verarbeitet hat, weiß, wie viel roter Farbstoff aus der Knolle kommt. Nimm auf jeden Fall für die Verarbeitung ein Brett, das du nachher gut säubern kannst – aus manch einem Holzbrett kriegt man die Farbe nicht mehr heraus. In kleine Würfel geschnitten, schmeckt Rote Bete in jedem Salat. In Kombination mit etwas Obst wie Apfel oder Pampelmuse und/oder Walnüssen ist Rote Bete besonders lecker.

Tomaten: Die Vielfalt der Tomatensorten ist bestechend, ihre Größen reichen von den sehr unterschiedlich großen Fleischtomaten bis zu kleinen Kirschtomaten. Besonders die kleinen Sorten eignen sich super als Snack für zwischendurch – sie sind handlich, klein und einfach lecker. Tomaten sollten immer außerhalb des Kühlschranks aufbewahrt werden, da sie sonst ihren Geschmack verlieren. Tomaten enthalten Lycopin, eines der stärksten pflanzlichen Antioxidantien, das unsere Zellen vor Alterung schützt.

Zucchini: Wie Gurken kann man Zucchini in dünne Scheiben schneiden und roh essen oder in Salaten verwenden. Lecker sind sie auch in einer Gemüsepfanne oder als »Spaghetti« (siehe Seite 158). In Sticks geschnitten, eignen sie sich sehr gut als Finger

Food, als Snack für unterwegs oder im Büro – abends vor dem Fernseher als gesunde, leicht verdauliche Alternative zu fettigen Chips.

LECKER, GESUND, ABER NICHT "ALL YOU CAN EAT"

Auch wenn du diese gesunde Pflanzenkost in den Rezepten findest, gilt: nur in Maßen.

Avocado: Ihr Fruchtfleisch enthält sehr viele sehr gesunde Öle. Die Avocado gehört zu den gesündesten Lebensmitteln überhaupt. Allerdings hat sie durch die Öle auch recht viele Kalorien. Wer abnehmen möchte, sollte bewusst damit umgehen.

Mais: Die hübschen Kolben gehören zum Getreide und sind somit sehr kohlenhydrathaltig. Wer abnehmen und gerne etwas Gelbes im Salat möchte, sollte lieber mit gelber Paprika für Farbe sorgen.

Kartoffeln: Diese Superknollen stecken voller guter Nährstoffe und machen durch ihre Kohlenhydrate satt. In unserem Camp zählen sie jedoch nicht zum All-you-can-eat-Gemüse, sondern dienen lediglich als Kohlenhydratlieferant. Da die Insulinausschüttung im Körper nach dem Verzehr von Kartoffeln nach oben schnellt, darfst du Kartoffeln zwar essen, aber bitte in Maßen und maximal einmal am Tag.

GRÜNE SMOOTHIES – EIN WAHRER ZAUBERTRANK

Die grünen Smoothies sind reine Powerdrinks, sie helfen dir nicht nur beim Abnehmen, sondern führen langfristig auch zu mehr Gesundheit und Wohlbefinden. Sie bestehen aus grünem Gemüse (Spinat, Salat, Gurke etc.), Obst, Wasser und einigen anderen Superfoods.
Grüne Smoothies sind so gesund, weil sie eine Menge Vitamine, Aminosäuren, Spurenelemente, Mineralstoffe, sekundäre Pflanzenstoffe und viele Ballaststoffe enthalten.

"ZAUBERTRICK": BALLASTSTOFFE

Ballaststoffe zählen zu den besten Helfern beim Abnehmen, da sie die Verdauung anregen. Vor allem aber sättigen sie schnell und lange, wodurch sie den Hunger bremsen. Der Grund: Ballaststoffe vergrößern das Volumen der Nahrung und bleiben unverdaut. Damit passen sie punktgenau zu unserem Motto, das gleichermaßen für das Gemüse »all you can eat« gilt:

Wenn du abnehmen willst, musst du essen! Aber das Richtige!
Wir raten dir, täglich zwischen 30 bis 40 g Ballaststoffe zu dir zu nehmen. Allein die Veränderung deiner Ernährung durch die grünen Smoothies und das Mehr an »All you can eat«-Gemüse sorgt für genügend Ballaststoffe.

DIE SMOOTHIE-ZUBEREITUNG IST KEINE HEXEREI

Das Mischungsverhältnis von Obst und Gemüse liegt bei 50 Prozent grünem Gemüse, 50 Prozent Obst, etwas Flüssigkeit und etwas Superfood. Das Obst sorgt für den süßen Geschmack, und das Gemüse gibt dem Smoothie die tolle grüne Farbe. Und so gehst du bei der Zubereitung deiner Smoothies vor:

- Du wählst etwas Grünes, zum Beispiel Spinat, Salat, Gurke, Grünkohl, Brokkoli, Rucola, Mangold, grüne Paprika.
- Du wählst etwas Obst, zum Beispiel Banane, Birne, Ananas, Erdbeeren, Himbeeren, Orange, Apfel, Mango, Weintrauben.
- Du wählst etwas von den Superfoods, zum Beispiel Matcha, Ingwer, Chiasamen, Flohsamenschalenpulver, Leinsamen.
- Du wählst eine Flüssigkeit, zum Beispiel Wasser, Kokoswasser, Tee, Mandelmilch, Sojamilch, Reismilch.

Und dann heißt es: Erst das Blattgrün und die Flüssigkeit in den Mixer geben und pürieren. Danach den Rest dazugeben und pürieren, bis der Smoothie cremig ist. In ein Glas füllen und sofort genießen.

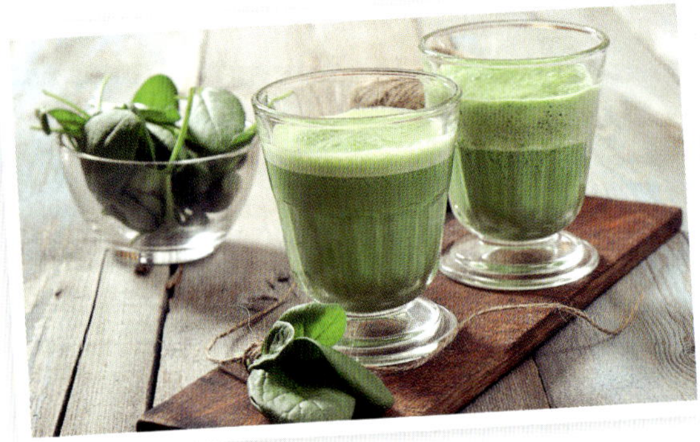

MANDELN UND ANDERE SATTMACHHELFER

Wir kennen »die Angst vor dem Hunger«. Deshalb haben wir so viele Abnehm- und Sattmachhelfer wie nur möglich für dich parat, damit du auch diese Situationen locker meistern kannst: Gerade hast du etwas gegessen, und eine Stunde später bekommst du wieder Hunger. Hier verraten wir dir einige Tricks, wie du deinen Magen länger beschäftigen kannst, damit sich dein Hungergefühl nicht so schnell wieder einstellt.

MANDELN – KALORIENÄRMER ALS GEDACHT

Bekannt ist, dass Mandeln sehr gesund sind, sie enthalten aber auch Fette. Neuesten Studien zufolge können Mandeln trotzdem beim Abnehmen helfen. Und das zum einen besonders gut, wenn – wie so häufig bei einer kalorienbewussten Ernährung – Hunger auftritt. Da Mandeln sehr viel Eiweiß enthalten, stillen sie den Hunger und machen lange satt. Wer lange satt ist, isst automatisch weniger. Zum anderen haben Mandeln offenbar weniger Kalorien als gedacht.
Bis vor Kurzem ging man davon aus, der Kaloriengehalt einer Handvoll Mandeln (ca. 30 g) läge bei etwa 170 kcal. Nun aber hat man zeigen können, dass der Kaloriengehalt der Mandeln doch wesentlich niedriger liegt: Es sind nur 130 kcal. Die Schale der Mandel sorgt nämlich dafür, dass unser Körper das in der Mandel enthaltene Fett nicht vollständig aufnimmt. Den Rest scheiden wir einfach aus.
Wir raten zu einer Handvoll (ca. 30 g) Mandeln pro Tag, aber mit Schale. In kleine Dosen verpackt, hast du sie unterwegs immer griffbereit. Diese Portion musst du auch nicht in die Kalorienbilanz aufnehmen.
Im Speiseplan der Vegetarier hat die Mandel einen festen Platz. Dies jedoch nicht nur wegen ihres guten Geschmacks, sondern auch wegen ihres hohen Gehalts an Eiweiß. Ebenfalls vorteilhaft ist die Kombination mit Vitamin-C-reichen Früchten. In dieser Kombination kann unser Körper den Mineralstoff Eisen besser verwerten.

CHIASAMEN – DER WUNDERSAMEN

Chiasamen gelten nicht nur in Hollywood als Superfood, auch bei uns kommen sie immer mehr in Mode, und das zu Recht. Chia ist eine Pflanze aus Mexiko und Guatemala. Schon die Mayas und Azteken aßen deren Samen vor ihren Kämpfen als powerbringende Mahlzeit. Übersetzt bedeutet Chia »Kraft«, und genau deshalb tragen sie ihren Namen zu Recht.
Chiasamen sind eine pflanzliche Quelle für Omega-3-Fettsäuren und Ballaststoffe. Zudem haben sie einen hohen Proteinanteil und enthalten darüber hinaus Kalzium, Eisen und Antioxidantien.
Beim Abnehmen sind sie sehr hilfreich. Sie quellen im Magen auf und vergrößern damit ihr Volumen erheblich. Das macht dich lange satt und sorgt darüber hinaus für eine gute Verdauung. Der Samen lässt sich gut unter Müslis, Smoothies oder Joghurt mischen.
Erhältlich sind sie im Reformhaus, in gut sortierten Lebensmittelgeschäften oder im Internet. Kaufe möglichst nur Bioware. Chiasamen kannst du lange aufbewahren, ohne dass sie verderben.

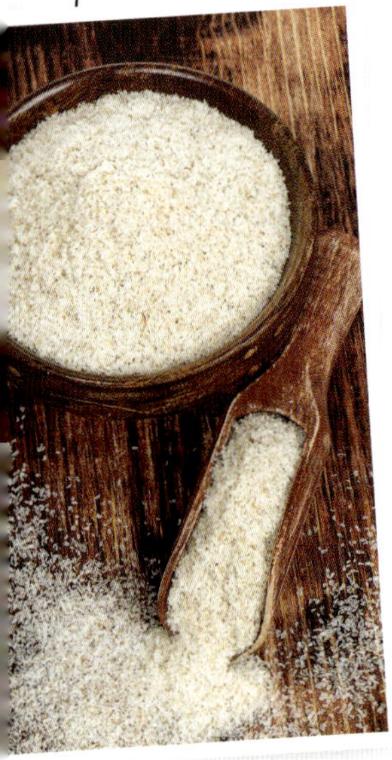

FLOHSAMENSCHALEN – VIELSEITIG GUT

Flohsamenschalen sind die Samenschalen der Pflanze *Plantago ovata*, die hauptsächlich als Lebensmittel und Heilmittel angebaut wird. Sie werden als pflanzliches Quellmittel bezeichnet und häufig zur Regulierung der Verdauung verwendet.
Flohsamenschalen enthalten viele pflanzliche Ballaststoffe und sind in der Lage, mehr als das 50-Fache an Flüssigkeit zu binden. Flohsamenschalen im Joghurt oder Müsli halten dich länger satt und helfen dir so beim Abnehmen.
Sehr gut geeignet ist auch das Flohsamenschalenpulver. Einen Teelöffel davon in deinen Shake gemischt sättigt dich deutlich länger. Wichtig ist, dass du anschließend genügend trinkst.
Zum Binden von Saucen, Suppen oder selbst gemachtem Fruchtaufstrich eignet sich Flohsamenschalenpulver ebenfalls sehr gut. Es bindet und verdickt, ohne zu verklumpen.
Der Fruchtaufstrich lässt sich ganz leicht herstellen: ein paar gefrorene oder frische Beeren, etwas Zitronensaft, etwas Agavensirup und einen halben Teelöffel Flohsamenschalenpulver in den Mixer, und im Nu hast du deinen selbst gemachten Fruchtaufstrich.

SO FUNKTIONIERT DER ERNÄHRUNGSPLAN

Wir geben pro Tag drei Mahlzeiten vor, und du entscheidest selbst, wann du welche Mahlzeit essen möchtest. Sowohl in den Tagesplänen als auch bei den Rezepten haben wir deshalb bewusst auf die Begriffe Frühstück, Mittag- und Abendessen verzichtet. Du kannst auch zwei Mahlzeiten auf einmal einnehmen und wirst also nicht in ein gestrenges »Essen nach Plan« gezwängt. Aus gutem Grund: Im Bikini-Bootcamp soll dein Körper wieder unterscheiden lernen, ob du wirklich Hunger hast oder nicht. Dein Körper zeigt dir am besten, was er wann und wie benötigt. Hunger zu spüren ist ein natürliches Signal des Körpers, so gesehen also ein gutes und wichtiges Gefühl. Das Essen als gedankenlose Gewohnheit hingegen bildet heute in vielen Ländern ein gesundheitliches und damit ein gesellschaftliches Problem. Wenn du lernst, deinen Körper wieder wahrzunehmen, und ihm genau das gibst, was er tatsächlich braucht, hast du auch keine Probleme mit einer Gewichtsabnahme.
Hier noch ein paar spezielle Tipps, die dir die nächsten 21 Tage beziehungsweise drei Wochen erleichtern:

GEMÜSE "ALL YOU CAN EAT"

Wir wissen, dass auch Gemüse Kalorien hat. Für dich gilt aber ab heute: Gemüse hat 0 Kalorien. Ohne Ausnahme? Nein. Das Prinzip »all you can eat« gilt nicht für Kartoffeln, Mais und Avocados, denn sie bringen zu viele Kalorien mit.

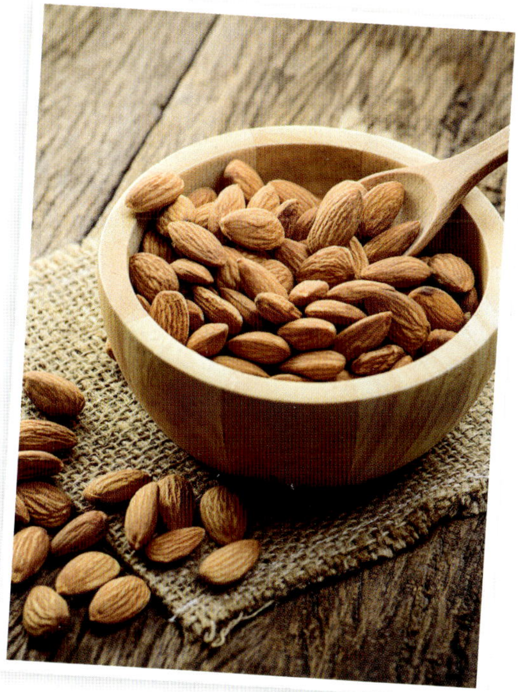

MANDELN FÜR ZWISCHENDURCH

Du kannst dir zusätzlich zu den vorgegebenen Mahlzeiten täglich eine Handvoll Mandeln gönnen. Fülle sie am besten in eine kleine Dose, die du immer bequem mitnehmen kannst, sei es in der Handtasche oder im Auto. So hast du diesen Knabbersnack immer bei dir – vor allem wenn dich ein »Appetit« packt.

NOTFALL GESCHÄFTSESSEN

Wer kennt das nicht? Gerade hast du dich entschieden abzunehmen, hast alles geplant, und dann kommt eine Einladung zu einem Essen, die du annehmen musst. Auch an diesen Fall haben wir gedacht und eine Lösung für dich parat: Wenn du einen Termin zum Essen nicht kurzfristig absagen kannst, tauschst du eine Mahlzeit einfach aus. Das heißt, du kannst eine Mahlzeit aus dem Ernährungsplan auslassen und ein anderes Gericht dafür essen. Bitte achte nur darauf, dass dieses Gericht die Grenze der 400 bis 500 kcal nicht überschreitet.

NOTFALLHELFER – DER SOS-PROTEINSHAKE

Für den Fall, dass du einmal eine Mahlzeit ausfallen lassen musst, kannst du sie durch einen Proteinshake ersetzen. Er sorgt dafür, dass du genügend Eiweiß zu dir nimmst, und gleichzeitig sättigt er dich für längere Zeit.
Die Basis eines selbstgemachten Proteinshakes bildet ein Molkeproteinpulver, auch Whey Protein genannt, du bekommst es in Apotheken, Fitnessstudios oder im Internethandel. Achte darauf, dass das gewählte Produkt auf der Kölner Liste® (www.koelner-liste.com) steht. Diese Produkte sind getestet und frei von schädlichen Zusatzstoffen.

SOS-PROTEINSHAKE
200 KCAL

ZUTATEN

- 30 g Molkeproteinpulver
- 200 ml Wasser oder fettarme Milch
- 5 g Maltodextrin

Alle Zutaten in einen Shaker geben, gründlich schütteln und gut gekühlt trinken.

Tipp: Vegetarier und alle, die kein Milcheiweiß vertragen, können auf Sojaproteinpulver ausweichen.

Mehr wissen: Warum ist Maltodextrin in deinem Shake? Maltodextrin ist ein Kohlenhydratgemisch, das schnell vom Körper aufgenommen wird. Da es fast geschmacksneutral ist, kann es gut deinem Shake beigemischt werden. Der geringe Kohlenhydratanteil sorgt dafür, dass deine Bauchspeicheldrüse kurzfristig geringe Mengen Insulin ausschüttet. Dieses Insulin benötigt dein Körper, um das Eiweiß in die Muskelzellen zu befördern. So wird dein Shake zu einem vollwertigen Ersatz für eine Mahlzeit.
Maltodextrin ist in gut sortierten Lebensmittelgeschäften oder im Internet erhältlich.

Wir haben einen leckeren Bikini-Bootcamp-Shake für dich entwickelt. Du kannst ihn online unter **www.das-bikini-bootcamp.de** bestellen.

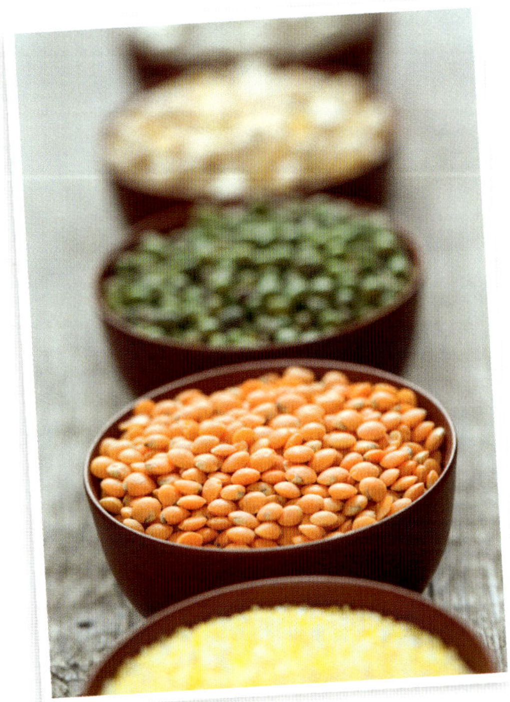

AUCH **FÜR VEGETARIER** GEEIGNET

Grundsätzlich haben wir bei der Zusammenstellung der Rezepte darauf geachtet, dass sie nicht nur tierisches Eiweiß, sondern auch Eiweiß aus pflanzlichen Quellen enthalten. So sind zum Beispiel Hirse, Quinoa, Bohnen und Linsen Bestandteile der Mahlzeiten. Für Vegetarier gibt es Alternativen und sogar zusätzliche Rezepte. Auch die Nichtvegetarier können natürlich zu den vegetarischen Alternativen greifen.

DEINE EINKAUFSLISTE
FÜR DIE BASICS IN DEINER KÜCHE

Um deine Ernährung zu ändern ist es wichtig, dass deine Küchenschränke und dein Kühlschrank mit den richtigen Sachen gefüllt sind. Wir verzichten auf Mengenangaben, da sie von der Personenzahl im Haushalt abhängen. Frische Zutaten kaufst du natürlich immer so zeitnah wie möglich ein. Die Zutatenlisten der Rezepte geben dir einen schnellen Überblick für deine aktuelle Einkaufsplanung. Hier aber schon mal eine Liste zum Durchchecken:

ÖLE UND FETTE	Oliven-, Leinsamen-, Raps- und Kokosöl, Butter
WÜRZMITTEL	Essig (Weißweinessig, Balsamico), Salz, Pfeffer aus der Mühle, Paprikapulver, Senf, Tomatenmark, Gemüsebrühe, Sojasauce, Sambal Oelek
MILCHPRODUKTE	Joghurt (1,5 % Fett), Quark (Magerquark), fettarme Milch (1,5 % Fett)
GEMÜSE, KRÄUTER, OBST – FRISCH	Gurken, Möhren, Paprika, Tomaten, Zwiebeln, Basilikum, Pfefferminze, Knoblauch, Koriander, Thymian, Orangen, Zitronen
GEMÜSE, OBST – TIEFGEKÜHLT	Brokkoli, Spinat, Suppengemüse, Beerenmischungen, Ananas, Mango
ZUM SÜSSEN	Agavensirup, Honig, Maltodextrin
SONSTIGES	Amaranth, Bohnen, Bulgur, Couscous, Hirse, Linsen, Quinoa, Molke- oder Sojaproteinpulver für den Proteinshake, Haferflocken, Vollkornbrot, Flohsamenschalenpulver
TEES	Grüntees – Matcha und Sencha sowie Jasmintee (aromatisierter grüner Tee); Schwarztees – Assam, Ceylon, Darjeeling, Oolong; Kräutertees – Brennnessel-, Lindenblüten-, Fenchel- und Pfefferminztee, außerdem Rooibostee
SNACKS	Mandeln, Cocktailtomaten, Möhren, Paprika, Gurke

TEIL 5

DEINE REZEPTE FÜR DAS BIKINI-BOOTCAMP

Alle Rezepte sind für eine Portion berechnet. Da bei uns das Prinzip »Gemüse all you can eat« gilt, kannst du deine Mahlzeiten immer mit mehr Gemüse zubereiten, als im Rezept angegeben ist. Vor jeder Woche findest du den Ernährungsplan für die folgenden sieben Tage.

Lass es dir in den nächsten drei Wochen schmecken! Du bist motiviert und hast dein Ziel fest im Auge. Genieße jeden einzelnen Tag, denn er wird dich deinem Ziel näher bringen.

Generell und vorsorglich gesagt: Egal, wo du dein Obst und Gemüse kaufst, ob im Bioladen, auf dem Markt oder im Supermarkt, wenn du es ungeschält verwendest, ist gründliches Waschen immer wichtig. Das weißt du sicher, und wir sagen es auch nicht andauernd in den Rezepten. Doch gerade weil du jetzt vielleicht viel mehr mit frischer Kost zu tun haben wirst als sonst, möchten wir dir diese simple Maßnahme noch mal in Erinnerung rufen.

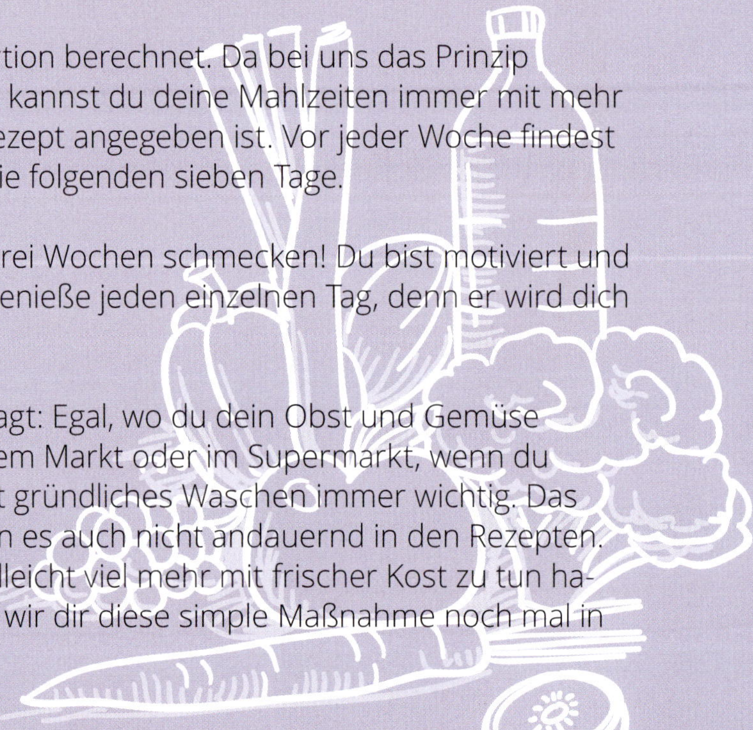

ERNÄHRUNGSPLAN

TAG 1 – 7

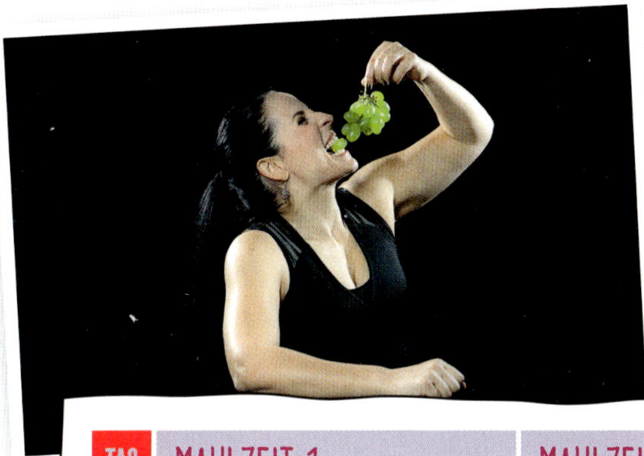

TAG	MAHLZEIT 1	MAHLZEIT 2	MAHLZEIT 3
1	Beerentraum	Gefüllte Paprika + Alternative für Vegetarier	Bunter Linsensalat mit Mango
2	Beerenmüsli	Feldsalatcreme mit Wasabi und Koriander auf Vollkornbrot	Avocadosalat
3	Mangomüsli	Zucchini-Spagetti mit Tomaten-Thunfisch-Sauce + Alternative für Vegetarier	Gemüsesticks mit leckerem Dip
4	Grüner Matcha-Smoothie	Tomaten-Paprika-Gurken-Salat mit Avocado	Feurige Tomatensuppe mit Garnelen + Alternative für Vegetarier
5	Tomaten-Rührei auf Vollkornbrot	Möhrensuppe mit Ingwer	Thunfischsalat mit Kapern + Alternative für Vegetarier
6	Silkes Strammer Max + Alternative für Vegetarier	Thunfisch-Eier-Salat + Alternative für Vegetarier	Tomaten-Möhren-Ingwer-Suppe
7	Birchermüsli	Folienkartoffel mit Cacık	Superschnelle Rote-Bete-Suppe

TAG 8 – 14

ERNÄHRUNGSPLAN

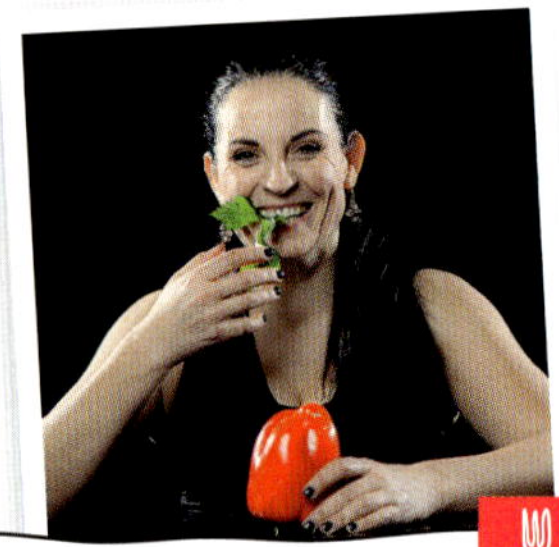

Der größte Muskelkater ist vorbei, und deine neue Ernährung beginnt, dir zu gefallen. Steigere die Intensität deines Trainings und weiterhin: Guten Appetit!

TAG	MAHLZEIT 1	MAHLZEIT 2	MAHLZEIT 3
8	Vitaminbombe in Rot	Quinoa mit Lauch	Gegrillter Lachs mit Zitrone + Alternative für Vegetarier
9	Ananas-Kiwi-Bananen-Smoothie	Couscous mit Hühnchen + Alternative für Vegetarier	Tomaten-Gemüse mit Tatarbällchen + Alternative für Vegetarier
10	Grapefruit-Bananen-Joghurt-Becher	Hirsesalat mit Zitronenmelisse	Puten-Champignon-Omelett + Alternative für Vegetarier
11	Hallo-Wach-Matcha-Smoothie	Türkischer Bulgursalat mit Avocado	Lachs auf Salat + Alternative für Vegetarier
12	Türkisches Eierfrühstück mit Tomaten à la Menemen	Spinat-Ananas-Gemüse	Schneller Linsensalat
13	Beeren-Amaranth-Smoothie	Leichter Hirsesalat	Griechischer Salat
14	Milchreis mit Mandeln	Gebratener Mandel-Quinoa mit Curry	Petersiliensalat mit Köfte + Alternative für Vegetarier

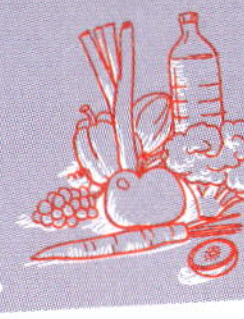

ERNÄHRUNGSPLAN

TAG 15 – 21

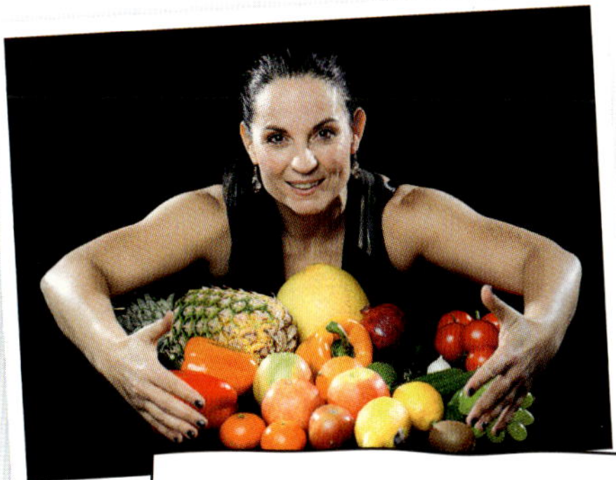

Finalrunde! Du bist auf der Zielgeraden. Nur noch wenige Tage, und du hast dein Ziel erreicht. Beginne mit dem Endspurt und mobilisiere noch einmal alle Kräfte.

TAG	MAHLZEIT 1	MAHLZEIT 2	MAHLZEIT 3
15	Schneller Smoothie	Quinoasalat mit Zucchini, Möhren und roter Paprika	Zucchini-Spaghetti mit Hackfleischsauce + Alternative für Vegetarier
16	Lachs auf Vollkornbrot mit Ei + Alternative für Vegetarier	Schnelle Tomatensuppe	Gemüse-Rührei
17	Cremiger Mangojoghurt	Schnelle Couscous-Gemüse-Suppe	Champignonsuppe mit Fenchel
18	Bananenshake mit Haferflocken	Schneller Thunfischsalat + Alternative für Vegetarier	Bohneneintopf mit Chili
19	Gelber Smoothie	Türkischer Bulgursalat mit Paprika	Linsensalat mit Tomate
20	Exotischer Mangomilchshake	Überraschungs-Putenpfanne + Alternative für Vegetarier	Powersalat nach thailändischer Art
21	Hafer-Himbeer-Shake	Tofu-Gemüsepfanne	Petersiliensalat mit Fetakäse

REZEPTE FÜR TAG 1 BIS 7

TAG 1

TAG 1 MAHLZEIT 1 BEERENTRAUM

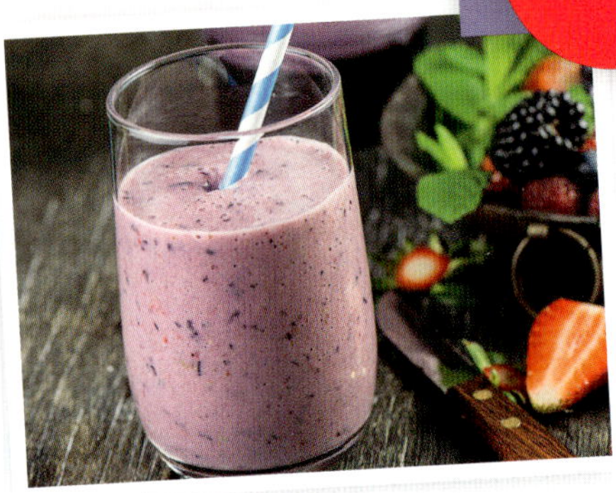

ZUTATEN

- 1 Birne, entkernt, geviertelt
- 1 kleiner Apfel, entkernt, geviertelt
- 100 g Beerenmischung, frisch oder TK
- 2 EL frisch gepresster Limettensaft
- 50 ml eiskalter Apfelsaft
- 1–2 TL Agavensirup oder Honig
- 5 Eiswürfel, zerstoßen

Das Obst, Limettensaft, Apfelsaft und den Agavensirup oder Honig in den Mixer geben und auf höchster Stufe gründlich pürieren. Das Eis hinzufügen und nochmals kräftig durchmixen. Den Smoothie in ein Glas gießen und servieren.

Tipps: Wer den Smoothie noch etwas flüssiger und schaumiger mag, verlängert ihn nach Belieben mit etwas Sprudelwasser. Wenn du Tiefkühlbeeren verwendest, nimm sie einige Zeit vor dem Gebrauch aus der Kühltruhe.

TAG 1 MAHLZEIT 2 GEFÜLLTE PAPRIKA

ZUTATEN

- 2 große Paprikaschoten
- 1 TL Öl
- 2 Zwiebeln, gewürfelt
- 250 g Tatar oder mageres Rinderhack
- 4 Tomaten, klein gewürfelt
- 1 Knoblauchzehe, fein zerkleinert
- Etwas frischer Koriander, gehackt
- 3–4 frische Pfefferminzblätter, gehackt
- Salz, Pfeffer aus der Mühle
- 2 Handvoll frische Salat- oder Spinatblätter
- 300 ml heiße Gemüsebrühe

Einen »Deckel« von jeder Paprikaschote abschneiden. Die Paprika aushöhlen und säubern.
In einer Pfanne das Öl erhitzen und die Zwiebeln anbraten. Tatar oder Rinderhack hinzufügen und garen. Tomaten, Knoblauch, Koriander und Pfefferminze zugeben und kurz unterheben. Mit Salz und Pfeffer würzen.
Erst die Salat- oder Spinatblätter, dann die Hackfleischmischung in die Paprikaschoten füllen. Die »Deckel« obenauf setzen.
Die Gemüsebrühe in einen Topf geben, die Paprikaschoten hineinsetzen und etwa 10 Minuten bei mittlerer Hitze garen.

Füllung für Vegetarier: 1 Handvoll Champignons, 2 Zwiebeln und 2 Möhren ganz fein schneiden und in 1 TL Öl in einer Pfanne gut anbraten. Eine mittelgroße Scheibe (ca. 15 g) Gouda (45 %) in feine Streifen schneiden, in die Pfanne geben und gut untermischen. Die Mischung wie das Hackfleisch verarbeiten.

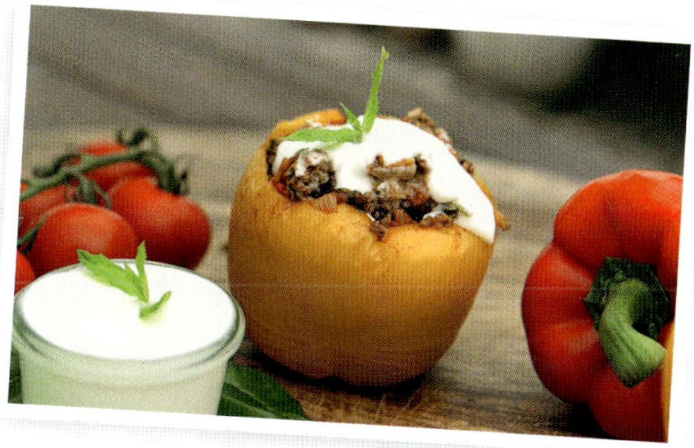

Tipps: Kurz vor dem Servieren »Deckel« entfernen und einen Esslöffel Naturjoghurt auf die Füllung geben und mit ein oder zwei Pfefferminzblättern garnieren. Dies gibt dem Gericht noch einen kleinen zusätzlichen Kick.
Wenn du keinen Koriander magst, kannst du auch frischen Thymian oder Basilikum verwenden, dann musst du aber die Minze weglassen.

TAG 1
MAHLZEIT 3

BUNTER LINSENSALAT MIT MANGO

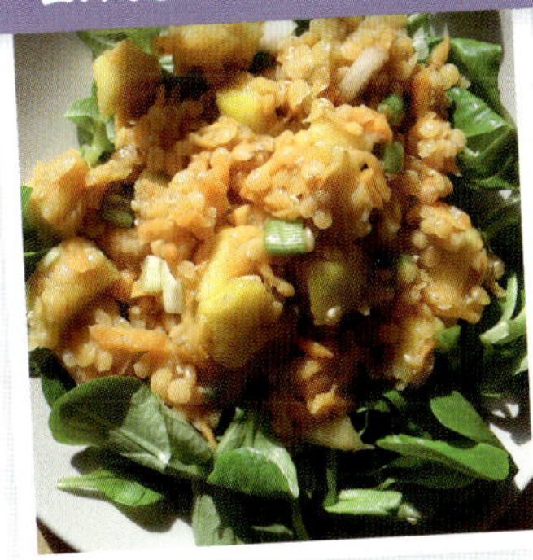

ZUTATEN

- 70 g rote Linsen
- 200 ml Gemüsebrühe
- 3 Handvoll Feldsalat, verlesen und geputzt
- 1 Frühlingszwiebel, in feine Ringe geschnitten
- 2 Möhren, grob geraspelt
- ½ Mango, Fruchtfleisch in kurze Streifen geschnitten
- Etwas frischer Koriander, gehackt
- 1½ TL Weißweinessig
- ½ TL Sesamöl
- Saft einer ½ Limette
- 1 EL Apfelsaft
- Salz, Pfeffer aus der Mühle

Die Linsen gemäß Packungsanweisung in der Gemüsebrühe garen.
Den Feldsalat sehr gründlich waschen, trocken schütteln, verlesen und putzen. Beiseitestellen.
Die Linsen und die restlichen Zutaten in eine Schüssel geben und gründlich mischen. Mit Salz und Pfeffer abschmecken und auf dem Feldsalat anrichten.

Tipp: Statt der Mango kannst du eine halbe Papaya verwenden.

TAG 2

TAG 2 MAHLZEIT 1 BEERENMÜSLI

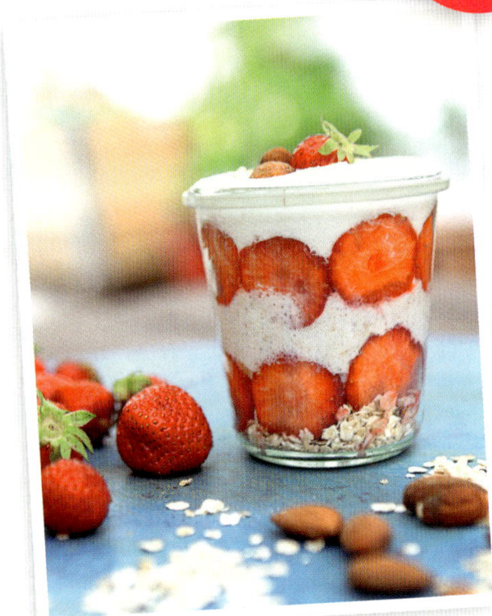

ZUTATEN

- 75 g Magerquark
- 75 ml Milch (1,5 % Fett)
- 1 TL Agavensirup oder Honig
- 2 EL gegarter Amaranth
- 2 EL Vollkornhaferflocken
- 5 Mandeln, zerkleinert
- 200 g Erdbeeren, halbiert, oder andere Beeren der Saison, frisch oder TK

In einer Schüssel Quark, Milch und Agavensirup oder Honig gründlich verrühren. Amaranth, Haferflocken, Mandeln und Beeren hinzufügen. Das Müsli gut verrühren.

TAG 2 MAHLZEIT 2 FELDSALATCREME MIT WASABI UND KORIANDER AUF VOLLKORNBROT

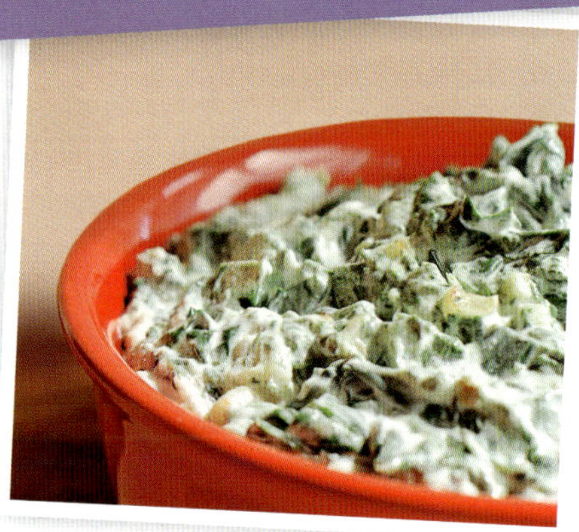

ZUTATEN

- 100 g Feldsalat, verlesen und geputzt
- 1 Frühlingszwiebel, grob zerkleinert
- 1 kleine Handvoll frischer Koriander
- 1 EL Sonnenblumenkerne
- 2 EL Frischkäse
- 1 EL frisch gepresster Orangensaft
- 1 TL Weißweinessig
- Salz, Pfeffer aus der Mühle
- Wasabi
- 1 Scheibe Vollkornbrot

Feldsalat, Frühlingszwiebel, Koriander, Sonnenblumenkerne, Frischkäse, Orangensaft und Weißweinessig mit dem Pürierstab zu einer Creme pürieren. Die Feldsalatcreme in eine Schüssel geben und mit Salz und Pfeffer sowie nach Belieben mit einer Messerspitze Wasabi abschmecken. Die Scheibe Vollkornbrot mit der Creme bestreichen.

Tipps: Bei großem Hunger kannst du zwei oder drei kleine aromatische Tomaten in Scheiben schneiden und auf die bestrichene Brotscheibe legen.
Wasabi ist eine grüne japanische Meerrettichpaste (erhältlich im Asialaden). Sie ist höllisch scharf, nimm deshalb lieber etwas weniger als zu viel.

TAG 2 MAHLZEIT 3

AVOCADOSALAT

ZUTATEN

- 1 Möhre
- 1 Zucchino
- 100 g Kirschtomaten
- 1 kleine reife Avocado
- Saft einer ½ Zitrone
- ½ TL Oregano
- 1 TL Öl
- Chilipulver
- Salz, Pfeffer aus der Mühle

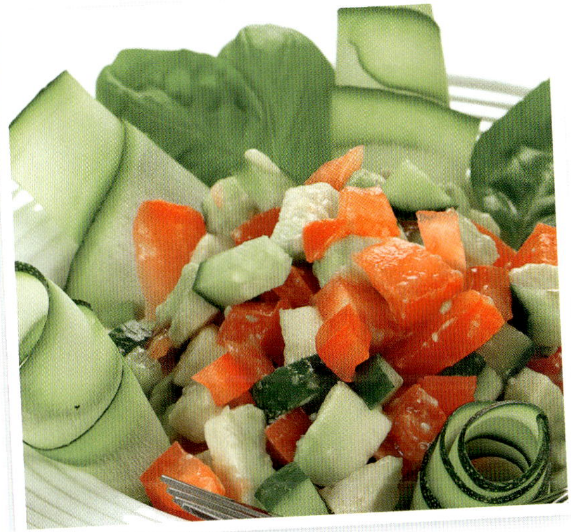

Mit einem Spargelschäler den Zucchino und die Möhre der Länge nach in hauchdünne Scheiben schneiden. Die Tomaten nach Belieben halbieren oder vierteln. Das Fruchtfleisch der Avocado in kleine Würfel schneiden (siehe Tipp).
Das Gemüse und die Avocado mit den restlichen Zutaten in eine Schüssel geben und gründlich mischen. Mit Chilipulver, Salz und Pfeffer abschmecken.

Tipp: Hier ein Trick für schöne Avocado-Würfel: Die Avocado der Länge nach mit einem großen Messer halbieren. Die beiden Hälften gegeneinander drehen, bis sich eine Seite vom Kern löst. Dann stichst du mit dem Messer in den Kern und ziehst ihn behutsam heraus. Falls das nicht klappt, hebst du den Kern mithilfe eines Löffels heraus. Anschließend schneidest du das Fruchtfleisch erst der Länge nach in gleichmäßigen Abständen tief ein. Dann drehst du die Frucht um 90 Grad und schneidest sie auch in der Breite in gleich großen Abständen ein, sodass ein regelmäßiges Gittermuster entsteht. Jetzt brauchst du die Würfel nur noch mit einem Löffel herauszuheben.

TAG 3

TAG 3
MAHLZEIT 1

MANGOMÜSLI

MIT GRUNDREZEPT FÜR EINE HAUSGEMACHTE MÜSLIMISCHUNG

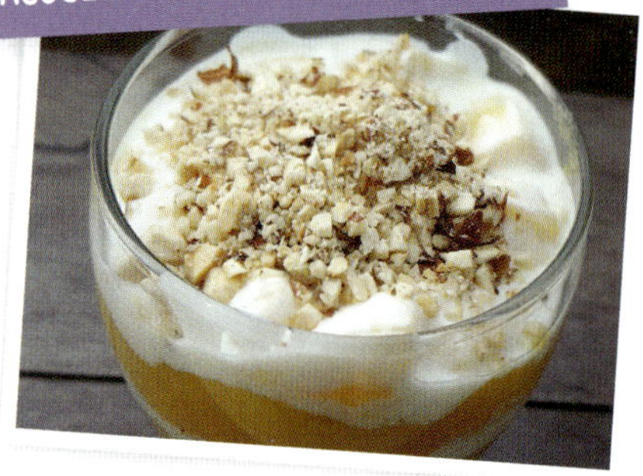

Die Mango schälen und das Fruchtfleisch in Spalten vom Kern lösen und klein würfeln. Die Hälfte mit einem Pürierstab pürieren. Die Zutaten für die Müslimischung in eine Schüssel geben und mit der Milch mischen. Zuerst die Mangowürfel, dann den Mangomus darübergeben.

Tipps: Verwende am besten eine reife, etwas weichere Mango. Die Müslimischung kannst du auf Vorrat zubereiten und in einem Einmachglas aufbewahren. Wer es krosser mag, kann sie im Backofen bei 180 Grad Umluft oder nur Oberhitze anrösten.

ZUTATEN

- 1 mittelgroße Mango
- 75 ml Milch (1,5 % Fett)

Müslimischung

- 1 EL Vollkornhaferflocken
- 1 EL Vollkornweizenflocken
- 1 EL Gerstenflocken
- 1 TL Haferkleie
- 5 Mandeln
- 5 Haselnüsse
- 5 Walnusskerne
- 1 TL Sonnenblumenkerne

TAG 3
MAHLZEIT 2

ZUCCHINI-SPAGHETTI MIT TOMATEN-THUNFISCH-SAUCE

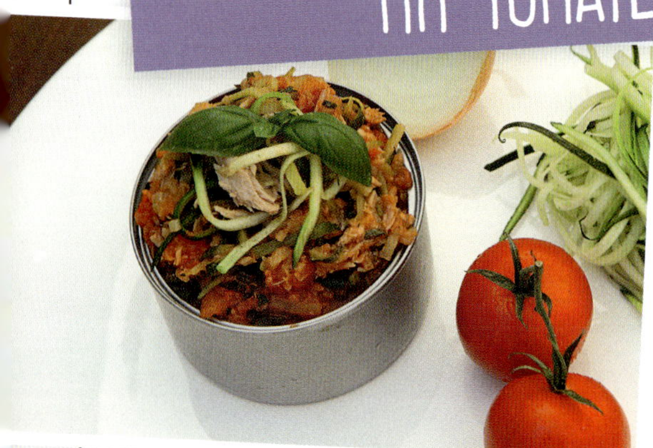

ZUTATEN

- 1 TL Öl
- 1 große Zwiebel, klein gewürfelt
- 1 Knoblauchzehe, fein gewürfelt
- 4 Tomaten, gewürfelt
- 1 Dose Thunfisch, naturell, abgetropft und zerpflückt
- 1 Bund Basilikum, zerkleinert
- Salz, Pfeffer aus der Mühle
- 2 Zucchini

Das Öl in einer Pfanne erhitzen. Zwiebeln und Knoblauch hinzufügen und glasig dünsten. Tomaten, Thunfisch und Basilikum zugeben. Mit Salz und Pfeffer würzen. Die Sauce bei schwacher Hitze 10 Minuten köcheln lassen.
Inzwischen die Zucchini waschen und zu spaghettiähnlichen Streifen schneiden, am besten mithilfe eines Spiralschneiders. Die Zucchini-Spagetti in leicht gesalzenem, kochendem Wasser eine Minute blanchieren. Die Spagetti abschütten und mit der Sauce auf einem Teller anrichten.

Für Vegetarier: 150 g Tofu mit der Gabel zerbröseln und anstelle des Thunfischs verwenden.

Tipp: Für noch mehr Geschmack etwas Knoblauch mit Salz und ein paar Tropfen Öl zu einem Mus verarbeiten und über die angerichtete Sauce geben.

TAG 3
MAHLZEIT 3

GEMÜSESTICKS MIT LECKEREM DIP

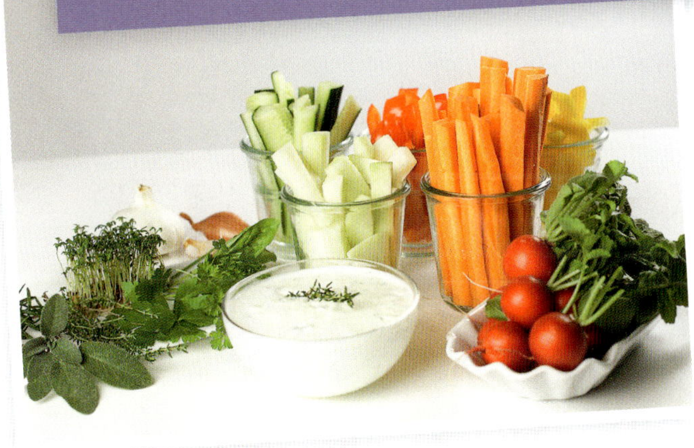

ZUTATEN

- 1 Möhre, geschält
- 1 rote Paprikaschote, entkernt
- 1 gelbe Paprikaschote, entkernt
- 1 kleine Gurke
- 1 Kohlrabi, geschält
- 1 Handvoll Radieschen

Für den Dip:

- 250 g Magerquark
- 2 EL Naturjoghurt (1,5 % Fett)
- 1 Knoblauchzehe
- 1 Schalotte oder kleine Zwiebel, fein gewürfelt
- Kräuter wie Petersilie, Schnittlauch etc., frisch oder TK, fein gehackt, Menge nach Belieben
- Salz, Pfeffer aus der Mühle

Das Gemüse waschen, trocken tupfen und – außer den Radieschen – in fingerdicke Stifte schneiden.
Quark und Joghurt in eine Schüssel geben und cremig rühren. Den Knoblauch mit etwas Salz durch die Knoblauchpresse pressen und in die Schüssel geben. Die Schalotte oder Zwiebel und die Kräuter untermischen. Den Dip mit etwas Salz und Pfeffer abschmecken und mit den Gemüsesticks servieren.

Tipp: Der Magerquark bekommt eine besonders schöne cremige Konsistenz, wenn du ihn mit einem Handrührgerät cremig rührst. Mit einem Esslöffel Sprudelwasser wird er noch etwas lockerer.

TAG 4

TAG 4
MAHLZEIT 1

GRÜNER MATCHA-SMOOTHIE

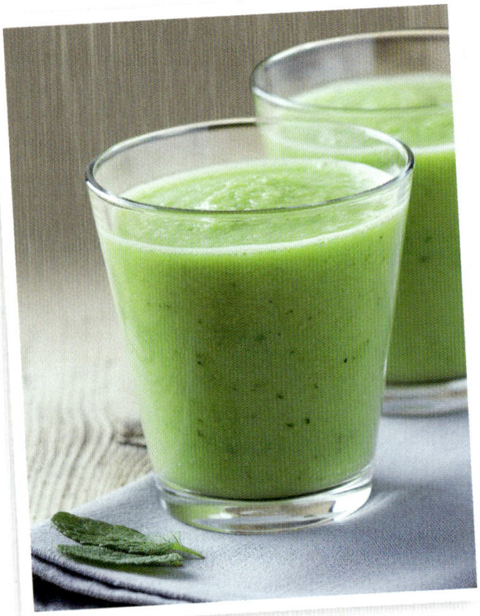

ZUTATEN

- 1 mittelgroße Banane, in Stücke geschnitten
- 1 Kiwi, geschält und geviertelt
- Fruchtfleisch von 1 Passionsfrucht
- 40 g Feldsalat oder frischer Spinat
- 2 cm frischer Ingwer, fein gehackt
- 1 Messerspitze Matcha-Teepulver
- 150 ml Wasser
- 1 EL frisch gepresster Limetten- oder Zitronensaft
- 1–2 TL Agavensirup oder Honig

Die Früchte in den Mixer geben und kurz mixen. Die restlichen Zutaten hinzufügen und den Smoothie so lange pürieren, bis er eine sämige Konsistenz hat. In ein Glas gießen und servieren.

TAG 4
MAHLZEIT 2

TOMATEN-PAPRIKA-GURKEN-SALAT MIT AVOCADO

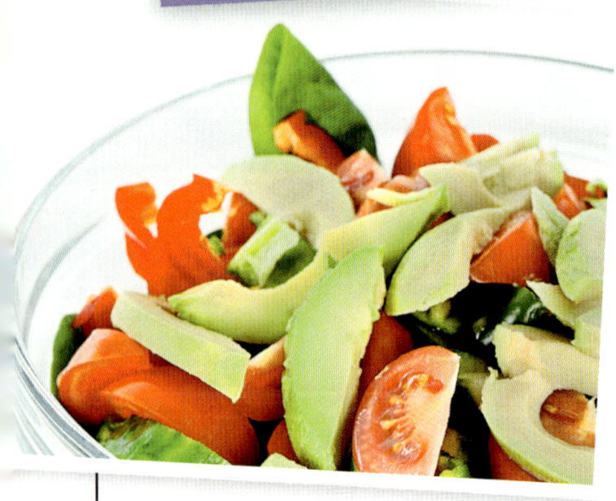

ZUTATEN

- 4 Tomaten, gewürfelt
- 1 kleine Gurke, gewürfelt
- 1 rote oder gelbe Paprikaschote, entkernt und gewürfelt
- 1 Zwiebel, fein gewürfelt
- 1 cm frischer Ingwer, fein gehackt
- 1 Knoblauchzehe, fein gehackt
- 1 Handvoll frischer Koriander, gehackt
- Saft einer ½ Zitrone
- 1 TL Öl
- 1 kleine Avocado, klein gewürfelt
- Balsamico, je nach Gemüsemenge
- Salz, Pfeffer aus der Mühle

Alle Zutaten in eine große Schüssel geben und gründlich mischen. Mit Salz und Pfeffer abschmecken und servieren.
All you can eat! Außer Avocado (ca. 200 kcal) und Öl (ca. 50 kcal) kannst du alle Zutaten in beliebiger Menge verwenden!

Tipps: Falls du eine Hälfte einer größeren Avocado verwendest, belasse den Kern in der nicht verwendeten Hälfte. Ohne Kern verlieren Avocados schneller ihre Farbe und werden braun. Wie du das Fruchtfleisch der Avocado in schöne Würfel schneidest, ist in dem Rezept für den Avocadosalat beschrieben (Tag 2, Mahlzeit 3, Seite 175).

TAG 4 MAHLZEIT 3

FEURIGE TOMATENSUPPE MIT GARNELEN

ZUTATEN

- 1 TL Öl
- 1 Möhre, klein gewürfelt
- 1 rote Paprikaschote, klein gewürfelt
- 1 Zwiebel, klein gewürfelt
- 1 Knoblauchzehe, fein gehackt
- 1 EL Tomatenmark
- 300 ml Gemüsebrühe
- 2 Tomaten, klein gewürfelt
- ¼ rote Chilischote, sehr fein gehackt
- Paprikapulver
- Salz, Pfeffer aus der Mühle
- 2 gegarte Garnelen
- 1 Messerspitze Chiliflocken

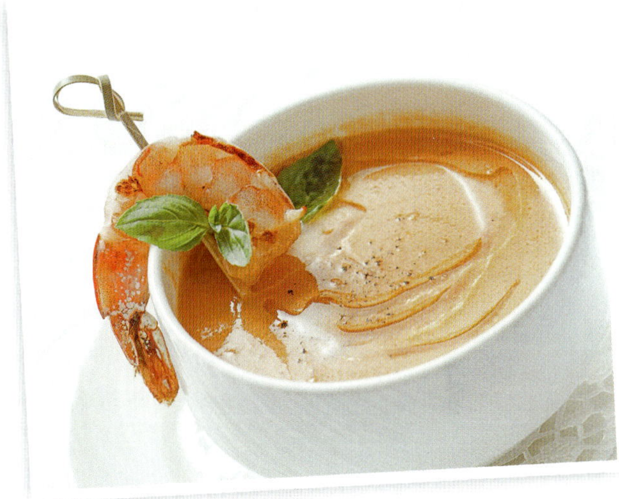

In einem Topf das Öl bei mittlerer Hitze erhitzen. Möhren, Paprika, Zwiebeln und den Knoblauch hinzufügen und 5 Minuten andünsten. Tomatenmark unterrühren und die Gemüsemischung weitere 2 bis 3 Minuten dünsten. Die Brühe, Tomaten und Chilischote hinzufügen und die Suppe zugedeckt 25 bis 30 Minuten bei schwacher Hitze köcheln lassen.
Die Suppe mit dem Stabmixer pürieren und mit Paprikapulver, Salz und Pfeffer abschmecken.

Die Suppe in eine Schale füllen und die Garnelen darauflegen. Nach Belieben mit den Chiliflocken bestreuen und sofort servieren.

Für Vegetarier: Ersetze die Garnelen durch 100 g Kichererbsen (aus Dose oder Glas). Oder du verrührst zum Schluss einfach einen Esslöffel Frischkäse in der pürierten Suppe. Dies gibt der Suppe eine etwas cremige Konsistenz.

TAG 5

TAG 5 MAHLZEIT 1

TOMATEN-RÜHREI AUF VOLLKORNBROT

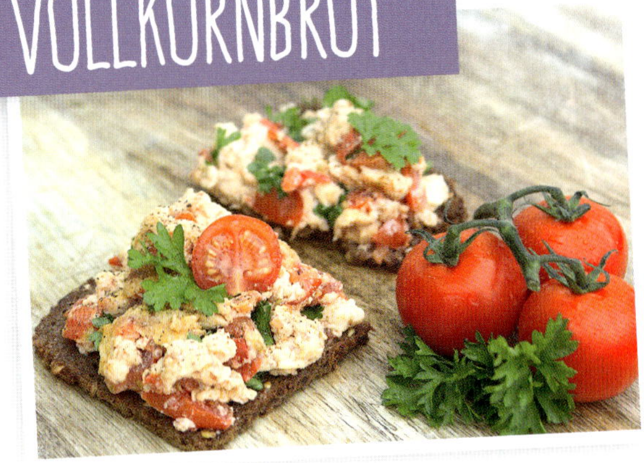

ZUTATEN

- 1 Ei
- 2 EL Milch (1,5 % Fett)
- 1 Prise Salz
- 1 Prise Pfeffer aus der Mühle
- 1 TL Öl
- 3 kleine, sehr aromatische Tomaten, klein gewürfelt
- 1 Scheibe Vollkornbrot
- Etwas frischer Koriander, fein gehackt

Ei, Milch, Salz und Pfeffer verquirlen. Das Öl in einer kleinen Pfanne erhitzen. Die Tomaten hinzufügen und kurz andünsten. Das verquirlte Ei hinzufügen und bei schwacher Hitze etwas stocken lassen. Dabei ein- bis zweimal verrühren. Das Rührei auf das Vollkornbrot legen und mit Koriander bestreuen.

Tipp: Wenn du Koriander nicht magst, kannst du ihn durch Petersilie oder Schnittlauch ersetzen.

TAG 5 MAHLZEIT 2

MÖHRENSUPPE MIT INGWER

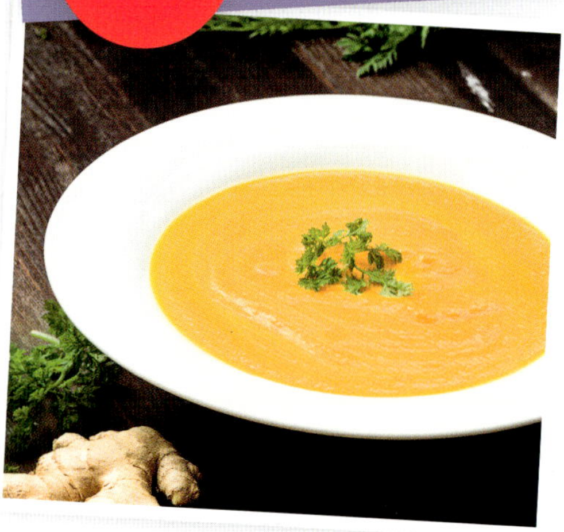

ZUTATEN

- 1 TL Olivenöl
- 2 Frühlingszwiebeln, in kleine Stücke geschnitten
- 2 cm frischer Ingwer, fein gehackt
- 500 g Möhren, in dickere Scheiben geschnitten
- 1 EL Gemüsebrühe (Instantbrühe aus dem Reformhaus)
- Pfeffer aus der Mühle
- Saft von 2 Orangen
- 150 ml Wasser

Das Öl in einem Topf erhitzen. Frühlingszwiebeln und Ingwer hinzufügen und kurz anbraten. Die Möhren zugeben und 5 Minuten andünsten. Mit Brühe und Pfeffer würzen. Orangensaft und Wasser zugießen. Die Suppe zugedeckt 15 Minuten köcheln lassen. Anschließend mit dem Pürierstab fein pürieren und nochmals abschmecken. Die Möhrensuppe sofort heiß servieren.

Tipps: Fürs Auge kannst du kurz vor dem Servieren einen Teelöffel Magerjoghurt (1,5 % Fett) auf die Suppe setzen. An heißen Sommertagen kannst du die Möhrensuppe auch eisgekühlt verzehren.

TAG 5
MAHLZEIT 3

THUNFISCHSALAT MIT KAPERN

ZUTATEN

- 1 Dose Thunfisch, naturell, abgetropft und zerpflückt
- 2 große Tomaten, klein gewürfelt, oder 10 Kirschtomaten, halbiert
- ½ gelbe Paprika
- 1 kleine Zwiebel, fein gewürfelt
- 1 TL Kapern, zerkleinert
- 1 TL Essig
- Saft ½ Zitrone
- 1 TL Öl
- Salz, Pfeffer aus der Mühle

Alle Zutaten in eine Schüssel geben und gründlich mischen. Mit Salz und Pfeffer abschmecken.

Tipps: Knoblauchfans können noch eine fein gehackte Knoblauchzehe unter den Salat mischen. Wenn du Kapern nicht magst, kannst du sie auch weglassen.

Für Vegetarier: Ersetze den Thunfisch durch zwei hart gekochte Eier, die du in kleine Würfel schneidest und untermischst.

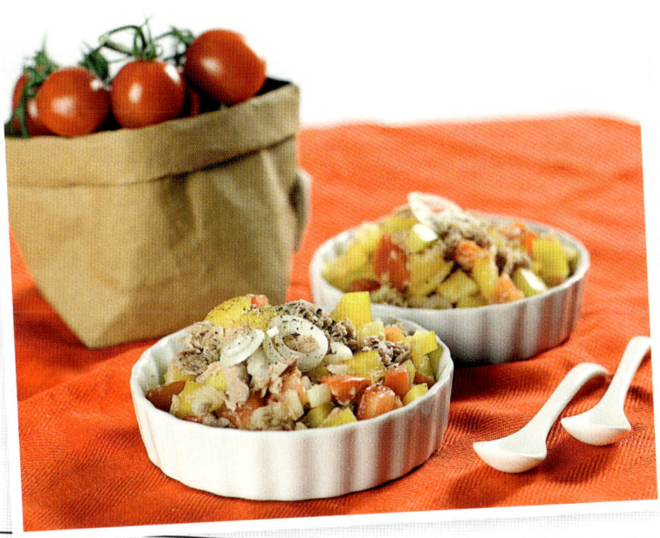

TAG 6

TAG 6 MAHLZEIT 1 – SILKES STRAMMER MAX

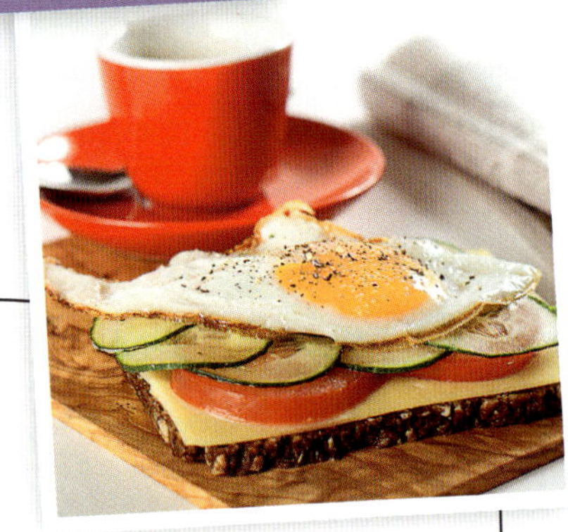

Das Öl in einer kleinen beschichteten Pfanne erhitzen. Das Ei aufschlagen und in der Pfanne zu einem Spiegelei braten.
In der Zwischenzeit die Brotscheibe mit Butter bestreichen und mit Schinken belegen. Die Gurken- und Tomatenscheiben auf den Schinken schichten. Das Spiegelei obenauf setzen und mit etwas Salz und Pfeffer würzen.

Für Vegetarier: Den gekochten Schinken durch eine mittelgroße Scheibe (ca. 15 g) Gouda (45 %) ersetzen.

Tipps: Der halbe Teelöffel Butter lässt sich leichter verstreichen, wenn du ein Stückchen Butter vorher aus dem Kühlschrank nimmst. Noch würziger schmeckt der Stramme Max, wenn du fein gewürfelte Zwiebeln und ganz klein geschnittenen Knoblauch auf die Tomatenscheiben gibst. Statt des Knoblauchs kannst du auch ganz fein gewürfelten Ingwer verwenden.

ZUTATEN

- ½ TL Öl
- 1 Ei
- 1 Scheibe Vollkornbrot
- ½ TL Butter
- 3–4 Scheiben gekochter Schinken
- 1 kleine Gurke, in dünne Scheiben gehobelt
- 2 kleine Tomaten, in dünne Scheiben geschnitten
- Salz
- Grob gemahlener Pfeffer

TAG 6 MAHLZEIT 2 – THUNFISCH-EIER-SALAT

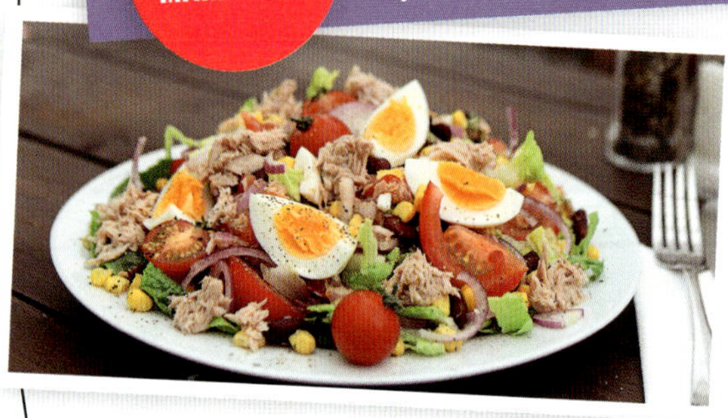

Alle Zutaten außer das Ei in eine große Schüssel geben und gründlich mischen. Mit Salz und Pfeffer abschmecken, mit dem Ei garnieren.

Für Vegetarier: Für die Veggies gibt es heute ein Extrarezept.

ZUTATEN

- 1 Dose Thunfisch, naturell, abgetropft und zerpflückt
- 1 kleine Dose Kidneybohnen, abgespült und abgetropft
- 2 EL Mais aus der Dose
- 1 rote Paprikaschote, entkernt und klein gewürfelt
- 1 Frühlingszwiebel, in feine Ringe geschnitten
- 2 Handvoll Romanasalat, in mundgerechte Stücke zerpflückt
- 1 hart gekochtes Ei, geviertelt
- Saft einer ½ Zitrone
- 1 TL Öl
- Salz, Pfeffer aus der Mühle

TAG 6 MAHLZEIT 2

FÜR VEGETARIER:

BROKKOLI-PAPRIKA-APFELSALAT

ZUTATEN

- 300 g frischer Brokkoli, Strunk entfernt und in Röschen zerteilt
- 1 rote Paprikaschote, entkernt und klein gewürfelt
- 1 gelbe Paprikaschote, entkernt und klein gewürfelt
- 1 Apfel, entkernt und in kleine Würfel geschnitten
- 2 EL Sonnenblumenkerne oder Pinienkerne, fein gehackt
- 1 TL Öl
- 1 TL Balsamico oder Zitronensaft
- 1 TL Honig
- 1 TL Senf
- Salz, Pfeffer aus der Mühle

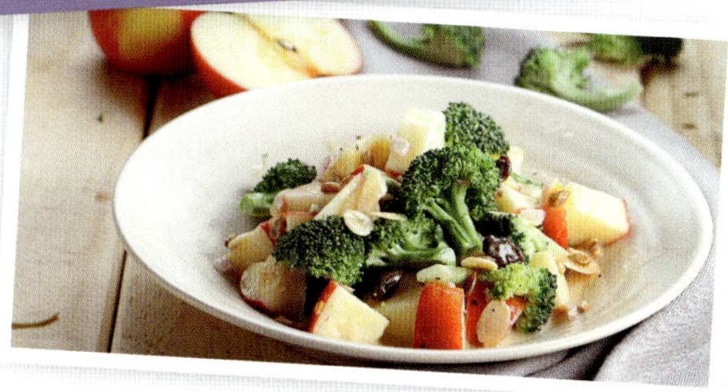

Alle Zutaten in eine Schüssel geben und gründlich mischen. Mit Salz und Pfeffer abschmecken.

TAG 6 MAHLZEIT 3

TOMATEN-MÖHREN-INGWER-SUPPE

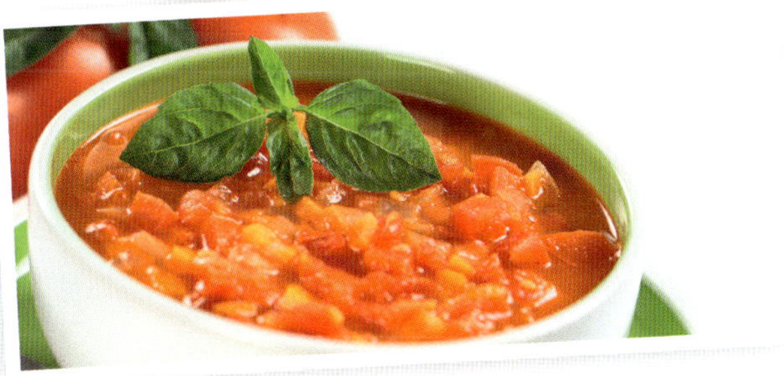

ZUTATEN

- 1 TL Öl
- 1 kleine Zwiebel, klein gewürfelt
- 1 cm frischer Ingwer, fein gewürfelt
- 1 Handvoll Kirschtomaten, geviertelt
- 1 TL Tomatenmark
- 100 ml Gemüsebrühe
- 200 ml Möhrensaft
- Salz
- Cayennepfeffer
- Frische fein geschnittene Kräuter wie Petersilie oder Liebstöckel

Das Öl in einem Topf erhitzen. Die Zwiebeln und den Ingwer hinzufügen und kurz anbraten. Tomaten und Tomatenmark zugeben und andünsten. Mit Gemüsebrühe und Möhrensaft ablöschen. Die Suppe bei mittlerer Hitze 5 Minuten köcheln lassen. Mit Salz und Cayennepfeffer abschmecken. Zum Servieren die Suppe in eine Schale füllen und mit Kräutern bestreuen.

Tipp: Wer den Geschmack von Maggi mag, kommt mit frischem Liebstöckel (Maggikraut) auf seine Kosten. Das Kraut hat von Mai bis August Saison. Zupf die Blätter vom Stängel und schneide sie sehr fein.

TAG 7

TAG 7 MAHLZEIT 1 BIRCHERMÜSLI

ZUTATEN

Am Vortag:
- 2 EL grobe Haferflocken
- 1 EL Rosinen
- 10 Mandeln, gehackt
- 3 EL Apfelsaft

Am nächsten Tag:
- 125 ml Milch (1,5 % Fett)
- Saft einer ½ Zitrone
- 1 Apfel, grob geraspelt
- 1 Birne, grob geraspelt
- ½ Banane, in Scheiben geschnitten

Am Vortag: Haferflocken, Rosinen, Mandeln und Apfelsaft in eine Müslischüssel geben und zum Einweichen über Nacht in den Kühlschrank stellen.

Am nächsten Tag: Die Schüssel aus dem Kühlschrank nehmen. Die Milch und den Zitronensaft unter den Haferflockenmix mischen. Apfel, Birne und Banane unter den Brei heben und das Müsli sofort essen.

Tipp: Wer Rosinen nicht mag, kann darauf verzichten. Ein guter Ersatz sind frische oder tiefgekühlte Beeren, die allerdings erst ein paar Minuten vor dem Servieren hinzugefügt werden.

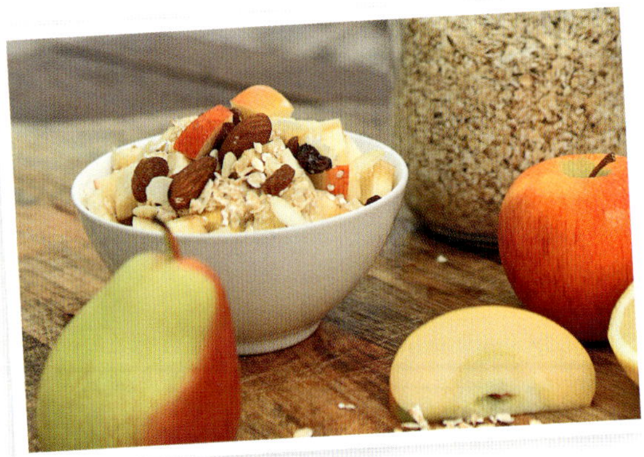

TAG 7 MAHLZEIT 2 FOLIENKARTOFFEL MIT CACIK (TÜRKISCHER TZATZIKI)

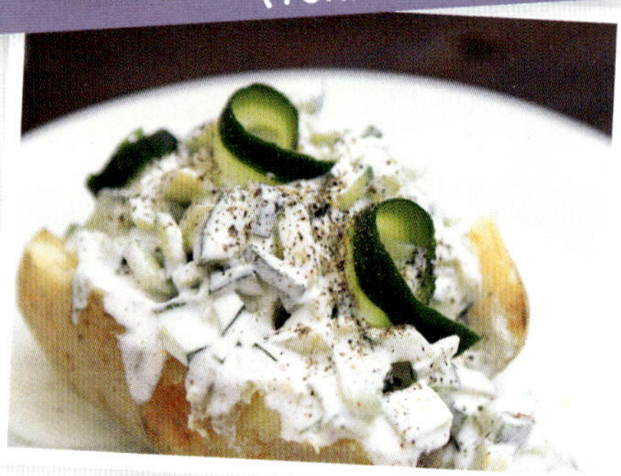

ZUTATEN

- 1 große Kartoffel (200 g)
- 1 kleine Gurke, geraspelt
- ½ Knoblauchzehe, durchgepresst
- 150 g Naturjoghurt (1,5 % Fett)
- 50 g Magerquark
- Salz

Den Backofen auf 180 °C vorheizen.
Die Kartoffel waschen, in Alufolie wickeln und im Backofen eine Stunde garen.
Inzwischen Gurke, Knoblauch, Joghurt und Quark in eine Schüssel geben und gründlich mischen. Mit Salz abschmecken. Das Cacık bis zum Servieren in den Kühlschrank stellen.

Tipps: Das Cacık ist gut bekömmlich und schmeckt im Sommer besonders lecker. Wenn du Knoblauch nicht magst, kannst du ihn durch eine fein gewürfelte rote Zwiebel ersetzen.

TAG 7
MAHLZEIT 3

SUPERSCHNELLE ROTE-BETE-SUPPE

ZUTATEN

- 250 g vorgegarte Rote Bete
- 1 Knoblauchzehe
- 250 ml Wasser
- Saft ½ Limette
- ½ TL Flohsamenschalenpulver
- Gemahlener Kreuzkümmel
- Cayennepfeffer
- Salz, Pfeffer aus der Mühle

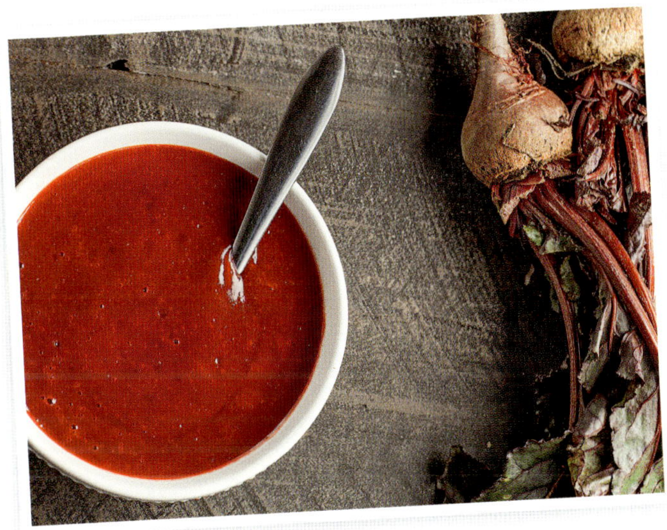

Alle Zutaten in einen Mixer geben und so lange mixen, bis eine cremige Suppe entstanden ist. Die Suppe in einen Topf füllen und 5 Minuten erhitzen.

Tipps: Anstelle der vakuumverpackten, vorgegarten Roten Bete kannst du selbstverständlich auch frische Rote Bete verwenden. Die Knollen werden in der Schale gekocht und erst danach geschält. Je nach Größe der Knollen dauert die Garzeit 45 bis 60 Minuten. Ob die Rote Bete gar ist, kannst du wie bei Kartoffeln prüfen: Wenn du die Knolle mit einem spitzen Messer leicht durchstechen kannst, ist sie gar.

Wichtig: Rote Bete färbt Finger und Kleidung, und die Farbe lässt sich nur schwer entfernen. Zieh deshalb beim Schälen oder Schnippeln besser Einmalhandschuhe an und achte darauf, dass kein Saft auf deine Kleidung gelangt.

REZEPTE FÜR TAG 8 BIS 14

TAG 8

TAG 8 MAHLZEIT 1 VITAMINBOMBE IN ROT

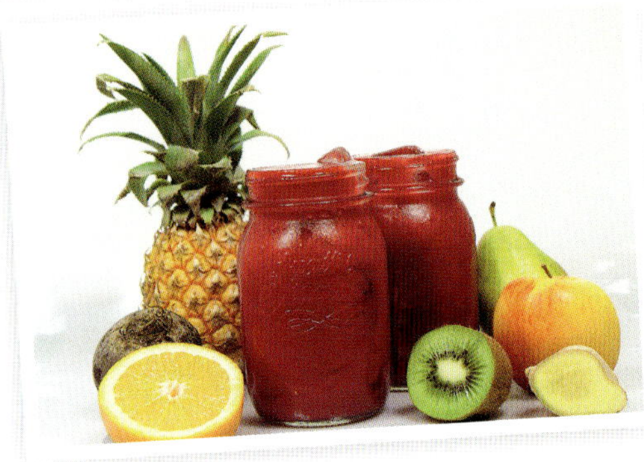

ZUTATEN

- ½ frische Ananas, geschält und grob zerkleinert
- 1 gegarte Rote Bete, grob zerkleinert
- 1 Apfel, entkernt und geviertelt
- 1 Birne, entkernt und geviertelt
- 1 Kiwi, geschält und halbiert
- Saft von 1 Orange
- 1 cm frischer Ingwer
- 2 EL Möhrensaft
- 2 EL Wasser
- 1 TL Öl

Alle Zutaten – außer das Öl – in den Mixer geben und kräftig durchmixen.
Die supervitaminreiche Mixtur in ein Glas gießen, das Öl hineinträufeln, umrühren und trinken.

Tipps: Rote Bete färbt stark. Damit du keine rot gefärbten Finger bekommst, verwende beim Schälen der Roten Bete besser Einmalhandschuhe. Bio-Rote-Bete kann auch ungeschält verwendet werden.
Statt Möhrensaft kannst du auch einfach eine Möhre nehmen und mit zusätzlichen 2 Esslöffeln Wasser mitpürieren.

TAG 8 MAHLZEIT 2 QUINOA MIT LAUCH

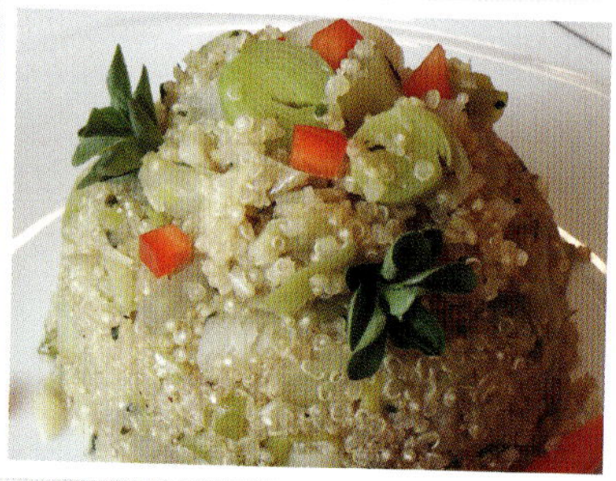

ZUTATEN

- 70 g Quinoa
- 1 TL Öl
- 1 kleine Fenchelknolle, gewürfelt
- 1 Stange Lauch, halbiert und fein zerkleinert
- 1 Knoblauchzehe, klein gewürfelt
- 250 ml Gemüsebrühe
- Salz, Pfeffer aus der Mühle

Quinoa in einem Sieb so lange unter kaltem Wasser abspülen, bis das Wasser klar bleibt.
Das Öl in einem Topf erhitzen. Fenchel, Lauch, und den Knoblauch zugeben und unter Rühren 5 Minuten dünsten. Die Gemüsebrühe zugießen, aufkochen lassen und weitere 5 Minuten köcheln lassen. Quinoa hinzufügen und das Ganze zugedeckt bei schwacher Hitze etwa 10 Minuten köcheln lassen. Die Quinoa-Gemüse-Mischung mit einer Gabel etwas auflockern und mit Salz und Pfeffer abschmecken.

TAG 8 MAHLZEIT 3

GEGRILLTER LACHS MIT ZITRONE

ZUTATEN

- 100 g Lachs
- 1 TL Öl
- Salz
- Rosmarin
- 1 Bio-Zitrone, in Scheiben geschnitten
- 2 EL frisch gepresster Orangensaft
- Pfeffer aus der Mühle

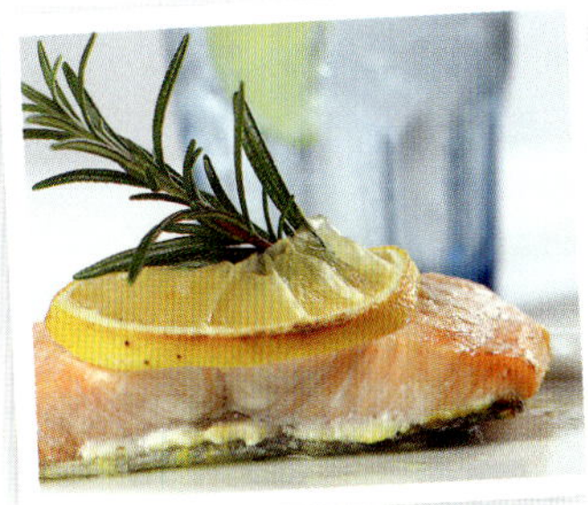

Den Backofen auf niedrige Grilltemperatur einstellen.
Das Öl in einen kleinen Bräter geben und gut verteilen. Den Lachs in den Bräter legen und mit Salz und Rosmarin bestreuen. Die Zitronenscheiben auf den Lachs legen und den Orangensaft zugeben. Den Lachs 10 Minuten bei schwacher Hitze im Backofen grillen.
Wenn sich die Grilltemperatur nicht einstellen lässt, den Lachs bei niedriger Ober- und Unterhitze zubereiten.

Tipp: Wer Lachs nicht mag, kann das Gericht auch mit Hühnerbrustfilet zubereiten.

Für Vegetarier: Die Veggies bekommen heute wieder ein eigenes Rezept.

TAG 8 MAHLZEIT 3

FÜR VEGETARIER:

GEBRATENER TOFU MIT MÖHREN

ZUTATEN

- 2 EL Sojasauce
- 2 EL frisch gepresster Orangensaft
- 1 TL Honig
- ½ TL Chiliflocken
- 1 Packung Tofu
- 1 TL Öl
- 1 Schalotte, fein gewürfelt
- 1 cm frischer Ingwer, fein gehackt
- 1 Möhre, in feine Streifen geschnitten

Veggies müssen den Tofu 6 Stunden vor der Zubereitung marinieren. Für die Marinade einen Esslöffel Sojasauce, den Orangensaft, Honig und die Chiliflocken in eine kleine Schüssel geben und gründlich verrühren. Den Tofu halbieren, in eine Auflaufform legen und mit der Marinade gleichmäßig bestreichen. Die Auflaufform mit Alufolie abdecken und etwa 6 Stunden in den Kühlschrank stellen.
Das Öl in einer Pfanne erhitzen. Schalotten, Ingwer und Möhren bei mittlerer Hitze mit dem restlichen Esslöffel Sojasauce dünsten. Das Gemüse auf einem Teller anrichten und warm halten.
Den Tofu mit der Marinade in die Pfanne legen und auf jeder Seite 2 Minuten braten. Den Tofu auf das Gemüse legen und sofort servieren.

TAG 9

TAG 9 MAHLZEIT 1 ANANAS-KIWI-BANANEN-SMOOTHIE

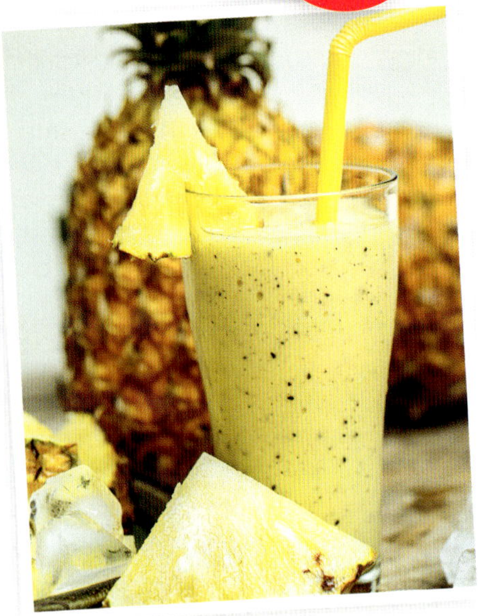

ZUTATEN

- ½ frische Ananas, geschält und grob zerkleinert
- 2 Kiwis, geschält und geviertelt
- ½ Banane
- 1 EL frisch gepresster Limettensaft
- 5 Eiswürfel, zerstoßen

Alle Zutaten in den Mixer geben und kräftig mixen, bis der Smoothie schön cremig ist. In ein Glas gießen und sofort trinken.

Tipp: Wer keine Ananasreste im Kühlschrank aufbewahren möchte, kann auch eine Babyananas verwenden, die sind besonders aromatisch.

TAG 9 MAHLZEIT 2 COUSCOUS MIT HÜHNCHEN

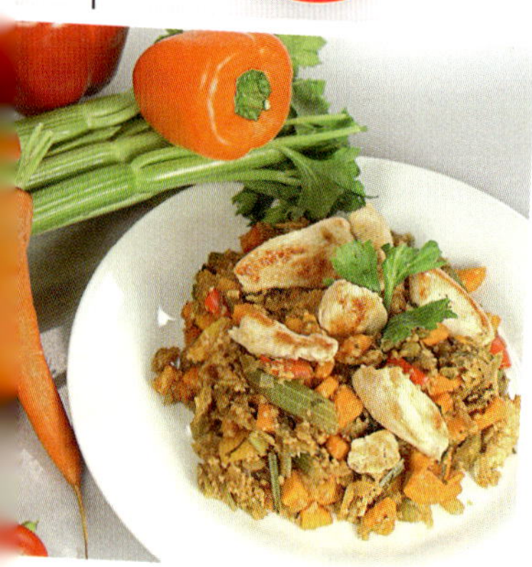

Das Öl in einer Pfanne erhitzen. Das Hühnerfleisch hinzufügen und unter Wenden anbraten. Knoblauch, Zwiebeln, Sellerie, Möhre und Paprika unterheben und 5 Minuten leicht schmoren. Den Couscous zugeben und kurz andünsten. Mit der Brühe ablöschen und das Ganze 10 Minuten garen. Mit Salz, Pfeffer und Koriander abschmecken. Sofort servieren.

ZUTATEN

- 1 TL Öl
- 1 Hühnerbrustfilet (ca. 150 g), in kleine Würfel geschnitten
- 1 Knoblauchzehe, fein gehackt
- 1 Zwiebel, fein gewürfelt
- 2 Stangen Staudensellerie, in kleine Stücke geschnitten
- 1 Möhre, klein gewürfelt
- ½ rote Paprikaschote, entkernt und klein gewürfelt
- 20 g Couscous
- 150 ml Gemüsebrühe
- Salz, Pfeffer aus der Mühle
- Frischer Koriander, fein gehackt

TAG 9
MAHLZEIT 2

FÜR VEGETARIER:
SILKES TÜRKISCHER COUSCOUS

ZUTATEN

- 150 g Tofu
- 1 TL Öl
- 1 Zwiebel, fein gewürfelt
- 1 kleine Kartoffel, klein gewürfelt
- 1 Möhre, klein gewürfelt
- 1 Zucchino, klein gewürfelt
- 20 g Couscous
- 200–250 ml Wasser
- ½ TL Gewürzmischung Oriental
- 4 EL Joghurt (1,5 % Fett)
- ¼ Handvoll Pfefferminzblätter, klein gehackt

Den Tofu in kleine Würfel schneiden. Das Öl in einer Pfanne erhitzen und den Tofu bei mittlerer Hitze gut anbraten. Zwiebeln, Kartoffeln, Möhren und Zucchini hinzufügen und 2 Minuten braten. Den Couscous, das Wasser und die Gewürzmischung zugeben und das Ganze weitere 2 Minuten garen.
Inzwischen den Joghurt, die Minze und 2 Esslöffel Wasser in einer kleinen Schüssel verrühren und zum Schluss unter den Gemüse-Couscous rühren. Den Herd ausstellen und Silkes türkischen Couscous noch 5 Minuten ziehen lassen.

Tipp: Die Gewürzmischung »Oriental« gibt es im Asialaden, aber du kannst sie auch leicht selbst herstellen. Für 4 Portionen benötigst du folgende Gewürze:
1 TL scharfes Paprikapulver, 1 TL Koriander,
1 TL Senfkörner, ½ TL Gewürznelken, 1 TL Sesamsamen, ¼ TL Currypulver, ¼ TL Kurkuma,
¼ TL Kreuzkümmel, ¼ TL schwarze Pfefferkörner,
¼ TL Zimtpulver und ½ TL Salz.
Alle Gewürze – außer dem Salz – in einem Mörser ganz fein zerkleinern. Anschließend die Mischung in einer Pfanne unter ständigem Rühren gut anrösten. Abkühlen lassen. Dann das Salz hinzufügen und die ganze Gewürzmischung im Mixer mahlen.
Besonders gut schmeckt diese Gewürzmischung zu Fleisch und als Dip.

TAG 9
MAHLZEIT 3

TOMATEN-GEMÜSE MIT TATARBÄLLCHEN

ZUTATEN

- 150 g Tatar
- 2 TL Tomatenmark
- Salz, Pfeffer aus der Mühle
- 1 TL Öl
- 2 Stangen junger Lauch, halbiert und in feine Ringe geschnitten
- 50 ml Gemüsebrühe
- 1 TL fettarmer Frischkäse
- 2 große Tomaten, klein gewürfelt

Tatar, Tomatenmark, etwas Salz und Pfeffer verkneten und anschließend kleine Bällchen formen. Das Öl in einer beschichteten Pfanne erhitzen und die Bällchen rundum braun anbraten. Auf einen Teller legen und warm halten. Das Bratfett in der Pfanne belassen und darin den Lauch anbraten. Mit der Brühe ablöschen und den Frischkäse einrühren. Die Tomaten und die Bällchen hinzufügen und kurz erhitzen. Mit Salz und Pfeffer abschmecken und servieren.

Für Vegetarier: Statt Tatar 150 g Hackfleischersatz verwenden. Hierfür eignet sich Tofu gut. Den musst du nur mit den Händen zerkrümeln und dann genauso wie das Tatar verarbeiten.

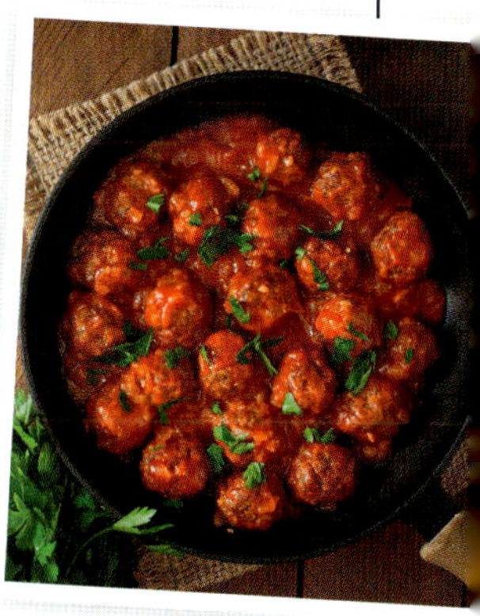

TAG 10

TAG 10 MAHLZEIT 1

SEHR BALLASTSTOFFREICH!

GRAPEFRUIT-BANANEN-JOGHURT-BECHER

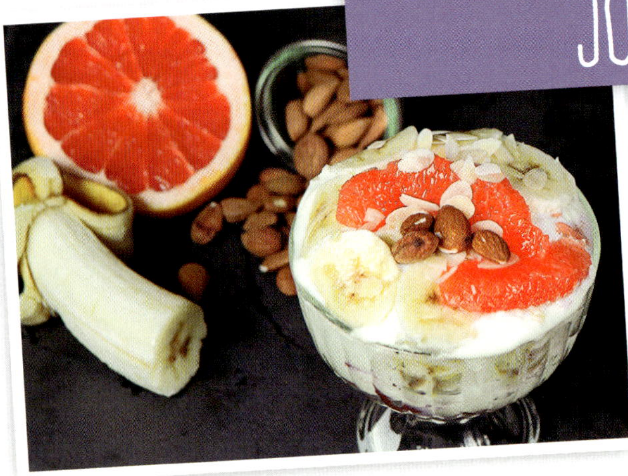

ZUTATEN

- 1 mittelgroße Grapefruit
- ½ Banane
- 200 g Naturjoghurt (1,5 % Fett)
- 3 EL gegarter Amaranth
- Geschroteter Leinsamen
- 10 Mandeln

Die Grapefruit und die Banane schälen und in dünne Scheiben schneiden.
Den Joghurt schichtweise abwechselnd mit den Grapefruit- und Bananenscheiben sowie dem Amaranth und etwas Leinsamen in ein Glas schichten. Mit den Mandeln garnieren.

Tipp: Wenn du Grapefruit nicht magst, kannst du sie durch eine Orange ersetzen.

TAG 10 MAHLZEIT 2

HIRSESALAT MIT ZITRONENMELISSE

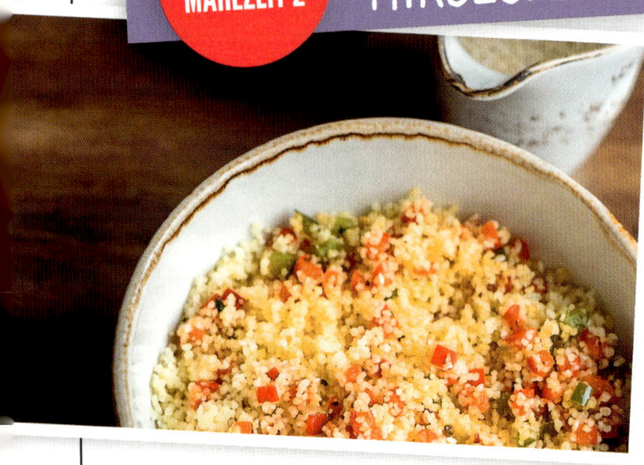

ZUTATEN

- 200 ml Gemüsebrühe
- 75 g Hirse
- 200 g TK-Gemüsemischung Erbsen und Karotten
- 1 Bund Zitronenmelisse
- 1 säuerlicher Apfel
- Saft einer ½ Limette
- 1 TL Öl
- Salz, Pfeffer aus der Mühle

Die Gemüsebrühe in einem Topf zum Kochen bringen. Die Hirse einstreuen und zugedeckt bei schwacher Hitze 10 Minuten garen. Das TK-Gemüse unterrühren und kurz aufkochen lassen. Zugedeckt bei schwacher Hitze weitere 5 Minuten garen.
In der Zwischenzeit die Blätter der Zitronenmelisse abzupfen und in feine Streifen schneiden. Den Apfel entkernen und in winzige Würfel schneiden und mit etwas Limettensaft beträufeln.
Die Hirse-Gemüse-Mischung vom Herd nehmen, in ein Sieb abgießen und in eine Schüssel geben. Zitronenmelisse, Apfelwürfel, den restlichen Limettensaft und das Öl hinzufügen und den Salat gründlich mischen. Mit Salz und Pfeffer abschmecken.

Tipp: Den Salat kannst du warm oder kalt essen.

TAG 10
MAHLZEIT 3

PUTEN-CHAMPIGNON-OMELETT

ZUTATEN

- 1 TL Öl
- 1 Zwiebel, fein gewürfelt
- 150 g Champignons, in kleine Stücke geschnitten
- 3 Scheiben Putenbrustaufschnitt, in feine Streifen geschnitten
- 2 Eier
- 2 EL Milch (1,5 % Fett)
- 1 TL Tomatenmark
- Salz, Pfeffer aus der Mühle

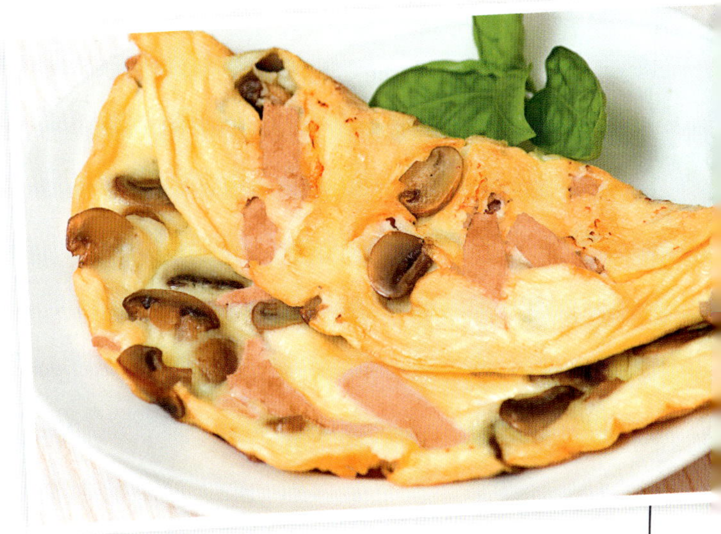

Das Öl in einer beschichteten Pfanne erhitzen. Die Zwiebel hinzufügen und andünsten. Die Champignons und den Putenbrustaufschnitt zugeben und kurz anbraten.
Eier, Milch, Tomatenmark, etwas Salz und Pfeffer in einer Schüssel verquirlen. Die Eimischung in die Pfanne gießen und bei schwacher Hitze stocken lassen. Das Omelett auf einem Teller anrichten und nach Belieben mit frisch gemahlenem Pfeffer bestreuen.

Für Vegetarier: Den Putenbrustaufschnitt durch eine Scheibe Käse ersetzen.

TAG 11

TAG 11 MAHLZEIT 1

HALLO-WACH-MATCHA-SMOOTHIE

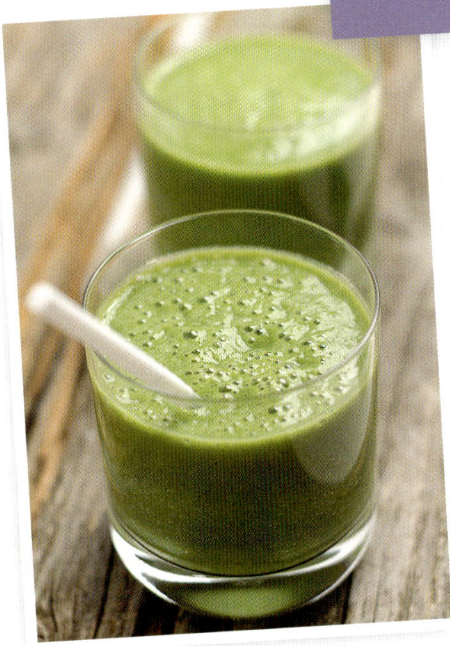

ZUTATEN

- 200 ml Mandelmilch
- 2 große Handvoll Babyspinat
- 1 Kiwi, geschält und geviertelt
- 1 Handvoll grüne kernlose Weintrauben
- 1 TL Matcha-Teepulver

Alle Zutaten in den Mixer geben und kräftig mixen. Den Smoothie in ein Glas gießen und gleich trinken.

Tipp: Wenn du gefrorenen Spinat verwendest, dann nimm ihn erst kurz vor der Zubereitung aus dem Tiefkühlgerät.

TAG 11 MAHLZEIT 2

TÜRKISCHER BULGURSALAT MIT AVOCADO

ZUTATEN

- 100 ml Gemüsebrühe
- 50 g Bulgur
- 1 kleine Avocado
- Saft einer ½ Zitrone
- 1 rote Paprikaschote, entkernt und in kleine Stücke geschnitten
- 2 Frühlingszwiebeln, in feine Ringe geschnitten
- ½ Bund Pfefferminze, Blätter in feine Streifen geschnitten
- 1 TL Olivenöl
- ½ TL gemahlener Kreuzkümmel
- Salz, Pfeffer aus der Mühle

Die Gemüsebrühe in einem Topf zum Kochen bringen. Den Bulgur einstreuen und zugedeckt bei schwacher Hitze 5 Minuten garen. Den Herd ausschalten und den Bulgur 10 Minuten ausquellen lassen (der Bulgur saugt die Brühe vollständig auf).
Das Fruchtfleisch der Avocado in kleine Würfel schneiden und mit Zitronensaft beträufeln, damit es nicht braun wird.
Den Bulgur, die Avocadowürfel und die restlichen Zutaten in eine Schüssel geben und gründlich mischen. Mit Salz, Pfeffer und nach Belieben mit noch etwas Kreuzkümmel abschmecken.

Tipp: Du kannst den Bulgursalat gut am vorangehenden Abend zubereiten und in den Kühlschrank stellen. Wenn er über Nacht zieht, schmeckt er am anderen Tag noch intensiver. Die Avocado aber erst kurz vor dem Servieren dazugeben.

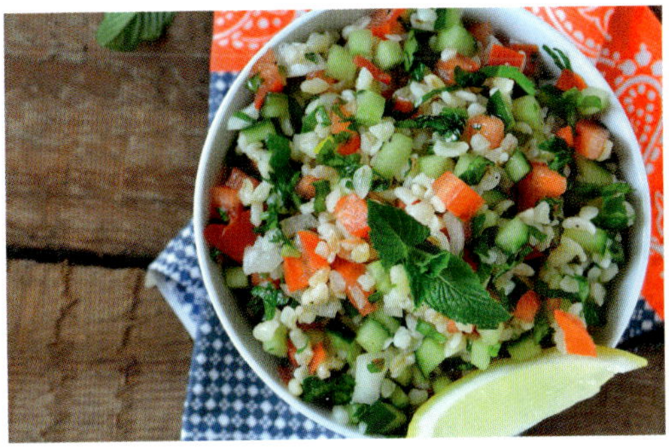

TAG 11 MAHLZEIT 3

LACHS AUF SALAT

ZUTATEN

- 100 g Lachsfilet
- Saft einer ½ Zitrone
- 1 TL milder Senf
- 1 TL Öl
- Salz, Pfeffer aus der Mühle
- ¼ Honigmelone, geschält und gewürfelt
- 10 Walnüsse, gehackt
- 2 Handvoll Endiviensalat, in feine Streifen geschnitten
- 1 Handvoll Basilikum, in feine Streifen geschnitten

Das Lachsfilet in einer beschichteten Pfanne ohne Fett knusprig braten. Inzwischen für das Dressing den Zitronensaft, Senf, Öl sowie etwas Salz und Pfeffer in einer großen Schüssel mit einem Schneebesen verquirlen. Die restlichen Zutaten hinzufügen und den Salat gründlich mischen. Das Lachsfilet mit etwas Salz und Pfeffer würzen und auf dem Salat anrichten.

Für Vegetarier: Den Lachs durch 70 g Schafskäse ersetzen. Dieser wird in kleine Würfel geschnitten und mit einem Esslöffel Sonnenblumenkernen auf dem Salat angerichtet.

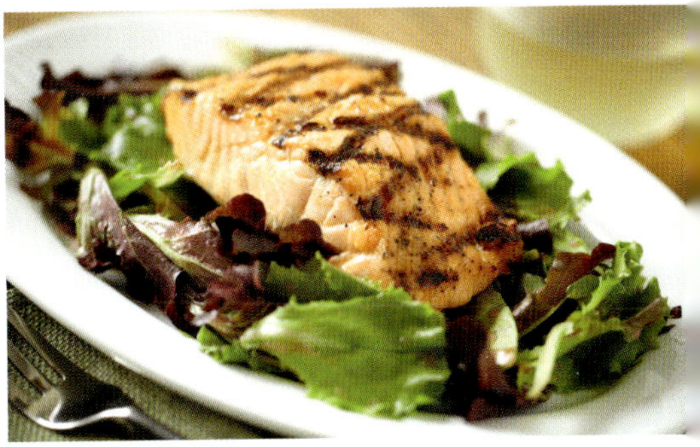

TAG 12

TAG 12 MAHLZEIT 1

TÜRKISCHES EIERFRÜHSTÜCK MIT TOMATEN À LA MENEMEN

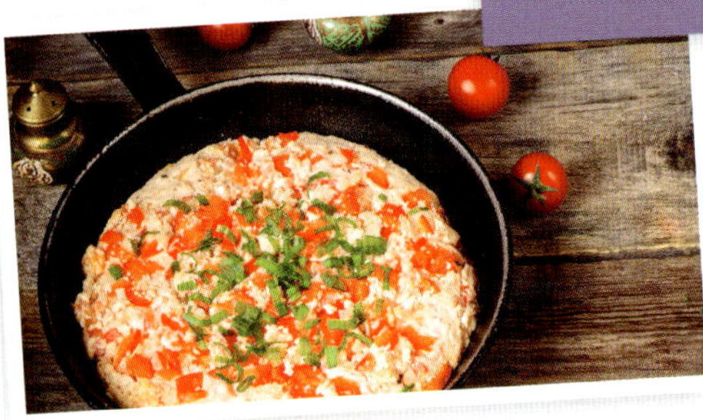

ZUTATEN

- 2 große Tomaten
- 2 Eier
- 1 TL Öl
- 1 Zwiebel, sehr fein gewürfelt
- Salz
- Chiliflocken

Die Tomaten mit einem scharfen Messer einritzen und eine Minute in kochendes Wasser legen. Herausnehmen und mit kaltem Wasser abschrecken. Die Tomaten schälen, entkernen und in kleine Stücke schneiden. Die Eier aufschlagen und in einer Schüssel verquirlen.
Das Öl in einer Pfanne erhitzen und die Zwiebeln darin leicht anbraten. Die Tomaten hinzufügen und zugedeckt so lange köcheln lassen, bis sie verkocht sind. Den Deckel der Pfanne abnehmen und die Sauce etwas eindicken lassen. Mit Salz und Chiliflocken würzen. Die Eier dazugeben, umrühren und stocken lassen, bis sie fest sind.

Tipp: Lecker schmeckt es, wenn du kurz vor dem Servieren Petersilie über die Eierspeise streust. Zerkleinerte Petersilie gibt es auch als Tiefkühlware, sodass du sie immer bequem auf Vorrat haben kannst.

TAG 12 MAHLZEIT 2

SPINAT-ANANAS-GEMÜSE

ZUTATEN

- 2 TL Öl
- 3 Frühlingszwiebeln, in kurze Stücke geschnitten
- 200 g junger Blattspinat
- 1 cm frischer Ingwer, sehr fein zerkleinert
- ½ Ananas, geschält und klein gewürfelt
- 1 EL Pinienkerne
- 5 g gepuffter Amaranth (Amaranth-Pops)
- Cayennepfeffer
- Salz

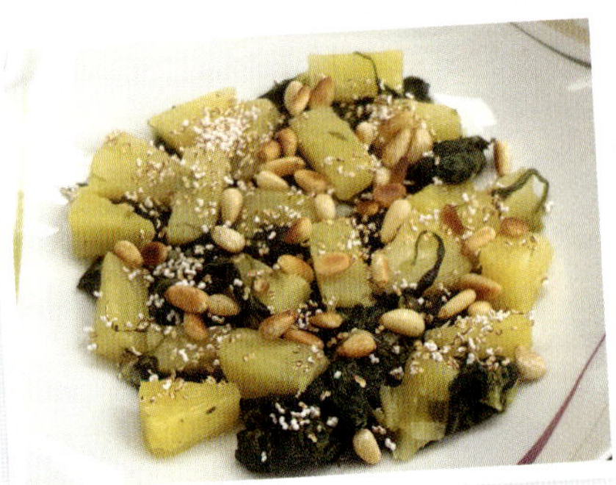

Einen Esslöffel Öl bei mittlerer Hitze in einer Pfanne erhitzen. Die Frühlingszwiebeln hinzufügen und zugedeckt 5 Minuten dünsten. Den Spinat zugeben und wiederum zugedeckt weitere 5 Minuten garen. Den Ingwer und die Ananas unterheben und das Ganze noch weitere 5 Minuten garen, bis die Ananas erhitzt ist.

In der Zwischenzeit das restliche Öl in einer beschichteten Pfanne erhitzen. Die Pinienkerne hinzufügen und bei schwacher Hitze 5 Minuten anrösten. Den Amaranth zugeben und kurz erhitzen. Mit Cayennepfeffer würzen.
Das Spinat-Ananas-Gemüse mit Salz abschmecken und auf einem Teller anrichten. Die Pinienkern-Amaranth-Mischung über das Gemüse streuen.

TAG 12
MAHLZEIT 3

SCHNELLER LINSENSALAT

ZUTATEN

- 70 g schwarze Linsen
- 2 Möhren, klein gewürfelt
- 2 Stangen Staudensellerie, fein zerkleinert
- 1 Handvoll Walnüsse
- 1 Handvoll frische Pfefferminzblätter, fein gehackt
- 1 TL Balsamico (weiß)
- 1 EL Öl
- Salz, Pfeffer aus der Mühle

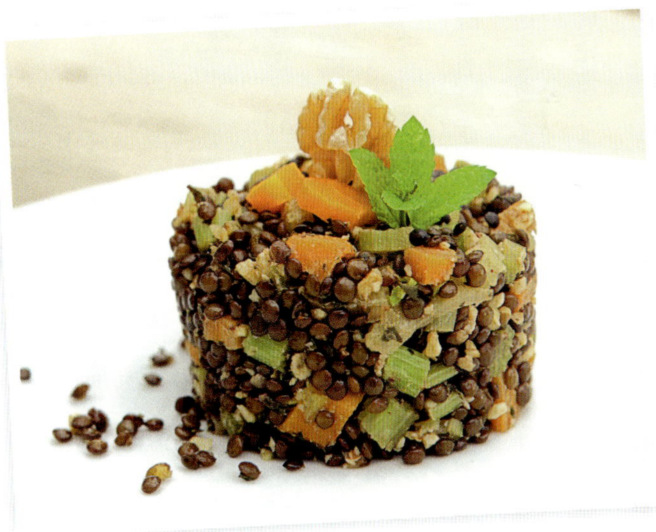

Die Linsen mit etwas Salz in einen Topf geben und so viel Wasser aufgießen, bis die Linsen bedeckt sind. Zum Kochen bringen, die Hitze reduzieren und die Linsen zugedeckt 25 Minuten köcheln lassen, bis sie gar, aber noch bissfest sind. Die Linsen abgießen und abkühlen lassen.

Die abgekühlten Linsen mit den restlichen Zutaten in eine Schüssel geben und gründlich mischen. Mit Salz und Pfeffer abschmecken.

TAG 13

BEEREN-AMARANTH-SMOOTHIE

TAG 13 MAHLZEIT 1

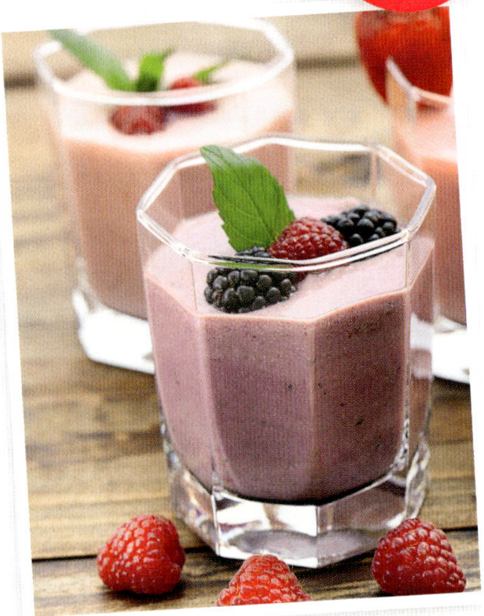

ZUTATEN

- 200 g Naturjoghurt (1,5 % Fett)
- ½ Banane
- 3 EL gegarter Amaranth
- 150 g Beeren, frisch oder TK
- 10 Mandeln

Alle Zutaten in den Mixer geben und kräftig mixen.

Tipp: Wenn dir die Konsistenz zu dickflüssig ist, kannst du noch ein paar zerstoßene Eiswürfel oder ein wenig Wasser untermixen.

LEICHTER HIRSESALAT

TAG 13 MAHLZEIT 2

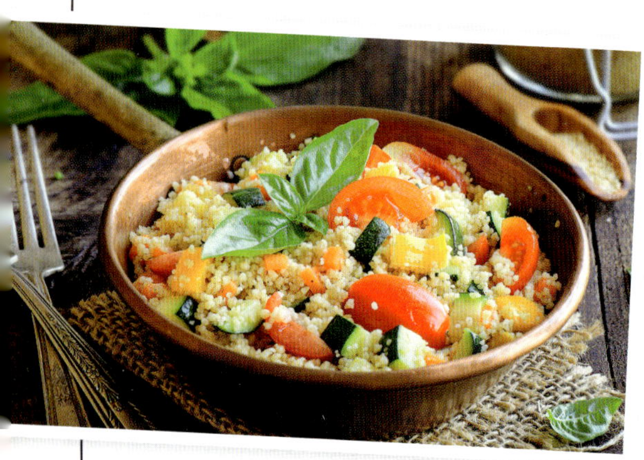

ZUTATEN

- 75 g Hirse
- 200 ml Wasser
- 2 Tomaten, geviertelt
- 1 kleine Salatgurke, fein gewürfelt
- 1 Handvoll Petersilie, fein gehackt
- ½ Handvoll Pfefferminzblätter, fein gehackt
- Saft einer ½ Zitrone
- 1 TL Öl
- Salz, Pfeffer aus der Mühle

Das Wasser in einem Topf zum Kochen bringen, die Hirse einstreuen und zugedeckt bei schwacher Hitze 10 Minuten garen. Den Topf vom Herd nehmen und die Hirse zugedeckt 10 Minuten quellen lassen. Anschließend Hirse in eine Schüssel füllen, leicht salzen und abkühlen lassen.

Die restlichen Zutaten zu der Hirse geben und den Salat gründlich mischen. Mit Salz und Pfeffer abschmecken.

Tipp: Den Hirsesalat kannst du gut am Abend vorher zubereiten und im Kühlschrank aufbewahren.

TAG 13 MAHLZEIT 3

GRIECHISCHER SALAT

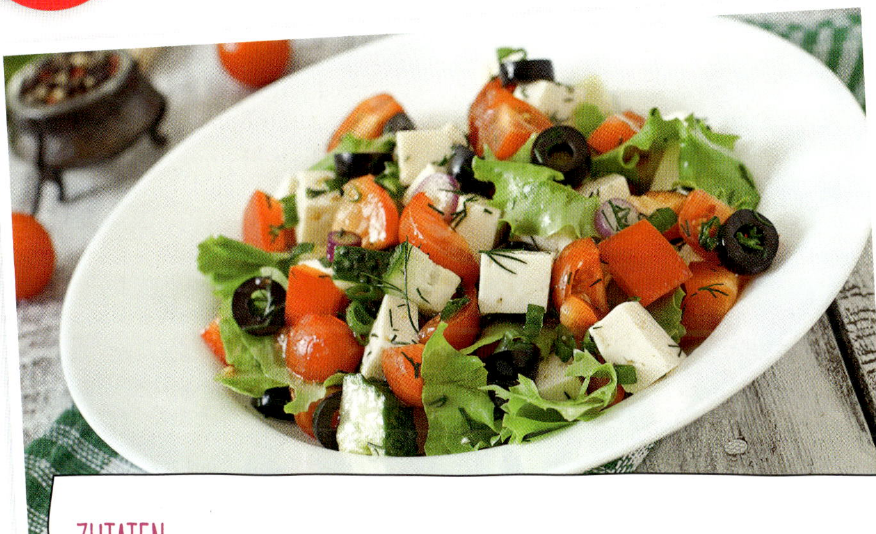

ZUTATEN

- 20 g Schafskäse (Feta)
- 150 g Naturjoghurt (1,5 % Fett)
- 1 EL Zitronensaft
- 1 EL frisch gepresster Orangensaft
- ½ TL Oregano
- 1 TL Öl
- Salz, Pfeffer aus der Mühle
- 1 kleine Salatgurke, klein gewürfelt
- 2 Tomaten, klein gewürfelt
- 1 rote Paprikaschote, entkernt, halbiert und in feine Halbringe geschnitten
- 1 Zwiebel, in feine Ringe geschnitten
- 10 kleine schwarze Oliven

Für das Dressing Schafskäse, Joghurt, Zitronensaft, Orangensaft, Oregano und Öl in den Mixer geben und cremig mixen. Mit Salz und Pfeffer abschmecken.

Gurke, Tomaten, Paprika und Zwiebel in eine Schüssel geben und das Dressing hinzufügen. Den Salat gründlich mischen und die Oliven darüberstreuen.

TAG 14

TAG 14 MAHLZEIT 1 – MILCHREIS MIT MANDELN

ZUTATEN

- 50 g Milchreis
- 150 ml Milch
- 10 Mandeln, gehackt
- 1 TL Honig
- 1 Prise Zimt

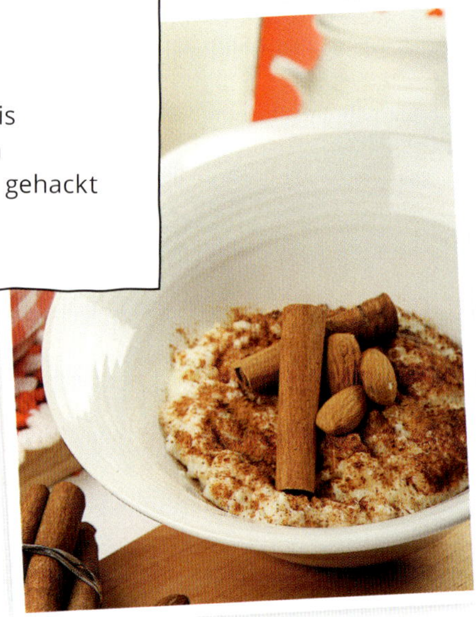

Den Reis gemäß Packungsanleitung in der Milch garen. Zum Schluss die Mandeln und den Honig einrühren.
Den Milchreis in eine Schüssel füllen und etwas abkühlen lassen. Vor dem Servieren mit Zimt bestreuen.

Tipp: Besonders lecker schmeckt der Milchreis, wenn er noch etwas warm ist. Kalt schmeckt er aber auch gut. Du kannst ihn also schon am Vortag zubereiten und über Nacht im Kühlschrank lagern. Er eignet sich auch perfekt zum Mitnehmen für unterwegs oder zur Arbeit.

TAG 14 MAHLZEIT 2 – GEBRATENER MANDEL-QUINOA MIT CURRY

ZUTATEN

- 70 g Quinoa
- 250 ml Wasser
- 10 Mandeln, klein gehackt
- Salz
- 1 TL Öl
- 1 TL mildes Currypulver
- Pfeffer aus der Mühle

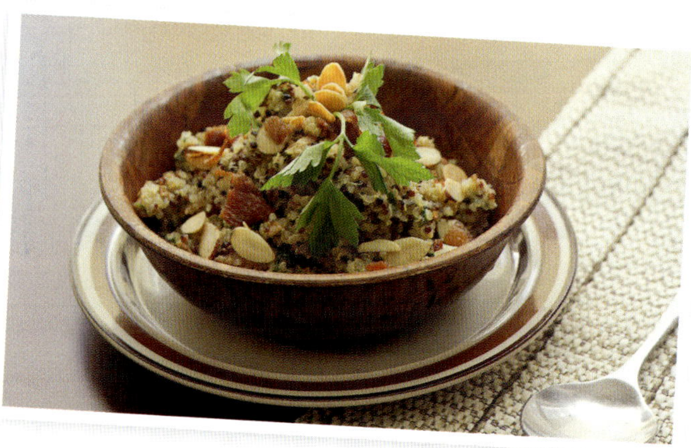

Quinoa in einem Sieb so lange unter kaltem Wasser abspülen, bis das Wasser klar bleibt.
In einem Topf 250 ml Wasser zum Kochen bringen, Quinoa einstreuen und zugedeckt bei kleiner Hitze etwa 10 Minuten kochen. Den Topf vom Herd nehmen und die Quinoa 10 Minuten quellen lassen. Anschließend mit etwas Salz würzen.
Die Mandeln einer beschichteten Pfanne ohne Öl anrösten, herausnehmen und auf einem Teller abkühlen lassen.

Das Öl in einer Pfanne erhitzen und die Quinoa darin bei mittlerer Hitze unter ständigem Rühren 5 Minuten knusprig anbraten. Die angerösteten Mandeln und das Currypulver hinzufügen und das Ganze eine weitere Minute unter Rühren braten. Mit Salz und Pfeffer abschmecken.

Tipp: Deiner Kreativität sind keine Grenzen gesetzt. Du kannst auch zusätzlich Gemüse deiner Wahl verwenden und mit den Mandeln in der Pfanne anrösten.

TAG 14
MAHLZEIT 3

PETERSILIENSALAT MIT KÖFTE

KÖFTE SIND TÜRKISCHE FRIKADELLEN

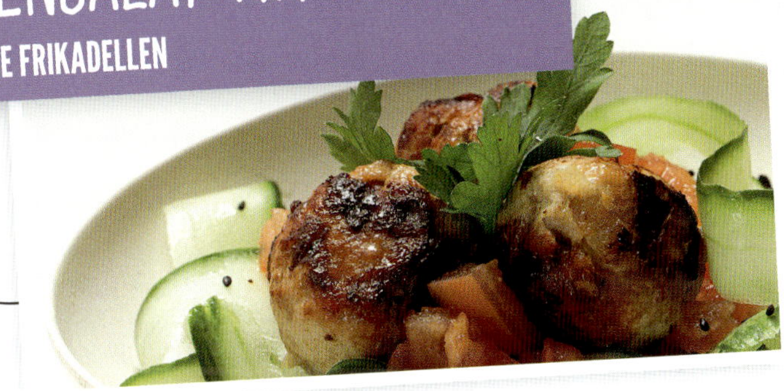

ZUTATEN

Für die Köfte:
- 100 g Rinderhackfleisch
- 1 Zwiebel, sehr fein gewürfelt
- 1 Handvoll frische Petersilie, fein gehackt
- 1 TL Wasser
- ½ TL Chilipulver
- ½ TL Kreuzkümmel
- Salz, Pfeffer aus der Mühle
- 1 TL Öl

Für den Petersiliensalat:
- 1 Gurke, klein gewürfelt
- 2 Tomaten, klein gewürfelt
- 3 Frühlingszwiebeln, in feine Ringe geschnitten
- 1 Handvoll frische Petersilie, fein gehackt
- Saft einer ½ Zitrone
- ½ TL Öl
- Salz, Pfeffer aus der Mühle

Köfte: Alle Zutaten für die Köfte – außer dem Öl – in eine Schüssel geben und gründlich vermengen. Mit nassen Händen kleine Bällchen formen und flach drücken. Eine beschichtete Pfanne mit dem Öl bestreichen und erhitzen. Die Köfte in die Pfanne legen und von beiden Seiten durchbraten.

Petersiliensalat: Alle Salatzutaten in eine Schüssel geben und gründlich mischen. Mit Salz und Pfeffer abschmecken.
Den Petersiliensalat auf einem Teller anrichten und die Köfte obenauf legen.

Für Vegetarier: Als Ersatz für die Köfte dienen 100 g Schafskäse, den man in kleine Würfel schneidet und auf den angerichteten Salat streut.

REZEPTE FÜR TAG 15 BIS 21

TAG 15

TAG 15
MAHLZEIT 1

SCHNELLER SMOOTHIE

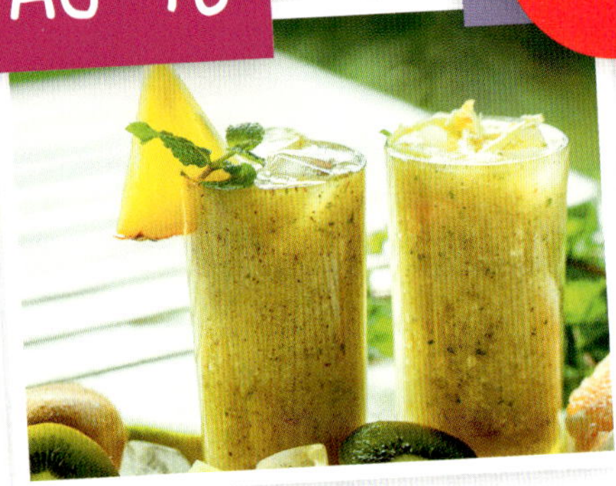

ZUTATEN

- ½ Ananas, geschält und grob zerkleinert
- 1 Orange, geschält und geviertelt
- 1 Kiwi, geschält und geviertelt
- ½ Banane
- 1 Handvoll Feldsalat, verlesen und geputzt
- 2 EL gegarter Amaranth
- 150 ml Wasser

Alle Zutaten in den Mixer geben und kräftig mixen.

Tipp: Wenn du Feldsalat nicht magst oder nicht zur Hand hast, kannst du auch frischen oder gefrorenen Spinat verwenden. Den gefrorenen Spinat erst kurz vor der Zubereitung auftauen.

TAG 15
MAHLZEIT 2

QUINOASALAT MIT ZUCCHINI, MÖHREN UND ROTER PAPRIKA

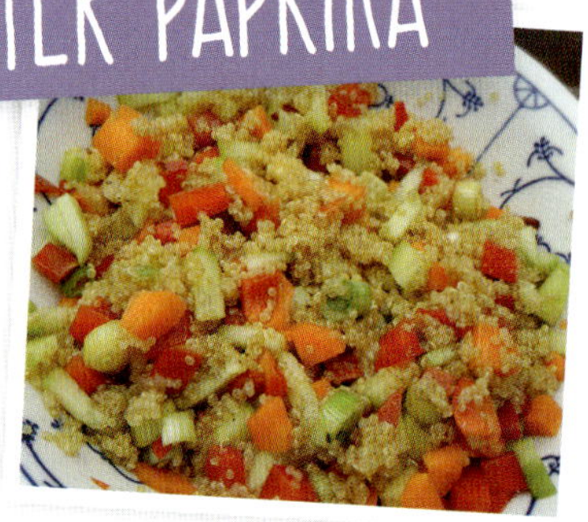

ZUTATEN

- 70 g Quinoa
- 250 ml Gemüsebrühe
- 1 Zucchino, klein gewürfelt
- 1 rote Paprikaschote, klein gewürfelt
- 1 Möhre, in feine Streifen geschnitten
- 1 Frühlingszwiebel, in feine Ringe geschnitten
- 1 TL frisch gepresster Zitronensaft
- 1 TL Öl
- Salz, Pfeffer aus der Mühle

Quinoa unter fließendem Wasser so lange waschen, bis das Wasser klar bleibt. Die Gemüsebrühe zum Kochen bringen und die Quinoa hinzufügen. Zugedeckt bei mittlerer Hitze 15 Minuten köcheln lassen. Vom Herd nehmen und abkühlen lassen.

Die abgekühlte Quinoa und die restlichen Zutaten in eine Schüssel geben und gründlich mischen. Mit Salz und Pfeffer abschmecken.

Tipp: Zum Garnieren eignen sich sehr gut frische Petersilie oder frischer Koriander.

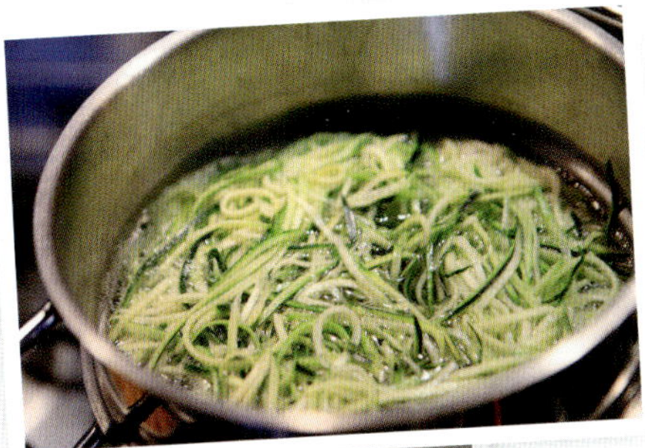

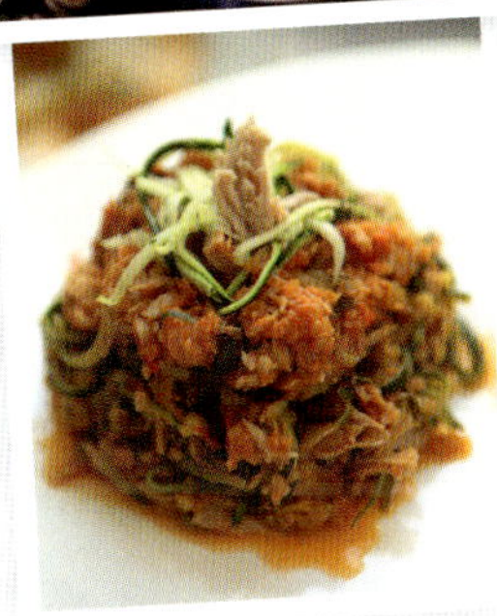

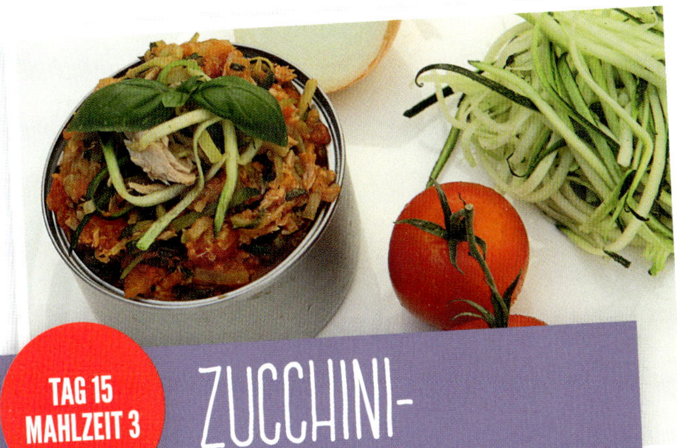

TAG 15
MAHLZEIT 3

ZUCCHINI-SPAGHETTI MIT HACKFLEISCHSAUCE

ZUTATEN

- 1 TL Öl
- 1 Zwiebel, klein gewürfelt
- 1 Knoblauchzehe, fein gewürfelt
- 150 g mageres Rinderhackfleisch oder Tatar
- 2 große Tomaten, klein geschnitten, oder 1 Packung passierte Tomaten
- 2 TL Tomatenmark
- 2 Zucchini
- Salz, Pfeffer aus der Mühle

Das Öl in einer Pfanne erhitzen und die Zwiebel sowie den Knoblauch darin glasig dünsten. Hackfleisch, Tomaten und Tomatenmark hinzufügen und gut anbraten. Mit Salz und Pfeffer würzen. Die Sauce bei schwacher Hitze 5 Minuten köcheln lassen.
Die Zucchini mit dem Spiralschneider in spaghettiähnliche Streifen schneiden und 1 Minute in kochendem Wasser blanchieren. Die »Spaghetti« abgießen und mit der Sauce servieren.

Für Vegetarier: Nur die Tomatensauce verwenden und mit Kräutern aufpeppen oder vegetarischen Hackfleischersatz nehmen.

TAG 16

TAG 16 MAHLZEIT 1 LACHS AUF VOLLKORN-BROT MIT EI

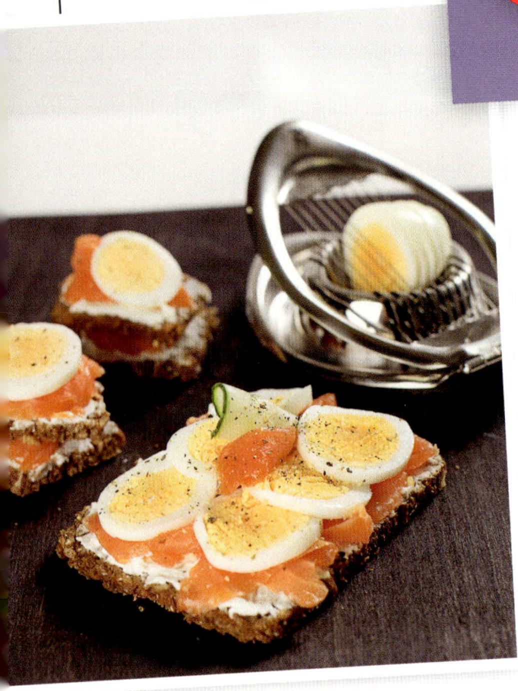

ZUTATEN

- 2 Scheiben Vollkornbrot
- 2 TL Meerrettich
- 50 g geräucherte Lachsscheiben
- 1 Ei, hart gekocht, geschält
- Salz, Pfeffer aus der Mühle

Die Brotscheiben mit Meerrettich bestreichen und mit Lachs belegen. Das Ei in dünnen Scheiben auf dem Lachs verteilen. Mit Salz und Pfeffer würzen und servieren.

Tipp: Wer Lachs nicht mag, kann auch geräucherte Forelle nehmen.

Für Vegetarier: Den Lachs durch eine Scheibe Käse ersetzen.

TAG 16 MAHLZEIT 2 SCHNELLE TOMATENSUPPE

ZUTATEN

- 2 TL Öl
- 1 Zwiebel, fein gewürfelt
- 1 Knoblauchzehe, fein gehackt
- 4 Tomaten, klein gewürfelt
- 2 Möhren, klein gewürfelt
- 100 ml Gemüsebrühe
- 100 g Tatar
- 1 EL Tomatenmark
- 1 TL Balsamico
- Salz, Pfeffer aus der Mühle

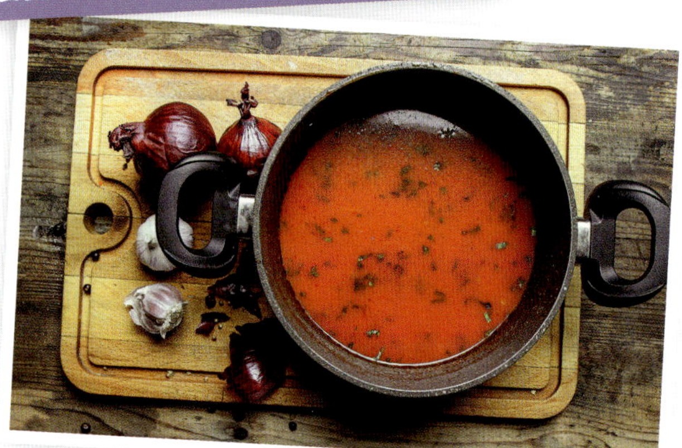

Einen Teelöffel Öl in einen Topf geben und die Zwiebel sowie den Knoblauch darin glasig dünsten. Tomaten, Möhren und die Gemüsebrühe dazugeben und bei schwacher Hitze 5 Minuten köcheln lassen.
In der Zwischenzeit das restliche Öl in einer beschichteten Pfanne erhitzen und das Tatar darin anrösten, bis es leicht krümelig und braun ist. Mit Salz und Pfeffer abschmecken.

Die Suppe mit dem Stabmixer pürieren und das Tomatenmark unterrühren. Den Balsamico zugeben und mit Salz und Pfeffer abschmecken. Die Suppe auf einen Teller geben und das Tatar hinzufügen.

Für Vegetarier: Weniger Gemüsebrühe nehmen, um aus der Suppe eine Sauce zu machen. Die Tomatensauce lässt sich auch gut für andere Gerichte verwenden.

TAG 16
MAHLZEIT 3

GEMÜSE-RÜHREI

ZUTATEN

- 2 Eier
- 2 EL Milch (1,5 % Fett)
- 1 TL Öl
- 1 Zwiebel, fein gewürfelt
- 1 Tomate, klein gewürfelt
- Salz, Pfeffer aus der Mühle

Eier mit der Milch verquirlen und mit Salz würzen. Das Öl in einer Pfanne erhitzen. Die Zwiebel und Tomate zugeben und kurz anbraten. Die Eier hinzufügen. Die Mischung ab und zu wenden, bis die Eier nach Belieben locker oder fest gestockt sind. Mit Pfeffer bestreuen und servieren.

Tipp: Für alle Maggi-Fans: Mit frischem Liebstöckel (auch Maggikraut genannt) schmeckt das Rührei noch mal um Klassen besser. Einfach ein paar Blätter fein hacken und über das fertige Rührei streuen.

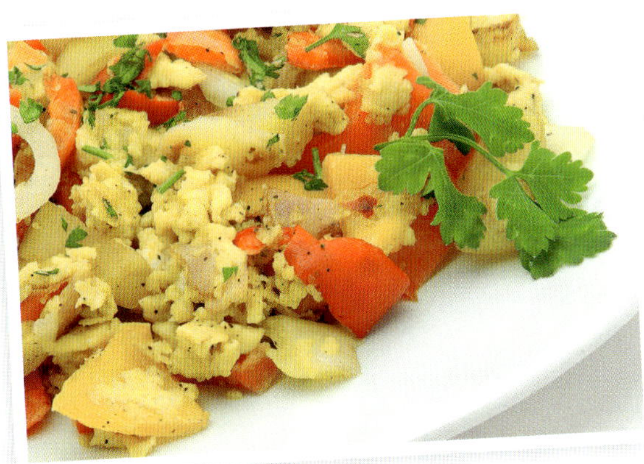

TAG 17

TAG 17 MAHLZEIT 1

CREMIGER MANGOJOGHURT

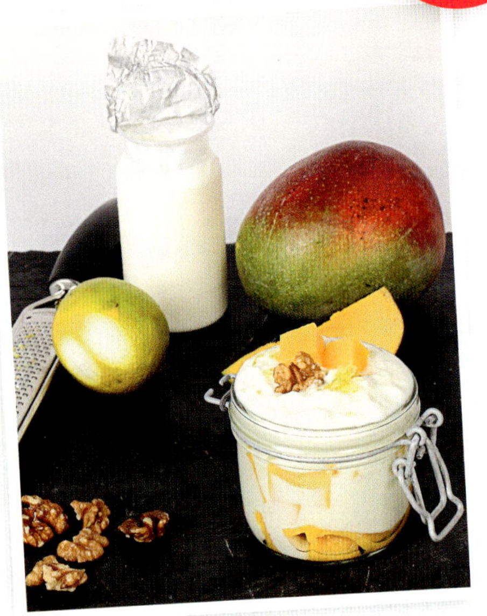

ZUTATEN

- 100 g Naturjoghurt (1,5 % Fett)
- 1 TL Agavensirup
- 1 TL abgeriebene Zitronenschale
- 1 mittelgroße, reife Mango, klein gewürfelt
- 2 EL Walnüsse, zerkleinert

Alle Zutaten – außer den Nüssen – in eine Schüssel geben und gründlich mischen. Mit den Wallnussstückchen garnieren.

TAG 17 MAHLZEIT 2

SCHNELLE COUSCOUS-GEMÜSE-SUPPE

ZUTATEN

- 40 g Couscous
- 1 TL Öl
- 200 g Suppengemüse (TK)
- 200 ml Gemüsebrühe
- Salz, Pfeffer aus der Mühle

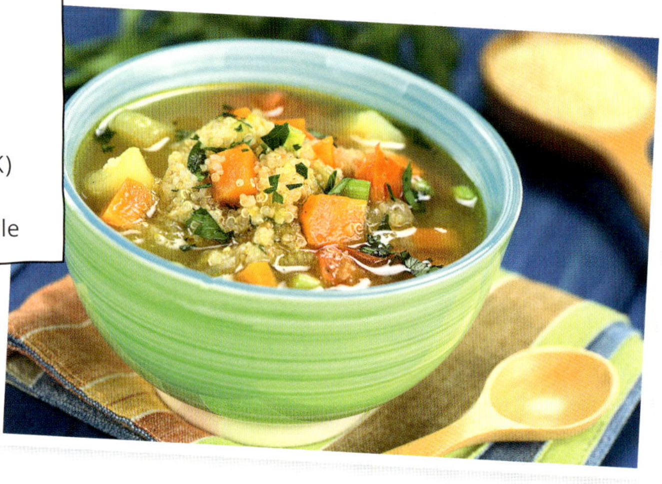

Das Öl in einem Topf erhitzen und den Couscous sowie das Suppengemüse darin andünsten. Die Gemüsebrühe zugießen und aufkochen.

Die Suppe bei schwacher Hitze 5 Minuten leicht köcheln lassen, bis der Couscous gequollen ist. Mit Salz und Pfeffer abschmecken.

TAG 17 MAHLZEIT 3

CHAMPIGNONSUPPE MIT FENCHEL

ZUTATEN

- 1 Fenchelknolle
- 1 TL Öl
- 1 Zwiebel, fein gewürfelt
- 1 Knoblauchzehe, fein gehackt
- 1 Handvoll Champignons, in Scheiben geschnitten
- 200 ml Gemüsebrühe
- 2 EL Frischkäse (fettarm)
- Salz, Pfeffer aus der Mühle

Das Fenchelgrün abschneiden und beiseitelegen. Die Knolle in kleine Würfel schneiden. Das Öl in einer beschichteten Pfanne erhitzen und die Zwiebel sowie den Knoblauch darin andünsten. Die Pilze und das Fenchelgemüse zugeben und 2 Minuten garen. Die Gemüsebrühe und den Frischkäse hinzufügen und 10 Minuten kochen lassen. Mit Salz und Pfeffer abschmecken. Vom Herd nehmen und etwas abkühlen lassen. Die Suppe mit dem Stabmixer fein pürieren und nochmals abschmecken. Zum Servieren mit Fenchelgrün oder einigen gebratenen Pilzen garnieren.

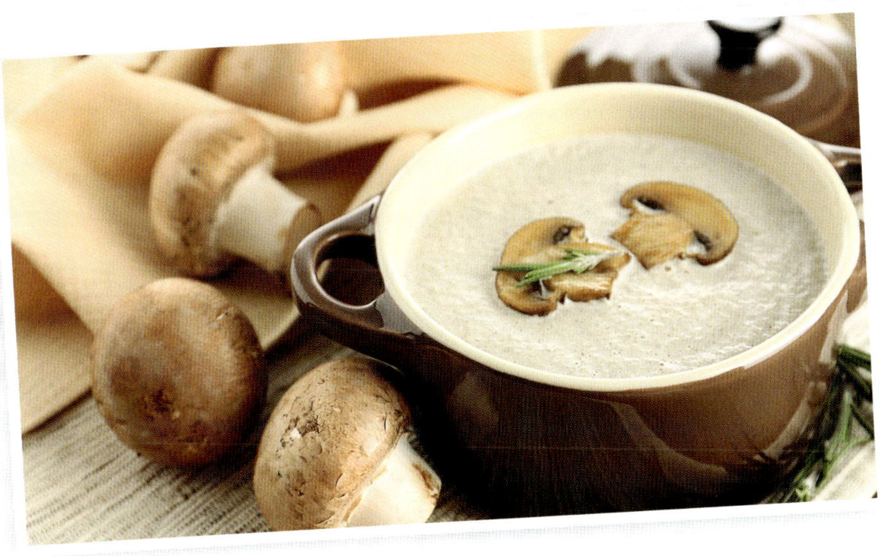

TAG 18

TAG 18 MAHLZEIT 1
BANANENSHAKE MIT HAFERFLOCKEN

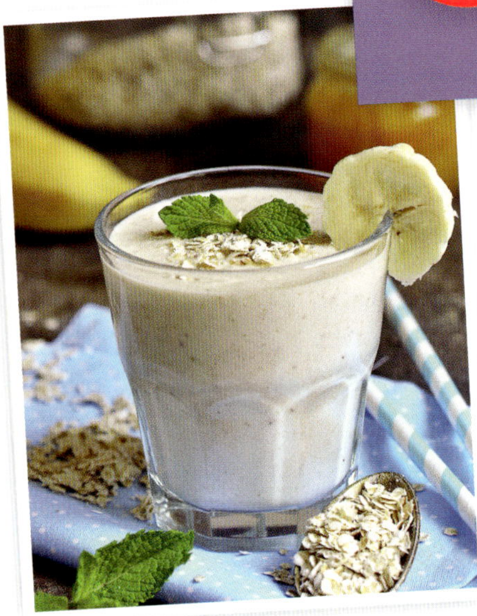

ZUTATEN

- 200 ml Milch (1,5 % Fett)
- 2 EL Naturjoghurt (1,5 % Fett)
- 1 Banane
- 1 EL Haferflocken

Alle Zutaten in den Mixer geben und pürieren. In ein Glas gießen und servieren.

Tipp: Wenn du Zimt magst, kannst du den Shake damit verfeinern. Einfach vor dem Servieren darüberstreuen.

TAG 18 MAHLZEIT 2
SCHNELLER THUNFISCHSALAT

ZUTATEN

- 1 Dose (150 g) Thunfisch, naturell
- 1 TL Öl
- 1 Zwiebel, fein gewürfelt
- 2 Tomaten, klein gewürfelt
- 1 Paprikaschote, klein gewürfelt
- 1 TL Zitronensaft
- Salz, Pfeffer aus der Mühle

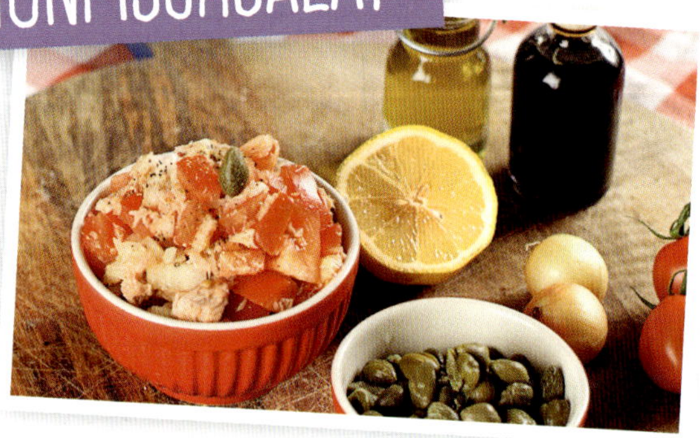

Den Thunfisch abtropfen lassen, in eine Schüssel geben und mit der Gabel zerkleinern. Die restlichen Zutaten hinzufügen und gründlich mischen. Mit Salz und Pfeffer abschmecken.

Für Vegetarier: Heute wieder mal mit eigenem Rezept, das natürlich für jeden passt.

TAG 18 MAHLZEIT 2

FÜR VEGETARIER:

SCHNELLER ROTE-BOHNEN-SALAT MIT SCHAFSKÄSE

ZUTATEN

- 1 Dose rote Bohnen (Kidneybohnen), abgespült und abgetropft
- 20 g Schafskäse, zerbröselt
- 1 Zwiebel, fein gewürfelt
- ½ Knoblauchzehe, fein gehakt
- 1 Handvoll Schnittlauch, in feine Röllchen geschnitten
- 1 TL Öl
- 1 TL Essig oder Zitronensaft
- ½ TL Senf
- Salz, Pfeffer aus der Mühle

Bohnen, Schafskäse, Zwiebel, Knoblauch und den Schnittlauch in eine Schüssel geben.
Für die Salatsauce in einer kleinen Schüssel das Öl, den Essig oder Zitronensaft, den Senf sowie etwas Salz und Pfeffer gut verrühren und über den Salat gießen. Den Salat gründlich mischen.

Tipp: Du kannst den Salat auch schon einen Tag vorher vorbereiten, über Nacht gut durchgezogen schmeckt er besser.

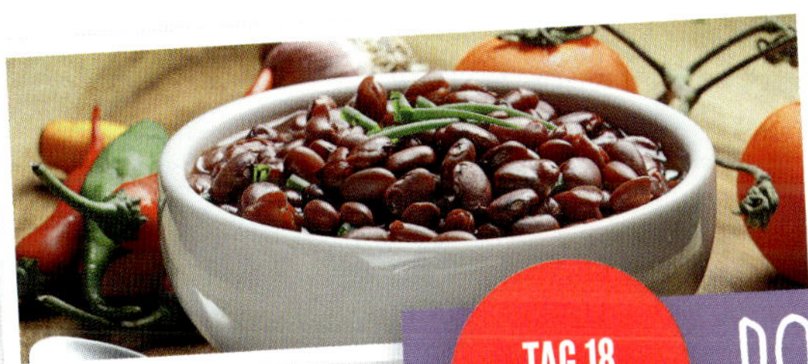

TAG 18 MAHLZEIT 3

BOHNENEINTOPF MIT CHILI

ZUTATEN

- 1 TL Öl
- 2 Schalotten, fein gewürfelt
- 1 Knoblauchzehe, fein gehackt
- ¼ rote Chilischote, sehr fein gewürfelt
- 1 Handvoll Kirschtomaten
- 1 TL Paprikapulver
- 1 TL Tomatenmark
- 1 TL Zitronensaft
- 200 ml Gemüsebrühe
- 1 Dose Kidneybohnen, abgespült und abgetropft
- Salz, Pfeffer aus der Mühle

Das Öl in einem Topf erhitzen. Schalotten, Knoblauch und Chili hinzufügen und anbraten. Tomaten, Paprikapulver, Tomatenmark und den Zitronensaft unterrühren. Mit der Gemüsebrühe ablöschen und bei mittlerer Hitze 30 Minuten köcheln lassen.
Den Eintopf mit Stabmixer fein pürieren, die Bohnen zur Suppe hinzufügen und erwärmen.

Tipp: Wer Kidneybohnen nicht mag, kann auch weiße Bohnen verwenden.

Vorsicht: Nach dem Schneiden der Chilischote nicht mit den Fingern in die Nähe der Augen kommen und die Hände gründlich säubern.

TAG 19

TAG 19 MAHLZEIT 1

GELBER SMOOTHIE

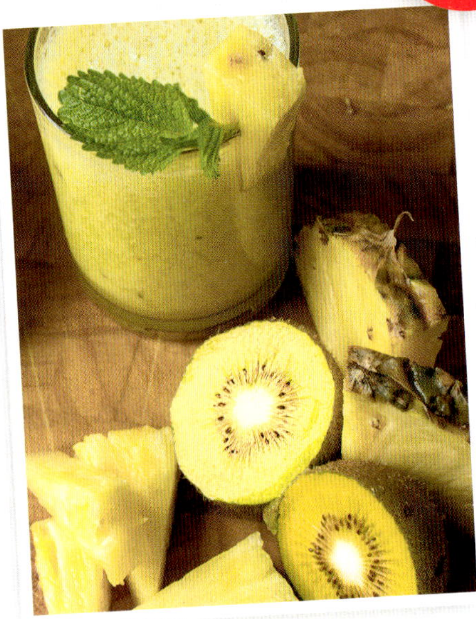

ZUTATEN

- ½ frische Ananas, grob zerkleinert
- 2 gelbe (falls nicht erhältlich, grüne) Kiwis, geschält und geviertelt
- 1 Stange Staudensellerie, in kleine Stücke geschnitten
- 200 ml Apfelsaft
- 5 Eiswürfel, zerstoßen

Alle Zutaten in den Mixer geben und gründlich mixen. In ein Glas füllen und sofort servieren. Wenn vorhanden, den Smoothie mit Selleriegrün garnieren.

Tipp: Die gelbe Kiwi erkennst du an der unbehaarten Schale. Ihr goldgelbes Fruchtfleisch ist etwas süßer als das der grünen Kiwi.

TAG 19 MAHLZEIT 2

TÜRKISCHER BULGURSALAT MIT PAPRIKA

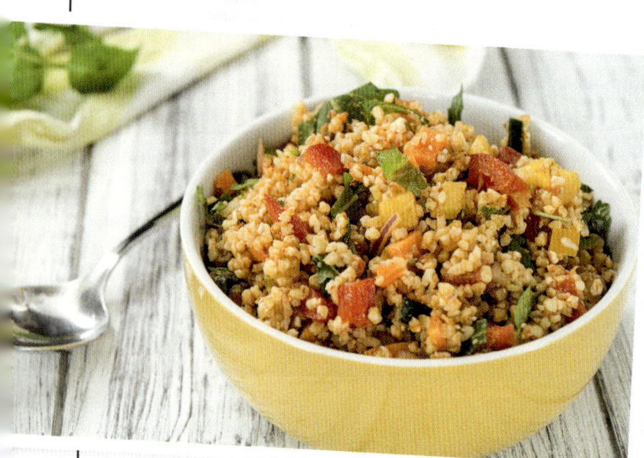

ZUTATEN

- 70 ml Tomatensaft
- 30 g Bulgur
- 1 TL Öl
- 2 Möhren, klein gewürfelt
- 1 rote oder gelbe Paprikaschote, klein gewürfelt
- 1 Knoblauchzehe, gepresst
- Salz, Pfeffer aus der Mühle
- ½ Bund Schnittlauch, in feine Röllchen geschnitten
- 1 TL Limettensaft
- 1 Handvoll frische Korianderblätter, klein gehackt

Den Tomatensaft in einem Topf aufkochen und den Bulgur einstreuen. Den Herd ausschalten und den Bulgur zugedeckt 30 Minuten ziehen lassen.
Das Öl in einer beschichteten Pfanne erhitzen. Die Möhren, Paprika und den Knoblauch hinzufügen und bei mittlerer Hitze andünsten. Mit Salz, Pfeffer würzen. 2 Esslöffel Wasser hinzufügen und das Gemüse zugedeckt bei mittlerer Hitze 5 Minuten dünsten. Den Topf vom Herd nehmen und das Gemüse abkühlen lassen
Bulgur, Gemüse, Schnittlauch und Limettensaft in eine Schüssel geben und den Salat gründlich mischen. Mit Salz und Pfeffer abschmecken. Zum Servieren den Salat mit dem Koriander bestreuen.

Tipp: Den Bulgursalat kannst du am Abend vorher zubereiten und über Nacht in den Kühlschrank stellen. Gut durchgezogen schmeckt er noch besser.

TAG 19
MAHLZEIT 3

LINSENSALAT MIT TOMATE

ZUTATEN

- 70 g Linsen
- 200 ml Gemüsebrühe
- 1 Zwiebel, fein gewürfelt
- 1 Knoblauchzehe, fein gehackt
- 1 TL Zitronensaft
- 1 TL Öl
- Salz, Pfeffer aus der Mühle
- 2 Handvoll Kirschtomaten
- 2–3 Stängel frische Petersilie, fein gehackt

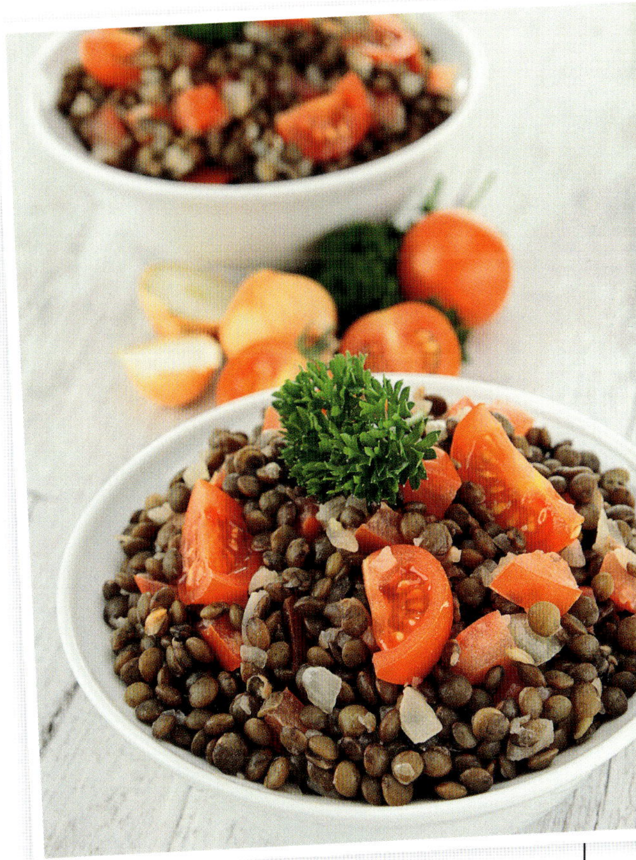

Die Linsen in der Gemüsebrühe nach Packungsanweisung garen und etwas abkühlen lassen.
In einer Schüssel Zwiebel, Knoblauch, Zitronensaft, Öl sowie etwas Salz und Pfeffer mischen. Die Linsen mit etwas Gemüsebrühe, die aufgeschnittenen Tomaten und die Petersilie hinzufügen und den Salat gründlich mischen.

Tipp: Dank der Linsen ist der Salat sehr sättigend. Du kannst ihn gut im Voraus zubereiten und bequem zur Arbeit mitnehmen.

TAG 20

TAG 20
MAHLZEIT 1

EXOTISCHER MANGOMILCHSHAKE

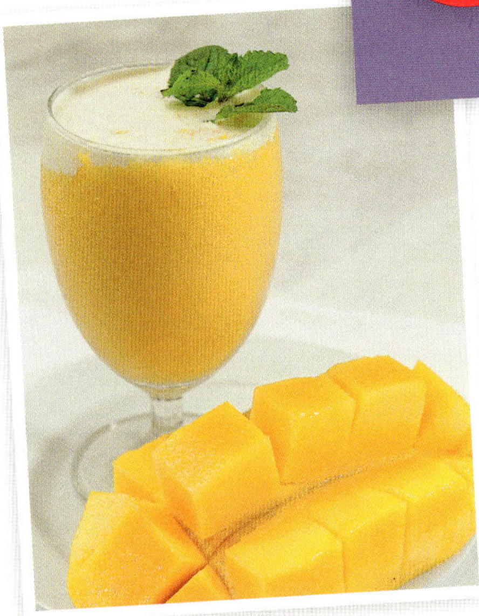

ZUTATEN

- 100 ml Milch (1,5 % Fett)
- 2 EL Naturjoghurt (1,5 % Fett)
- 1 Mango, Fruchtfleisch zerkleinert
- 1 kleine Banane
- 1 TL Limettensaft

Alle Zutaten in den Mixer geben und kräftig durchmixen.

Tipp: Statt Milch kannst du auch Mandelmilch verwenden.

TAG 20
MAHLZEIT 2

ÜBERRASCHUNGS-PUTENPFANNE

ZUTATEN

- 200 g Putenbrustfilet
- ½ TL Sambal Oelek
- 1 TL Sojasauce
- Gemüse so viel du möchtest
- 1 TL Öl
- Salz, Pfeffer aus der Mühle

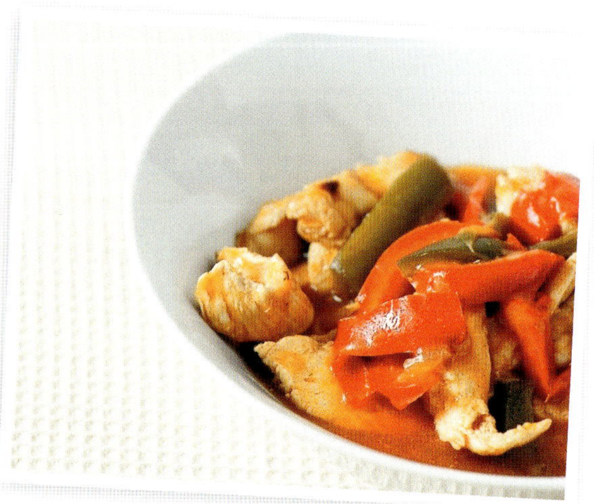

Die Putenbrust in feine Streifen schneiden. Für die Marinade Sambal Oelek und Sojasauce mischen und das Fleisch darin einlegen.
In der Zwischenzeit das ausgewählte Gemüse je nach Sorte klein würfeln oder in feine Streifen schneiden.
Das Öl in einer beschichteten Pfanne erhitzen und das Fleisch darin kräftig anbraten. Nach und nach das Gemüse hinzufügen (in der Reihenfolge von hart nach weich) und garen. Mit Salz und Pfeffer abschmecken. Die Fleisch-Gemüse-Mischung auf einem Teller anrichten und servieren.

Tipp: Wenn es schnell gehen soll, kannst du auch gemischtes Gemüse aus der Tiefkühltruhe verwenden.

Für Vegetarier: Die Putenbrust durch 200 g Tofu ersetzen und genauso verwenden.

TAG 20 MAHLZEIT 3

POWERSALAT NACH THAILÄNDISCHER ART

ZUTATEN

- 1 Gurke, in dünne Scheiben gehobelt
- 2 Handvoll Kirschtomaten, geviertelt
- 1 Zwiebel, in feine Ringe geschnitten
- Saft einer ½ Limette
- ¼ rote Chilischote, entkernt und sehr fein gewürfelt
- 1 TL Sesamsamen
- ½ TL Sojasauce
- 1 TL Öl
- Salz, Pfeffer aus der Mühle
- Etwas Koriander, fein gehackt

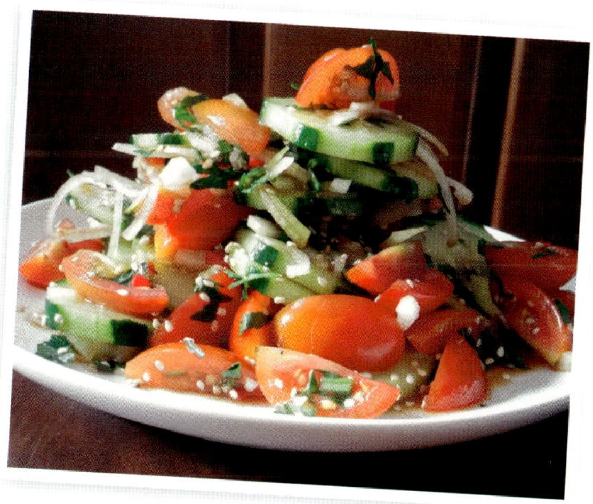

Gurke, Tomaten und Zwiebel in eine Schüssel geben.
In einer anderen Schüssel Limettensaft, Chili, Sesamsamen, Sojasauce, Öl sowie etwas Salz und Pfeffer zu einem Dressing verrühren.
Das Dressing und den Koriander in die Schüssel zum Gemüse geben und den Salat gründlich mischen.

Tipp: Wenn du Fischsauce in deinem Vorrat hast, kannst du das Dressing damit noch etwas kräftiger würzen, ein halber Teelöffel reicht aus. Salz und Pfeffer musst du dann aber weglassen.

TAG 21

TAG 21 MAHLZEIT 1 HAFER-HIMBEER-SHAKE

ZUTATEN

- 100 g Naturjoghurt (1,5 % Fett)
- 2 EL Haferflocken
- ½ Banane
- 100 g Himbeeren, frisch oder TK
- 1 Grapefruit, Fruchtfleisch grob zerkleinert

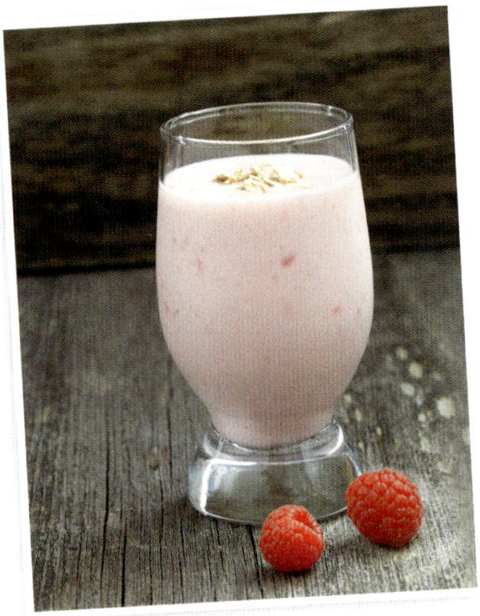

Alle Zutaten in den Mixer geben und kräftig durchmixen. In ein Glas füllen und servieren.

Tipp: Den Shake kannst du auch in eine Art Müsli verwandeln, indem du die Banane und die Grapefruit nicht mit in den Mixer gibst, sondern erst nach dem Pürieren in kleinen Stücken hinzufügst.

TAG 21 MAHLZEIT 2 TOFU-GEMÜSEPFANNE

ZUTATEN

- 150 g geräucherter Tofu, gewürfelt
- 1 TL Öl
- 1 Zwiebel, fein gewürfelt
- 1 cm Ingwer, fein gehackt
- 1 TL grüne Currypaste
- 1 TL Sojasauce
- 1 Möhre, klein gewürfelt
- 1 rote Paprikaschote, klein gewürfelt
- 1 gelbe Paprikaschote, klein gewürfelt
- 1 Zucchino, klein gewürfelt
- Salz, Pfeffer aus der Mühle

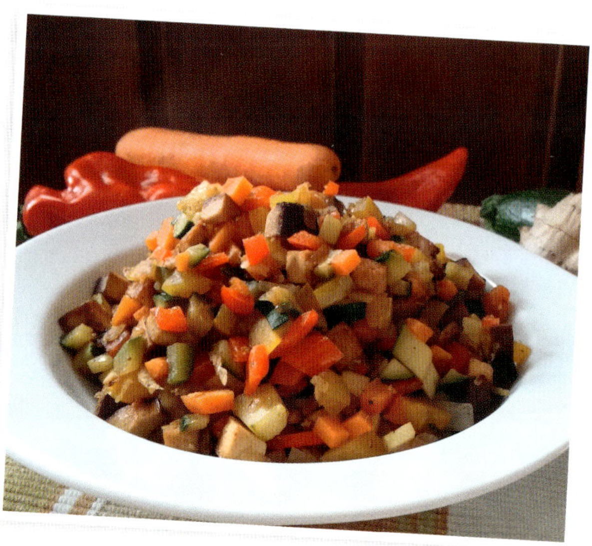

Das Öl in einer beschichteten Pfanne erhitzen. Bei mittlerer Hitze den Tofu, die Zwiebeln und den Ingwer hinzufügen und anbraten. Currypaste, Sojasauce und zwei Esslöffel Wasser einrühren. Möhre, Paprika und Zucchini nach und nach unterheben und garen, bis das Gemüse weich, aber noch knackig ist. Mit Salz und Pfeffer abschmecken und servieren.

Tipp: Das Gemüse kannst du nach Belieben austauschen oder den Tofu durch Hühnerfleisch oder mageres Hackfleisch beziehungsweise Tatar ersetzen. Auch Garnelen sind geeignet, die darfst du allerdings erst hinzufügen, wenn das Gemüse gar ist.

TAG 21 MAHLZEIT 3

PETERSILIENSALAT MIT FETAKÄSE

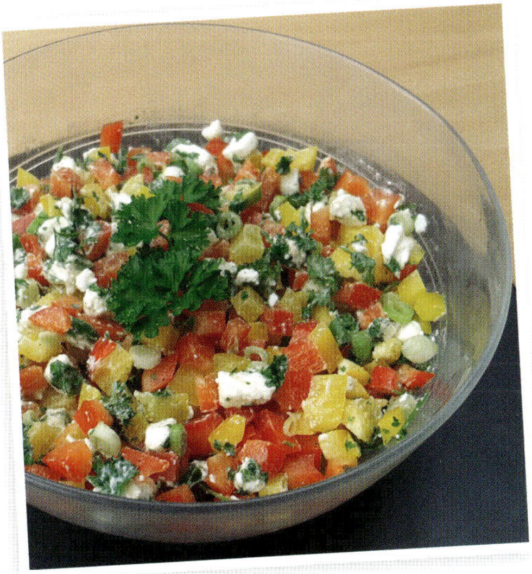

ZUTATEN

- 100 g Fetakäse, gewürfelt
- 1 EL frisch gepresster Zitronensaft
- 1 TL Öl
- Salz, Pfeffer aus der Mühle
- 1 Knoblauchzehe, fein gewürfelt
- 1 Zwiebel, fein gewürfelt
- 1 großer Bund glatte Petersilie, fein gehackt
- 1 Handvoll frische Pfefferminzblätter, fein gehackt
- 1 rote Paprikaschote, fein gewürfelt
- 1 gelbe Paprikaschote, fein gewürfelt

Fetakäse, Zitronensaft, Öl sowie etwas Salz und Pfeffer in eine große Schüssel geben und umrühren. Die restlichen Zutaten zugeben und den Salat gründlich mischen.

SO GEHT ES NACH DEM BIKINI-BOOTCAMP WEITER

Du kannst stolz auf dich sein. 21 Tage sind vorbei, und du hast gezeigt, was in dir steckt. Du hast erfahren, wie leistungsfähig du bist, und mehr als einmal bist du an deine Grenzen gegangen. Der Erfolg zeigt sich nicht nur auf der Waage, sondern auch im Spiegel.

So, nun hast du dir eine Belohnung verdient. Vielleicht ein neues Kleidungsstück oder ein Wellnesswochenende mit Freunden? Es gibt viele Möglichkeiten, sich zu belohnen, nur eine solltest du vermeiden: Endlich mal wieder »richtig« essen und trinken. Du zerstörst damit in Stunden, was du dir in den letzten 21 Tagen hart erarbeitet hast. Dein Körper hat seinen Grundumsatz heruntergefahren, und du würdest innerhalb kurzer Zeit wieder zunehmen.

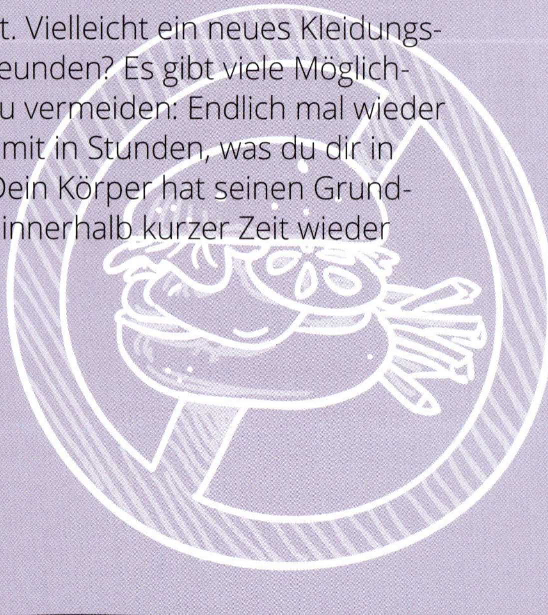

FINDE DEINEN INDIVIDUELLEN GRUNDUMSATZ

Baue deine Nahrung schrittweise wieder auf. Falls du es nicht ohnehin schon getan hast, lade dir eine der zahlreichen Fitness-Ernährungs-Apps herunter. Darin kannst du dir täglich alles, was du isst, eintragen. Führe diese App sehr sorgfältig, damit du ständig einen Überblick über die aufgenommenen Kalorien hast.
Steigere nun die Kalorienmenge in der ersten Woche nach dem Camp um ca. 50 kcal pro Tag, danach schrittweise um 100 kcal. Kontrolliere alle vier bis fünf Tage dein Gewicht, um die Reaktion deines Körpers zu erkennen.
Erstelle dir einen Trainingsplan, den du auch zeitlich verwirklichen kannst. Vier bis fünf Trainingseinheiten à 30 Minuten pro Woche sind gut zu schaffen.
Trainiere weiter mit zwei Workouts der DVD und einer Krafteinheit (Übungen ab Seite 108) pro Tag.
So kannst du mit der Zeit genau die Kalorienmengen ermitteln, die du benötigst, um dein Gewicht zu halten oder weiter langsam abzunehmen.
Du legst also selber deinen Leistungsumsatz fest.

DEIN PLAN ZU DEINER TRAUMFIGUR

Als Erstes legst du deine Ziele für die nächsten sechs Monate fest. Sei dabei realistisch, denn nur erreichbare Ziele kannst du dauerhaft verfolgen. Verliere diese Ziele nie aus den Augen. Blende auch die negativen Gedanken aus, die dich davon abhalten, deine Ziele zu erreichen. Dazu gehören zum Beispiel Zweifel, ob du deine Ziele auch erreichen kannst.
Versuche, weiterhin deine Freunde oder Familie in deine Planung einzubeziehen. Sie können dir helfen, wenn es mal nicht so recht weitergeht.
Führe ein Tagebuch mit den wichtigsten Angaben zur Kalorienmenge und zur Art des Trainings. So hast du die Möglichkeit, Veränderungen rechtzeitig zu erkennen und gegebenenfalls zu korrigieren.
Auf diese Weise kannst du deinen neuen Lebensstil weiter verinnerlichen.
Du bist nun auf dem richtigen Weg zu deinem neuen Ich.
Viel Glück dabei!

Deine Coaches
Silke und Heiner

BILDNACHWEIS

FOTOGRAFIEN:

S. 9–14, 23, 108–141, 169–171: © Silvio de Negri
S. 26: © shutterstock/DUSAN ZIDAR
S. 39: © shutterstock/Nickolya
S. 46: © shutterstock/Rostislav_Sedlacek
S. 48: © shutterstock/Kamil Macniak
S. 49 links, 205: © shutterstock/Africa Studio
S. 49 rechts: © shutterstock/HandmadePictures
S. 53, 146, 173 oben, 174 oben, 176, 177, 180 oben, 181–182, 184, 186, 187, 188 unten, 190 oben, 195, 201, 202 oben, 204 oben, 206 unten: © Stefania Lettini
S. 54: © shutterstock/mmphotographie.de
S. 55: © shutterstock/ipag
S. 56: © shutterstock/Andresr
S. 103: © shutterstock/Anchiy
S. 104–107: Screenshots aus der DVD zu Das Bikini-Bootcamp
S. 147: © shutterstock/Zoom Team
S. 150 oben: © shutterstock/Gamzova Olga
S. 150 unten, 208 unten: © shutterstock/HandmadePictures
S. 151: © shutterstock/GreenArt Photography
S. 162: © shutterstock/mama_mia
S: 164: © shutterstock/Eskymaks
S. 165: © shutterstock/Looker_Studio
S. 166: © shutterstock/Chamille White
S. 172: © shutterstock/merc67
S. 173 unten: © svenjamorawietz
S. 174 unten: © shutterstock/cobraphotography
S. 175: © shutterstock/Photographee.eu
S. 176 oben, 194 unten, 200 unten, 213: © Gundula Piwowarczyk, BBClerin
S. 187 oben: © shutterstock/tanjichica
S. 178 unten: © iStock/Carolyn Woodcock
S. 179: © shutterstock/Shebeko
S: 180 unten: © shutterstock/Christian-Fischer
S. 183 oben: © shutterstock/SherSor
S. 183 unten: © shutterstock/Ildi Papp
S. 185: © shutterstock/Vezzani Photography
S. 186 unten: © Gina Albrecher
S. 188 oben: © shutterstock/Boiarkina Marina
S. 189, 197: © shutterstock/Timolina
S. 190 unten: © shutterstock/Anna Kurzaeva
S. 191: © shutterstock/siamionau pavel
S. 192: © shutterstock/Doris Heinrichs
S. 193 oben: © shutterstock/zefirchik06
S. 193 unten: © iStock/Paul Johnson
S. 194 oben: © shutterstock/Nataliya Arzamasova
S. 196 oben: © shutterstock/Rustle
S. 196 unten: © shutterstock/kuvona
S. 198 oben: © shutterstock/Preartiq
S. 198 unten: © shutterstock/Ezume Images
S. 199: © shutterstock/Marina Onokhina
S. 200 oben: © shutterstock/Boiarkina Marina
S. 202 unten: © shutterstock/Agnes Kantaruk
S. 203: © shutterstock/cristi180884
S. 204 unten: © shutterstock/Ildi Papp
S. 206 oben: © shutterstock/Liliya Kandrashevich
S. 207: © shutterstock/Luiz Rocha
S. 208 oben: © shutterstock/picture4you
S. 209: © shutterstock/margouillat photo
S. 201 oben: © shutterstock/sutsaiy
S. 210 unten: © iStock/onebluelight
S. 211, 212 unten: © Marion Zeilinger
S. 212 oben: © shutterstock/Yulia Davidovich

ILLUSTRATIONEN:

© danielabarreto – Fotolia.com

REZEPTREGISTER

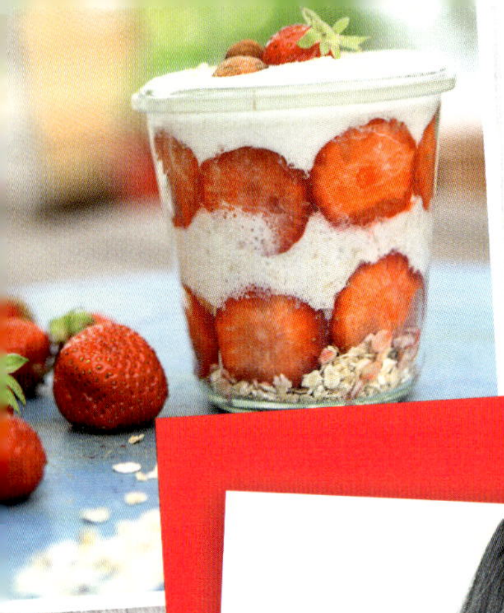

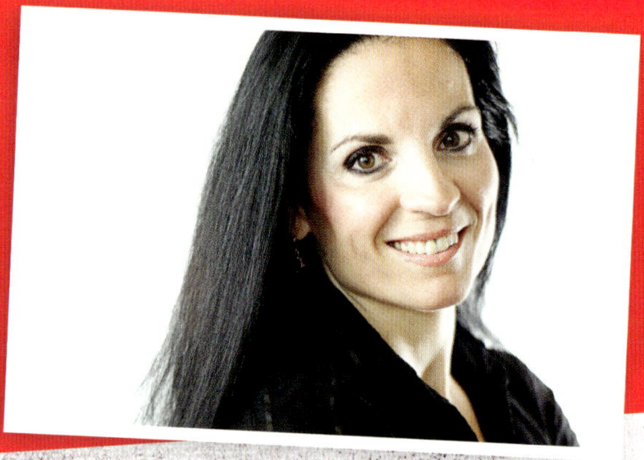

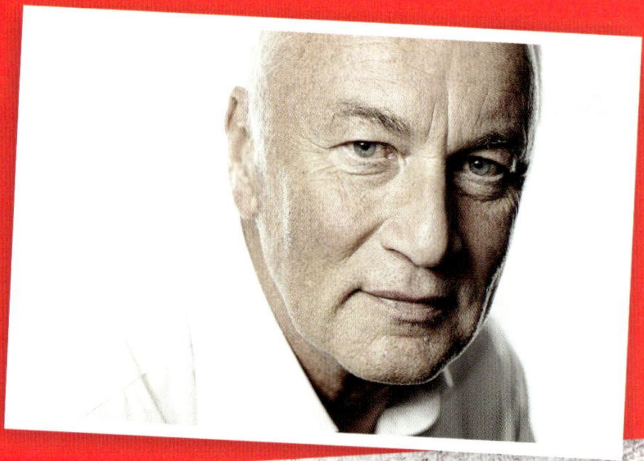

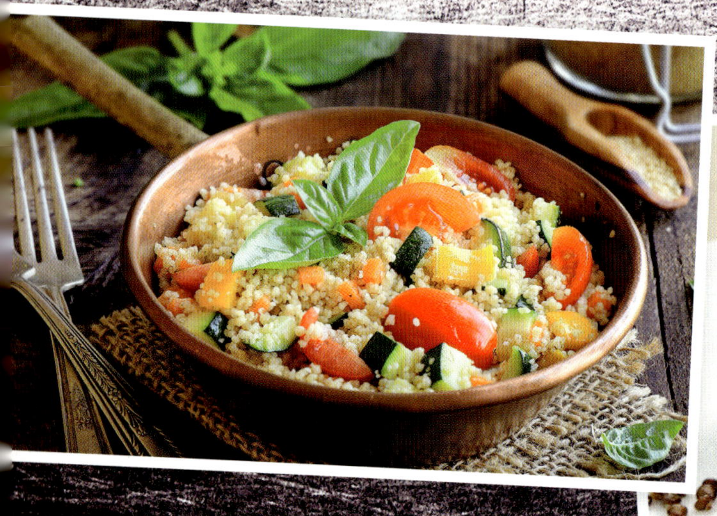

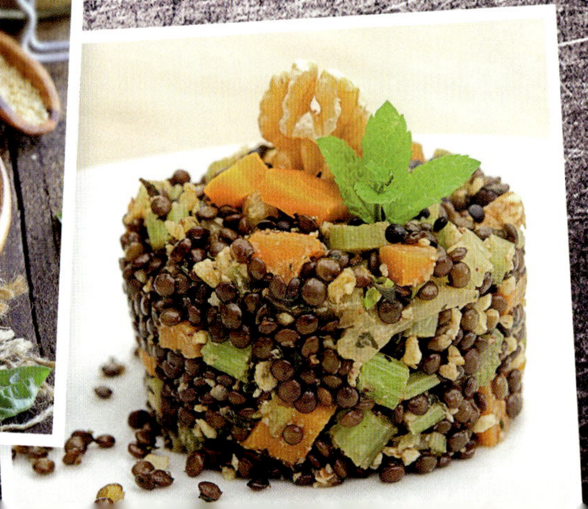

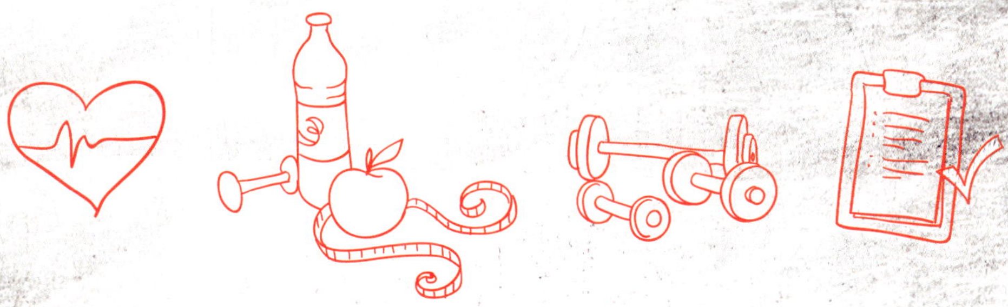

HIER FINDEST DU

- NEUESTE INFORMATIONEN
- PERSÖNLICHE BEITRÄGE DEINER COACHES HEINER UND SILKE
- ANGEBOTE UND PRODUKTE RUND UM DAS BIKINI-BOOTCAMP
- AUSTAUSCH MIT ANDEREN BBCLERN
- UND VIELES MEHR

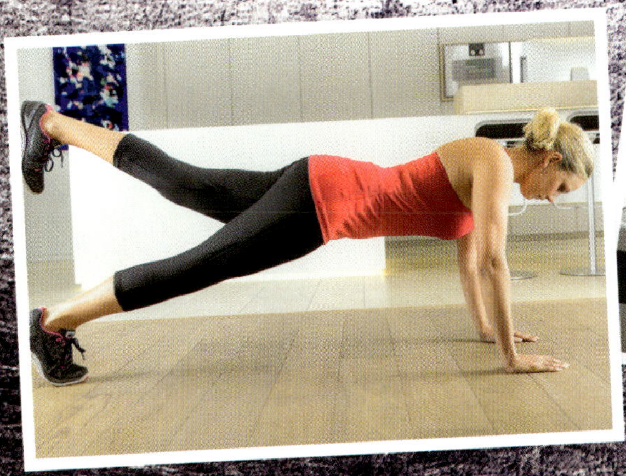

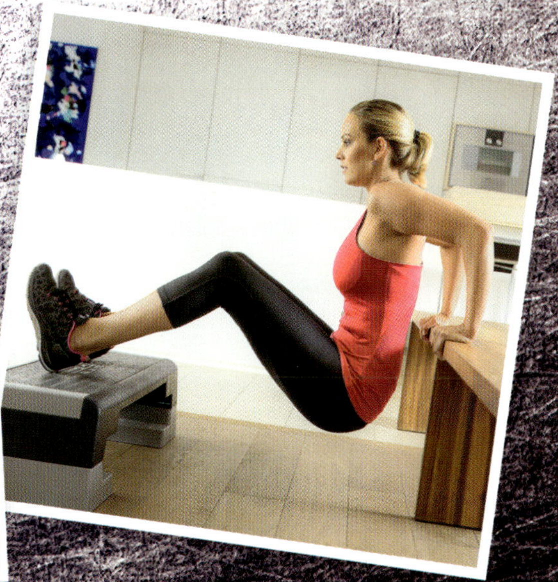

JETZT BESTELLEN

DAS NEUE REZEPTBUCH ZUM BIKINI-BOOTCAMP!

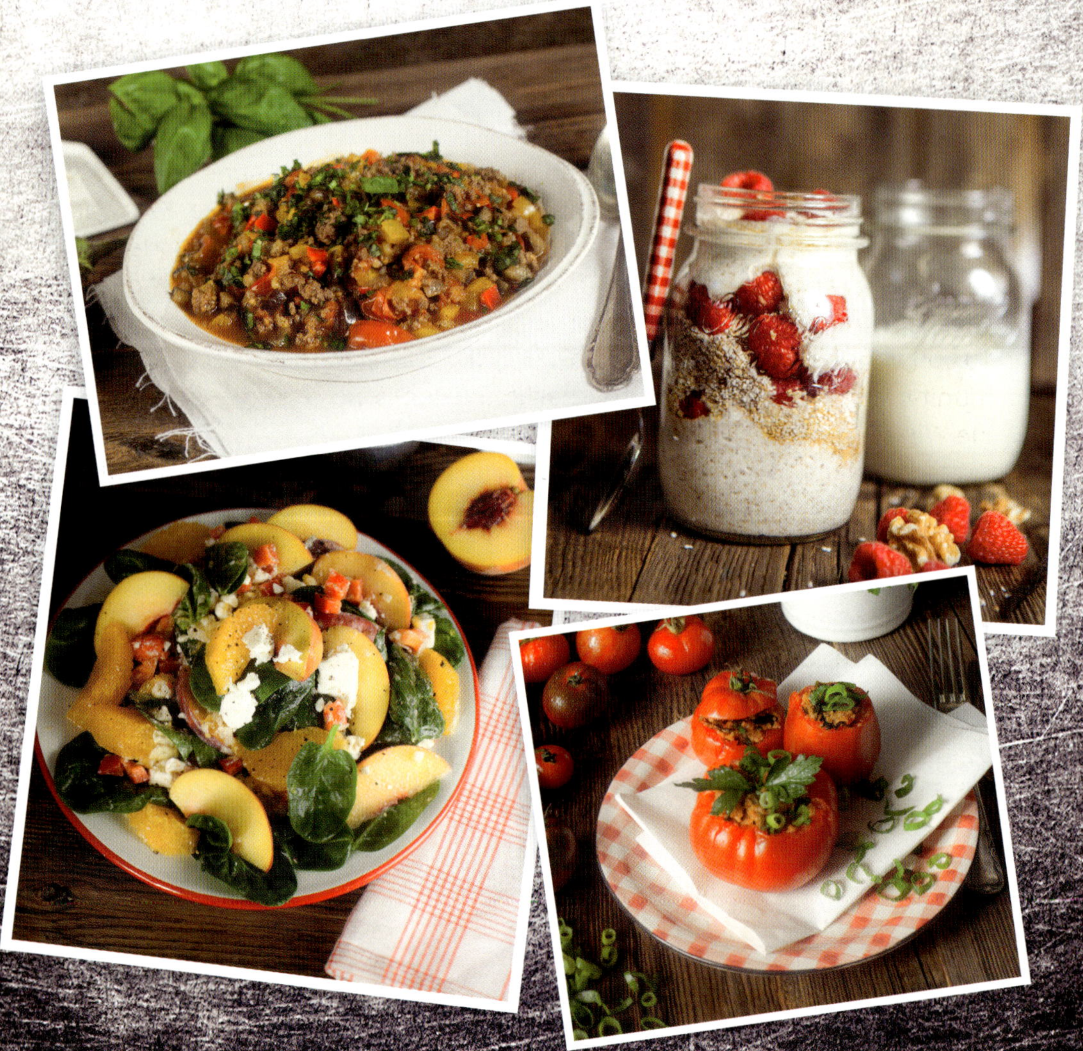

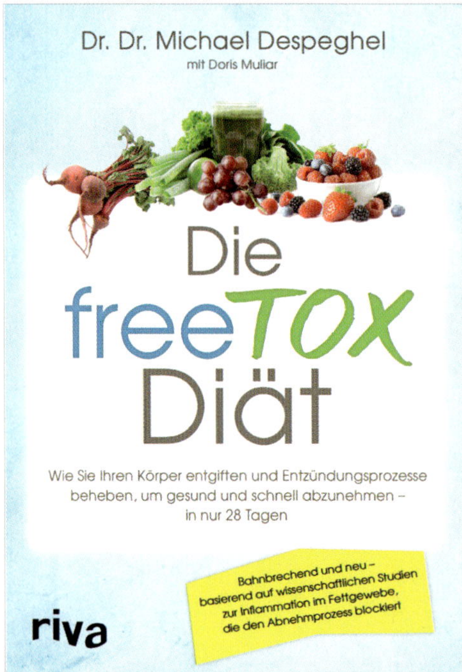

Auch als **E-Book** erhältlich

160 Seiten
17,99 € (D) | 18,50 € (A)
ISBN 978-3-86883-696-7

Dr. Dr. Michael Despeghel,
Doris Muliar

Die freeTOX-Diät

Wie Sie Ihren Körper entgiften und Entzündungsprozesse beheben, um gesund und schnell abzunehmen – in nur 28 Tagen

Neueste Studien belegen: Entzündungen im Körper beeinflussen unseren Fettstoffwechsel und unser Gewicht. Zucker, Alkohol und oft auch glutenhaltiges Getreide bewirken eine Überaktivität des Immunsystems und die rasche Bildung von Fettzellen, die Entzündungsprozesse im Körper befördern. Um (wieder) abnehmen zu können, müssen diese Entzündungen eingedämmt werden. Der Abnehmexperte und Bestsellerautor Dr. Dr. Michael Despeghel legt mit der *Freetox-Diät* er einen 28-Tage-Ernährungsplan vor, der Entzündungen behebt, das Gewicht reduziert, den Darm entlastet und das Immunsystem wieder in Balance bringt. Der Praxisteil des Buches zeigt auf, welche Lebensmittel Entzündungsprozessen im Körper entgegenwirken.

riva

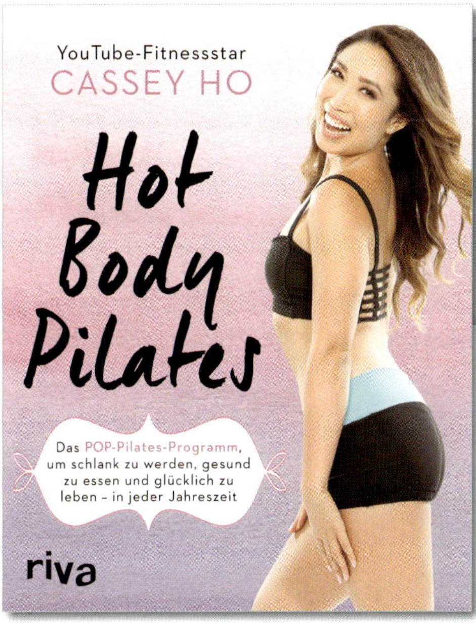

Auch als **E-Book** erhältlich

256 Seiten
19,99 € (D) | 20,60 € (A)
ISBN 978-3-86883-776-6

Cassey Ho

Hot Body Pilates

Das POP-Pilates-Programm, um schlank zu werden, gesund zu essen und glücklich zu leben – in jeder Jahreszeit

Die Fitnessinstruktorin Cassey Ho ist weltweit bekannt für ihre extrem beliebten Workout-Videos, die bereits millionenfach online gestreamt und geteilt wurden. Ihr Kanal *Blogilates* steht bei YouTube auf Rang 1 im Bereich Frauenfitness. Cassey präsentiert darin ihr eigenes Trainingsformat, eine Mischung aus bauchstraffenden, gesäßformenden und den ganzen Körper modellierenden Pilates-Übungen, die nur mit dem eigenen Körpergewicht als Trainingswiderstand auskommen. Cassey ist eine ansteckend sympathische und inspirierende Person, doch man sollte sich von ihrem Lächeln nicht täuschen lassen – ihre Workouts sind anspruchsvoll und schweißtreibend. Wer aber Casseys Trainings- und Ernährungsempfehlungen befolgt, wird sich in kurzer Zeit in eine stärkere, schlankere und glücklichere Version seiner selbst verwandeln.

riva